JOHN SHARP

Die Heilung liegt in dir

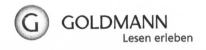

GOLDMANN

Lesen erleben

Buch

Jeder Mensch hat ein inneres Skript, ein persönliches Narrativ, dass sein Verhalten, seine Entscheidungen und seine Denkweise beeinflusst. Meist ist es auf ein – oftmals traumatisches Ereignis in der Kindheit zurückzuführen, das das gesamte Leben negativ beeinflussen kann. Der renommierte Arzt und Psychiater John Sharp hat einen Acht-Stufen-Prozess entwickelt, um dieses unbewusste Skript zu erkennen und die »falsche Wahrheit« zu löschen, die selbstsabotierenden Verhaltensweisen zugrunde liegt. Mittels Übungen, Fragebögen und Fallbeispielen aus Sharps Praxis lässt sich die eigene Geschichte neu schreiben und das Leben in eine positive Richtung lenken.

Autor

Dr. John Sharp ist Arzt und Psychiater. Er unterrichtet an der Harvard Medical School und an der David Geffen School of Medicine der UCLA und behandelt seit 20 Jahren Patienten. John Sharp ist Mitglied des American College of Psychiatrists, der Akademie für psychosomatische Medizin und der American Psychiatric Association. Er lebt in Boston und Los Angeles.

JOHN SHARP

DIE
HEILUNG
LIEGT IN DIR

Ändere dein inneres Skript
und transformiere dein Leben

Aus dem Amerikanischen von Marion Zerbst

GOLDMANN

Die amerikanische Originalausgabe erschien 2017 unter dem Titel
»The Insight Cure. Change Your Story, Transform Your Life«
bei Hay House, Inc. in Carlsbad, USA.

Dieses Buch ist auch als E-Book erhältlich.

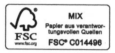

Verlagsgruppe Random House FSC® N001967

1. Auflage
Deutsche Erstausgabe September 2019
© 2019 Wilhelm Goldmann Verlag, München,
in der Verlagsgruppe Random House GmbH,
Neumarkter Str. 28, 81673 München
Originalausgabe: © 2017 by Hay House Inc., US
Copyright © 2017 Dr. John Sharp
Umschlaggestaltung: UNO Werbeagentur GmbH, München
Umschlagmotiv: FinePic®, München
Lektorat: Sabine Stechele
SSt · Herstellung: cb
Satz: Satzwerk Huber, Germering
Druck und Bindung: GGP Media GmbH, Pößneck
Printed in Germany
ISBN 978-3-442-22272-8

www.goldmann-verlag.de

Besuchen Sie den Goldmann Verlag im Netz

Für meine Mutter und meinen Vater

INHALT

Einführung.   9

TEIL I
Entdecken Sie Ihre Wahrheit

Schritt eins: Warum fallen Veränderungen uns so
                 schwer?.   33
Schritt zwei: Worin besteht Ihre falsche Wahrheit?   71
Schritt drei: Wo kommt Ihre falsche Wahrheit her?   116

TEIL II
Schreiben Sie Ihre Geschichte um

Schritt vier: Denken Sie über Ihre alte Geschichte
                 nach   161
Schritt fünf: Verarbeiten Sie Ihre alte Geschichte   210
Schritt sechs: Schreiben Sie ein neues Drehbuch für
                 Ihr Leben   265

TEIL III
Verändern Sie Ihr Leben

Schritt sieben: Stellen Sie Ihre neue Geschichte auf
die Probe 307
Schritt acht: Verankern Sie die Veränderung in Ihrem
Gehirn 354

Auf welchen wissenschaftlichen Erkenntnissen beruht
dieses Programm? 395

Anmerkungen 408
Register 413
Danksagungen 423
Über den Autor dieses Buches........................ 425

EINFÜHRUNG

Das Wort *Wahrheit* wird in unserer heutigen Kultur überstrapaziert. Alle möglichen Leute behaupten, »anderen die Augen öffnen zu wollen« oder »etwas so zu sagen, wie es ist«. Doch bei den meisten Menschen beruht die Wahrheit – ihr Selbstbild, die Einschätzung ihrer Fähigkeiten, ihre Vorstellung davon, wie es im Leben zugeht und wie sie in die Welt hineinpassen – auf einer Lüge.

Wenn Sie schon einmal gesagt haben: »Ich weiß selbst nicht, warum ich das tue, aber ich kann einfach nicht anders«, beruht Ihre »Wahrheit« auf einem Irrtum.

Wenn Sie immer wieder die gleichen Fehler machen oder bestimmte Situationen bei Ihnen übermäßig heftige Reaktionen auslösen, die Sie überwältigen oder gar lähmen, beruht Ihre »Wahrheit« auf einem Irrtum.

Wenn Sie das Gefühl haben, einfach nicht weiterzukommen – in Ihrer Karriere, Ihrer Ehe, Ihren Lebensgewohnheiten oder mit Ihren Gewichtsproblemen –, beruht Ihre »Wahrheit« auf einem Irrtum.

Sie reden sich schon seit frühester Kindheit eine »falsche Wahrheit« ein, und diese Wahrheit spielt eine zentrale Rolle in Ihrem Leben. Sie ist zu einer Zeit entstanden, als Sie den Unterschied zwischen gesunden und ungesunden Reaktionen auf Dinge, die Sie aufregten oder Ihnen Angst einjagten, noch nicht kannten.

Damals war Ihnen einfach nur unwohl zumute, und Sie versuchten sich zu beruhigen, indem Sie sich eine Geschichte erzählten – eine Geschichte über sich selbst und darüber, was Sie an Ihrem Verhalten, Ihrem Selbstbild oder Ihrer Vorstellung von Ihren Mitmenschen ändern sollten, um sich sicher zu fühlen. Und da diese Geschichte Sie damals getröstet hat, erzählen Sie sich auch heute noch immer wieder das Gleiche – wie eine Schallplatte, die einen Sprung hat. Inzwischen hören Sie diese Geschichte schon gar nicht mehr. Dennoch spukt sie Ihnen immer noch im Kopf herum. Ihre Schallplatte spielt auch nach Jahrzehnten immer noch die gleiche Melodie! In der psychologischen Fachsprache bezeichnet man so eine Geschichte als *unbewusstes Narrativ*. Und dieses Narrativ ist eine Lüge.

Es hat Ihre Psyche geprägt und Sie daran gehindert, Ihr Leben mit Selbstvertrauen und innerer Stärke anzupacken – Ihr wahres Potenzial zu verwirklichen. Sie können sich gar nicht vorstellen, was für ungeahnte Möglichkeiten in Ihnen schlummern, weil dieses Narrativ Sie daran hindert.

Irgendwann in Ihrer Kindheit ist etwas Schlimmes (oder zumindest etwas, das Sie als schlimm empfanden) passiert, und das hat Sie aus der Bahn geworfen. Die meisten Menschen wissen, dass der Grundstein für die Probleme, die sie im Erwachsenenalter haben, bereits in der Kindheit gelegt wird. Aber sie wissen nicht, welche Ereignisse die Reaktionskette, durch die dieses falsche und schädliche unbewusste Narrativ entstanden ist, in Gang gesetzt haben. Und sie haben erst recht keine Ahnung, wie man das herausfindet oder wie man diese alte Geschichte durch eine neue, bessere ersetzen kann, um ein glücklicheres, gesünderes Leben zu führen.

Ich habe in meiner über 20-jährigen klinischen Praxis Hunderte von Patienten behandelt. Kein einziger von ihnen war zu Beginn seiner Therapie in der Lage, die falsche Wahrheit zu benennen, die seinem Leiden zugrunde lag!

Wenn Sie einer meiner Patienten wären und ich Sie fragte: »Welche falsche Vorstellung aus Ihrer Kindheit bestimmt auch heute im Erwachsenenalter immer noch Ihr Leben?« – wüssten Sie eine Antwort darauf? Ich gebe zu: Es ist eine schwierige Frage. Normalerweise beschäftigen wir uns mit großen Problemen, zum Beispiel mit der Scheidung unserer Eltern, einem Todesfall oder Mobbing am Arbeitsplatz. Doch so wichtig solche Dinge auch sein mögen – dabei handelt es sich um Ereignisse, die tatsächlich passiert sind, und nicht um Ihre Vorstellung von der Rolle, die Sie dabei gespielt haben. Und diese Vorstellung ist eine große Lüge. Das eigentliche Problem sind nicht diese Ereignisse, sondern die Veränderungen, die sie bei Ihnen hervorgerufen haben. Ihre Wahrnehmung dieser Ereignisse und der Veränderungen, die sie in Ihrem Verhalten und Ihrem Selbstbild bewirkt haben – *das* ist der springende Punkt, der Ihnen auch heute im Erwachsenenalter noch Probleme bereitet.

Worin besteht diese große Lüge?

Diese falsche Wahrheit zu erkennen, ist das Wichtigste, was Sie tun können, um eine Veränderung in Ihrem Leben in Gang zu setzen. Ich habe meine ganze berufliche Karriere der Aufgabe gewidmet, Patienten bei der Aufdeckung dieser Lüge zu helfen, die ihr Leben bestimmt.

Einer meiner Patienten nannte mich deshalb sogar den »Doktor, der die falsche Wahrheit sagt«. Das ist für mich kein Problem – mit so einem Spitznamen kann ich gut leben!

Warum ist diese Arbeit so wichtig? Ganz einfach: Wenn Sie
Ihre falsche Wahrheit erkennen, gewinnen Sie wichtige Einsichten. Was sind Einsichten im psychologischen Sinn des Wortes?

Im einfachsten Sinn **ist Einsicht nichts anderes als die Fähigkeit, Ursache und Wirkung zu erkennen.** Oberflächlich betrachtet, besitzen Sie dieses Einsichtsvermögen bereits. Sie wissen zum
Beispiel: Wenn ich meine Frau belüge und sie dahinterkommt,
gerate ich in ernsthafte Schwierigkeiten. Die Lüge (Ursache) führt
zu Schwierigkeiten (Wirkung). Doch die Einsicht, von der ich in
diesem Buch spreche, geht viel tiefer: In diesem Beispiel ist die
Ursache nämlich die in Ihrer Kindheit entstandene falsche Wahrheit, die Ihnen einredet, dass Sie lügen sollen. Die Lüge selbst
(und im weiteren Sinn auch Ihr instabiles Beziehungsleben) ist
die Wirkung, also die Konsequenz daraus. Wenn Sie zur Einsicht
kommen, wird Ihnen klar, wo Ihr Drang zum Lügen herrührt.
Und wenn Sie das wissen, können Sie daran arbeiten, *sowohl* die
Ursache *als auch* die Wirkung (also die falsche Wahrheit aus Ihrer
Kindheit *und* das kontraproduktive Verhalten, mit dem Sie sich
als Erwachsener immer wieder selbst ein Bein stellen) mit Stumpf
und Stiel auszumerzen. Wenn Sie erkennen, was hinter Ihrem
Verhalten steckt, können Sie es ändern und ein gesünderes, glücklicheres Leben führen.

**Einsicht kann aber auch eine plötzliche Erleuchtung sein –
eine Erkenntnis, durch die mit einem Mal alles einen Sinn zu
ergeben scheint.** Einsichten können nur dann wirkliche Auswirkungen auf Ihr Leben haben, wenn sie bis zu der falschen Wahrheit aus Ihrer Kindheit zurückreichen. Sobald Ihnen diese falsche
Wahrheit bewusst wird und Sie darüber nachdenken, wie sie sich
auf Ihre Einstellungen und Ihr Verhalten ausgewirkt hat, ist das

ein echtes Aha-Erlebnis: Plötzlich lüftet sich der Nebel, und Sie erkennen und verstehen so vieles, wofür Sie vorher keine Erklärung hatten.

Bei dieser Einsicht handelt es sich um eine starke Kraft, die auch noch unter einem anderen Namen bekannt ist: Selbsterkenntnis. Selbsterkenntnis bedeutet zu wissen, wer Sie wirklich sind, und sich von allen Täuschungen, Denkfiltern und Masken zu befreien. Wenn Sie diese Selbsterkenntnis erlangt haben, verstecken Sie sich nicht mehr hinter Ausreden und Rationalisierungen, die Sie in einem Teufelskreis gefangen halten. Manchmal ist dieser Teufelskreis für Sie gar nicht erkennbar, doch Einsicht öffnet Ihnen die Augen dafür.

Durch Einsicht können Sie Ihr Selbstbild von Grund auf ändern und zum Helden Ihres eigenen Lebens werden. Dann können Sie Ihr altes Narrativ, das Sie bisher heruntergezogen hat, über Bord werfen. Sie können eine neue Geschichte schreiben und in die Praxis umsetzen und zusehen, wie Ihr Leben sich dadurch verändert. Jetzt stehen Sie sich nicht mehr selbst im Weg, quälen sich nicht mehr mit Komplexen und Selbstvorwürfen und schrecken nicht mehr vor Herausforderungen zurück. Endlich wird Ihr Leben nicht mehr von Ängsten, Depressionen oder Süchten beherrscht.

Wenn Sie im strahlenden Glanz dieser Einsicht leben, wird Ihre Hirnarchitektur sich dementsprechend verändern. Alte Synapsen – Nervenbahnen in Ihrem Gehirn, die wie elektrische Leitungen funktionieren und durch wiederholtes Fehlverhalten verstärkt wurden – werden verkümmern. Neue Synapsen, die durch gesunde Gedanken und Verhaltensweisen entstanden sind, werden dagegen mit der Zeit immer stabiler und machen Sie in psychischer und neurologischer Hinsicht zu einem stärkeren, glücklicheren Menschen. Negative innere Dialoge verstummen und werden durch positive Einstellungen und Erwartungshaltungen ersetzt, die wiederum zu klugen Entscheidungen führen. Endlich programmieren Sie Ihr Gehirn auf Erfolg!

Einsicht weckt das verborgene Potenzial, das in Ihnen schlummert, rüttelt Sie auf und holt Sie aus Ihrem Zustand der Stagnation heraus. Und diese Einsicht ist für jeden Menschen erreichbar – dazu braucht man keinen Therapeuten.

Was ist Einsicht?

Während meiner Facharztausbildung an der University of California in San Francisco gewann ich wertvolle Erkenntnisse über dieses Thema. Damals gehörte ich zu einer kleinen Gruppe von Ärzten, die in ihrer Facharztausbildung zum Psychiater schon ziemlich weit fortgeschritten waren. In unserem letzten Semester (nach fast vierjähriger weiterführender medizinischer Ausbildung) wurden wir vom Leiter der Ambulanz beurteilt, der in vielerlei Hinsicht der Guru dieses ganzen Programms war. Dr. Amini war Psychoanalytiker mit klassischer Ausbildung und einem für die damalige Zeit ungewöhnlich praxisorientierten Denken. Er sprach nicht sehr viel, doch alles was er sagte, war provokant und traf den Nagel auf den Kopf. Vor allem aber war er ein sehr kluger und tiefsinniger Mann. Ärzte bekamen ihren Facharzttitel nur dann, wenn Dr. Amini wirklich von ihrer Kompetenz überzeugt war.

Nachdem ich wie ein Verrückter gebüffelt, mich mit allen psychologischen und psychiatrischen Theorien – von Freud bis zur

Gestalttherapie und darüber hinaus – beschäftigt und meine ganze klinische Erfahrung in Gedanken noch einmal durchgearbeitet hatte, war ich am Prüfungstag auf alles vorbereitet.

Lächelnd kam Dr. Amini herein und stellte seine erste Frage: »Wer kann erklären, wie sich Einsicht anfühlt?«

Die anderen Assistenzärzte und ich schauten sich verblüfft an und senkten dann betreten den Blick. Niemand wusste eine Antwort auf diese Frage. Ich wusste zwar, was Einsicht *ist* (ein Verständnis für Ursache und Wirkung – jener Augenblick, in dem einem plötzlich alles klar wird – eine tiefe Selbsterkenntnis. Manchmal werden solche Erkenntnisse auch als Geistesblitz bezeichnet, der einen wie aus heiterem Himmel trifft), aber Einsicht als *Gefühl*, als körperliche Wahrnehmung? Da war ich mir nicht so sicher. Hoffentlich ruft der Professor mich nicht auf, dachte ich.

Als Dr. Amini sah, wie wir alle seinem Blick auswichen, wartete er zunächst. Dann erlöste er uns aus unserer peinlichen Lage. »Einsicht ist ein flaues Gefühl im Magen«, sagte er.

Da spürte ich dieses Gefühl plötzlich selbst. Ja, *genau so* fühlt Einsicht sich an! Dabei springt man nicht begeistert vom Stuhl oder sackt verzweifelt an seinem Schreibtisch zusammen. Einsicht ist eine Art Schwerkraft – ein überwältigendes Gefühl der Schwere in der Magengegend.

Einsicht ist das tiefste Gefühl, das Sie haben können, weil sie all Ihren Erlebnissen zugrunde liegt. Einsicht verrät Ihnen, *warum* Sie in einer bestimmten Situation traurig, wütend, frustriert, dankbar oder glücklich sind. Mit dieser tiefgehenden Erkenntnis kann man seine Gedanken kritisch hinterfragen und sein Verhalten ändern.

Bis zu dem Tag, an dem ich meinen Facharzttitel erwarb, brachte Dr. Amini uns immer wieder etwas Neues zum Thema Einsicht bei und erklärte uns auch, warum sie so wichtig ist.

Irgendwann beschlich mich während meiner Ausbildung zum Psychiater an der University of California in San Francisco das Gefühl, selbst eine Therapie zu brauchen. Zwar hatte ich an der Universität viel theoretisches Wissen und auch eine gewisse klinische Erfahrung erworben, doch vor der Therapie, in die ich mich jetzt begab, war ich noch nicht oft in therapeutischer Beratung gewesen und konnte die erlernten Konzepte daher auch nicht auf mich selbst anwenden. Anfangs war mir einfach nur unwohl zumute. Ich hatte ungeheure Angst, weil ich mich so mutlos und innerlich einsam fühlte. Aber ich wusste nicht, was für Probleme diesem Gefühl zugrunde lagen. »Ich weiß, dass ich diese Psychotherapie brauche«, erklärte ich meinem Therapeuten gleich am ersten Tag. Warum, das konnte ich ihm nicht sagen. Noch heute erinnere ich mich an die Herzlichkeit, Neugier und Zuversicht, mit der er gemeinsam mit mir auf diese Entdeckungsreise ging.

Damals ging es mir so wie vielen meiner heutigen Patienten: Ich ahnte gar nicht, wie wenig ich über mich selbst wusste. Doch nach ein paar Sitzungen wurde mir klar, worin meine falsche Wahrheit bestand – und was für ein Glück ich gehabt hatte (denn ich hatte nicht zugelassen, dass diese Wahrheit mein Leben bestimmte, als ich erwachsen wurde).

Meine Eltern ließen sich scheiden, als ich noch sehr klein war, und lieferten sich einen erbitterten Rosenkrieg. Sie konnten einfach nicht miteinander kommunizieren. Nach der Scheidung wohnte ich bei meiner Mutter und deren Eltern. Immer wenn ich darum bat, meinen Vater besuchen oder mit ihm sprechen zu dürfen, regte meine Mutter sich sichtlich darüber auf. Normalerweise bekam sie dann einen Hautausschlag. Schon die Erwähnung seines Namens schien sie zu kränken. Sie neigte zu melodramatischem Verhalten, während er eher wortkarg und zugeknöpft war. Und wenn ich mich dann doch einmal mit meinem Vater traf, machte er keinen sehr gesprächigen Eindruck. Ich konnte mich gar nicht richtig entspannen, weil ich so große Angst hatte, dass meine Mutter sich über unsere Begegnung aufregen würde. Vielleicht hatte Vater damals andere Interessen, oder er konnte einfach nicht gut mit kleinen Kindern umgehen. So genau weiß ich das nicht. (Inzwischen habe ich mich mit meinem Vater ausgesprochen. Jetzt haben wir eine gute Beziehung zueinander.) Obwohl ich an diesen Besuchen bei meinem Vater keine rechte Freude hatte, wäre ich am liebsten noch öfter zu ihm gefahren. Allerdings gewöhnte ich mir rasch ab, darum zu bitten, weil der Kummer meiner Mutter über diese Treffen mich so sehr bedrückte.

Meine Großeltern waren wunderbare Menschen. Mein Großvater war Arzt und hätte eigentlich ein sehr gutes Rollenvorbild für mich sein können. Doch in den Augen der Familie war er ein Heiliger, der niemals etwas falsch machte. Meine Mutter und meine Großmutter hoben ihn auf ein Podest. Ich empfand Großvater zwar durchaus als aufgeschlossenen Menschen, doch meine Ängste und Sorgen waren ihm fremd, sodass ich ihn zwar bewunderte, aber keine besonders enge Beziehung zu ihm aufbauen konnte.

In der Schule war ich schüchtern und unsicher und fing irgendwann an zu stottern. Meine vorherrschenden Emotionen waren Angst und Verletzlichkeit – vor allem, wenn ich meine Gefühle mit dem augenscheinlichen Selbstvertrauen anderer Menschen verglich. Zu Hause wurde ich von meiner Mutter und meinen Großeltern liebevoll umsorgt. Es gab jedoch kein männliches Rollenvorbild, zu dem ich eine persönliche Beziehung aufbauen konnte, und unter diesem Mangel litt ich sehr. Ich wusste nicht, wie ich mich verhalten sollte, und hatte ständig Angst, etwas Falsches zu tun oder zu sagen.

Meine falsche Wahrheit war die Überzeugung, dass ich trotz all der Menschen um mich herum im Grunde genommen doch furchtbar allein war und mich im Leben nie richtig zurechtfinden würde. Geprägt von der Erfahrung, dass meine Mutter ständig Kummer hatte und mein Vater in jeder Hinsicht weit von mir entfernt war, stolperte ich als Kind ständig über meine eigenen Worte vor lauter Angst, die Menschen, von denen mein Überleben abhing, zu verärgern. Und so zog ich mich tief in mein Schneckenhaus zurück. Manchmal konnte ich kaum sprechen. Mein Stottern war eine Manifestation dieses Gefühls der Unsicherheit und Isolation.

Einzig und allein meinem Glück und dem gesunden Menschenverstand meiner Mutter habe ich es zu verdanken, dass ich am Ende doch nicht im Glauben an diese falsche Wahrheit aufwuchs, »ganz auf mich allein gestellt« zu sein. Mutter schickte mich zuerst auf eine Gesamtschule und dann auf ein Jungengymnasium. Dort fand ich in den Vätern meiner Freunde, meinen Lehrern und Trainern endlich Rollenvorbilder »zum Anfassen«. Ich sah, wie diese Männer sich verhielten, und konnte mir aus diesem Anschauungsmaterial eine Vorstellung davon machen, was für ein Mann ich werden sollte. Zum Glück waren die Vaterfiguren, die ich mir aussuchte, allesamt wunderbare Menschen, die mich großmütig unter ihre Fittiche nahmen. Unbewusst, aber doch systematisch bewies ich mir selbst, dass ich doch nicht so ganz »auf mich allein gestellt« war.

Als ich mich dann während meiner Facharztausbildung in Therapie begab, überkam mich eine Einsicht – dieses bereits erwähnte flaue Gefühl in der Magengrube: Plötzlich begriff ich den ständigen Seelenschmerz, der mich in meiner Kindheit geplagt hatte. Mir wurde klar: Wenn ich nicht so motiviert gewesen wäre, nach Rollenvorbildern zu suchen (und nicht das Glück gehabt hätte, welche zu finden), wäre ich jetzt – als Mann in mittleren Jahren – vielleicht immer noch der schüchterne, stotternde kleine Junge, der sich nicht traut, seine Wünsche und Bedürfnisse zu äußern. Doch zum Glück hatte mein Unterbewusstsein mich zu den richtigen Vorbildern hingeführt, in deren Gesellschaft ich mich weniger einsam fühlte und keine so große Angst mehr hatte. So hatte ich damals als Kind ein Problem gelöst, dessen Existenz mir gar nicht bewusst gewesen war. Interessanterweise tat ich jetzt während meiner Facharztausbildung wieder das Gleiche: Auf der Suche nach einem geeigneten Therapeuten fragte ich Dr. Amini um Rat und bat ihn, mir jemanden zu empfehlen, der nicht nur ein guter Psychiater war, sondern gleichzeitig auch ein bewundernswertes Leben führte. Ich wollte einen Coach, der wirklich selber danach lebte, was er seinen Patienten predigte. Dr. Amini erklärte mir, dass in all den vielen Jahren, in denen er passende Therapeuten für junge Ärzte suchte, die sich zu Psychiatern ausbilden ließen, noch nie jemand so eine Bitte an ihn gerichtet habe. Ich solle darüber nachdenken, was mir an diesem Wunsch besonders wichtig sei und warum. Diese Frage konnte ich zwar erst sehr viel später beantworten, doch inzwischen weiß ich, dass gute Rollenvorbilder für mich ein besonders wichtiger

Kompass sind, mit dessen Hilfe ich mich besser im Leben zurechtfinde. Ich brauchte Vorbilder, denen mein Wohlergehen wirklich am Herzen lag, um ein Gefühl der Zulänglichkeit entwickeln zu können. Also suchte ich, ohne es zu wissen, genau nach dem, was ich brauchte.

Nach meiner Therapie kamen die Erkenntnisse Schlag auf Schlag: Plötzlich durchschaute ich meine Beziehung zu meinen Eltern, und mir wurde klar, dass mein Leben auch ganz anders hätte ausgehen können, wenn ich nicht so ein Riesenglück gehabt hätte. Was für eine Offenbarung! Der Prozess der Einsicht, der zu diesen Erkenntnissen führte, war elegant und tiefgründig zugleich. Ich musste unbedingt mehr über das Thema Einsicht erfahren. Als ich begann, mich intensiv mit verschiedenen Theorien über dieses Thema zu beschäftigen, begriff ich, dass die meisten Menschen ein nicht so großes Glück haben wie ich, die falsche Wahrheit aus ihrer Kindheit unbewusst korrigieren zu können. Sie bleiben in diesem Teufelskreis stecken und fühlen sich einsam, missverstanden, ungeliebt, unwürdig und wertlos. Ihr ganzes Leben wird von diesen leider weit verbreiteten falschen Wahrheiten geprägt. Als ich dann selbst Therapeut wurde, nahm ich mir vor, meine Patienten von der Bürde ihrer falschen Vorstellungen zu erlösen und ihnen eine bessere, unbeschwertere Zukunft zu ermöglichen.

Einsicht gibt Ihnen die Möglichkeit, auf die Neustart-Taste Ihres Lebens zu drücken – egal wie alt oder wie sehr Sie bereits in Ihren alten Gewohnheiten festgefahren sind. Es gibt keinen Grund, warum Sie nicht in der Lage sein sollten, Fehlvorstellungen aus Ihrer Kindheit über Bord zu werfen und sich mithilfe Ihrer Erwachsenenintelligenz neu zu definieren.

Heilung durch Erkenntnis:
Acht Schritte zu einer tiefgreifenden Veränderung

Zur Einsicht zu kommen ist ein Prozess, bei dem ein Schritt auf dem anderen aufbaut. All diese Schritte sind unverzichtbar. Um auf die Neustart-Taste Ihres Lebens drücken zu können, müssen Sie diese Schritte *der Reihe nach* durchlaufen und jedem Schritt die Zeit und Aufmerksamkeit widmen, die er erfordert. Wenn Sie einen Schritt überspringen oder zu schnell »abhaken« wollen oder diesen Entwicklungsprozess womöglich gar vom Ende her beginnen, werden Sie keine optimalen Ergebnisse erreichen. So kann man sich nicht von seiner falschen Wahrheit befreien.

Das untenstehende Acht-Schritte-Programm habe ich bei der Arbeit mit meinen Patienten im Verlauf von mehreren Jahrzehnten entwickelt. Mit allen Patienten, die in meine Praxis kamen, arbeitete ich dieses Programm auf die gleiche Weise, in der gleichen Reihenfolge und mit den gleichen Strategien durch und bot ihnen dabei auch die gleiche Beratung und Unterstützung an wie hier in diesem Buch.

Teil I enthält die ersten drei Schritte, bei denen es in erster Linie darum geht, sich das Problem bewusst zu machen. Warum fallen Veränderungen uns so schwer? Worin könnte *Ihre* aus der Kindheit herrührende Fehlvorstellung bestehen? Durch welches Ereignis wurde sie verursacht? Wie hat diese sich zu einem unbewussten Narrativ entwickelt, das seitdem Ihr ganzes Leben bestimmt? Zu einer Geschichte darüber, wer Sie sind, wie Sie in diese Welt hineinpassen und was Sie vom Leben zu erwarten haben?

Schritt eins: Warum fallen Veränderungen uns so schwer? Einsicht beginnt mit dem Wunsch, etwas zu verändern. Sie wissen, dass Sie nicht glücklich sind, und ahnen, dass das Leben eigentlich nicht so ein schwerer Kampf sein müsste, wie Sie ihn bisher geführt haben. Vielleicht ist der Wunsch nach einer Veränderung in Ihnen sehr stark. Aus verschiedenen Gründen schaffen Sie es irgendwie trotzdem nicht, diesen Prozess in Gang zu setzen. Jeder Mensch hat starke psychische Blockaden, die ihn am Vorwärtskommen hindern. Auch wenn wir uns noch so gerne ändern möchten: Uns Menschen ist nun mal ein gewisser innerer Widerstand gegen Veränderungen einprogrammiert. In diesem wichtigen ersten Schritt meines Programms geht es darum, sich diese Blockaden bewusst zu machen und zu akzeptieren, dass sie da sind. Denn man kann ein Hindernis nur dann überwinden, wenn man es sieht. Als Erwachsener, der die nötige Motivation zu einer Veränderung mitbringt, können Sie Ihrer alten Geschichte auf die Spur kommen. Dazu brauchen Sie nichts weiter als Konzentration und Entschlossenheit.

Schritt zwei: Worin besteht Ihre falsche Wahrheit? Vielleicht wurden Sie in Ihrer Kindheit enttäuscht, haben einen Verlust erlitten oder aus irgendeinem Grund ein Gefühl der Schuld oder Scham entwickelt. Und weil Sie damals noch ein Kind waren, haben Sie dieses Ereignis wahrscheinlich falsch interpretiert. Diese Fehlvorstellung haben Sie dann verinnerlicht und Ihr Verhalten darauf ausgerichtet – weil Sie glaubten, dass Ihnen gar nichts anderes übrigblieb. Die falsche Wahrheit entwickelte sich zu einer Geschichte – dem unbewussten Narrativ, das im Mittelpunkt Ihres Lebens steht, einem Erwartungsmuster, das inzwischen zur selbsterfüllenden Prophezeiung geworden ist. Das Ziel von Schritt zwei besteht darin, eine ungefähre Vorstellung von diesem unbewussten Narrativ zu gewinnen, indem Sie über Ihre Lebensphilosophie und Ihre Vorstellungen vom Leben nachdenken und sich klarmachen, mit welchen inneren Dialogen Sie sich Verhaltensweisen, die Sie für wünschenswert halten, einreden und Verhaltensweisen, die Sie für nicht wünschenswert halten, ausreden.

Schritt drei: Wo kommt Ihre falsche Wahrheit her? Obwohl man sich nicht unbedingt über den genauen Zeitpunkt klar werden muss, in dem die falsche Wahrheit entstanden ist (die meisten Menschen können sich gar nicht mehr an so weit zurückliegende Ereignisse erinnern), können Sie doch Klarheit über den ungefähren Zeitpunkt gewinnen und sich mithilfe verschiedener Übungen ein ziemlich genaues Bild davon machen, wann und wie diese Geschichte entstanden ist.

Teil II besteht aus drei weiteren Schritten, mit denen Sie Ihr unbewusstes Narrativ (die alte Geschichte darüber, wer Sie sind, wie es auf der Welt zugeht und welchen Platz Sie in ihr einnehmen) demontieren und eine neue Geschichte entwickeln werden.

Schritt vier: Denken Sie über Ihre alte Geschichte nach. Ihr unbewusstes Narrativ wurde – gelinde gesagt – auf einem wackeligen Fundament errichtet. Denn als Kind konnten Sie das Leben und die Komplexität zwischenmenschlicher Beziehungen ja noch nicht differenziert betrachten. Damals waren Sie noch völlig wehrlos und versuchten sich mit dem Schutzschild einer falschen Wahrheit vor Kummer zu schützen. Doch inzwischen sind Sie erwachsen und können die Welt und das Leben nuancierter betrachten. Und da Sie jetzt nicht mehr wehrlos sind, brauchen Sie auch keinen Schutzschild mehr. In Schritt vier meines Programms werden Sie bestimmte Erlebnisse und Ereignisse aus Ihrer näheren und ferneren Vergangenheit noch einmal durchleben, um im strahlenden Licht der Einsicht zu erkennen, wie diese falsche Wahrheit bisher Ihr Handeln und Ihre Reaktionen gesteuert hat. Dieses nochmalige Durchleben wichtiger Ereignisse kann schmerzhaft sein. Um Ihre alte Geschichte mit Stumpf und Stiel ausmerzen zu können, müssen Sie jedoch genau verstehen, wie die Konsequenzen Ihrer falschen Wahrheit Ihr Leben beeinflusst haben.

Schritt fünf: Verarbeiten Sie Ihre alte Geschichte. Dieser Schritt vermittelt Ihnen ein klareres Bild der Realität, sodass Ihnen noch deutlicher zu Bewusstsein kommt, was hinter Ihrem Verhalten und Ihren Entscheidungen steckt. Jetzt machen Sie einen Riesensprung vorwärts: Sie lernen, die Vergangenheit mit den Augen eines unbeteiligten Beobachters zu sehen und sich selbst objektiv zu betrachten. Um aus der Vergangenheit lernen zu können, müssen Sie sich von den damit einhergehenden Emotionen distanzieren und sie so sehen, wie sie wirklich ist – und zwar aus verschiedenen Perspektiven. Sie müssen die wichtige Fähigkeit erlernen, sich und anderen Menschen zu verzeihen, und sich mit aller Entschlossenheit von Ihrem alten Narrativ lossagen.

Schritt sechs: Schreiben Sie ein neues Drehbuch für Ihr Leben. Um sich aus der vertrauten Welt Ihrer falschen Wahrheit hinaus- und in eine faszinierende neue Welt hineinzuwagen, brauchen Sie ein neues Selbstbild. Ihr »neues Narrativ« entspricht der objektiven Realität. Wer sind Sie wirklich? Worin bestehen Ihre Stärken, Fähigkeiten und Vorzüge? In diesem Kapitel werden Sie ein ganz neues Narrativ entwickeln, und zwar auf der Basis Ihrer wahren Stärken und Talente. Die Entwicklung einer neuen Geschichte hat nichts mit einer Zielcollage zu tun – mit Bildern einer schönen Villa, vor der ein Mercedes steht, und Fantasien von Rache oder Ruhm. Einsicht hat nichts mit Wunscherfüllung zu tun, sondern damit, Ihr höchstes Potenzial auszuschöpfen, von einer positiven Sicht der Welt und des Lebens auszugehen und gute Vorsätze zu fassen.

In **Teil III** dieses Buches werden Sie die letzten zwei Schritte in Angriff nehmen: wie man sich von seiner neuen Realität überzeugt und darin lebt. Es genügt nämlich nicht, sich einfach nur eine neue Vorstellung von Ihrer Identität zurechtzulegen: Sie müssen sich auch in die Welt hinauswagen und erfahren, wie es ist, mit dieser neuen Identität zu leben.

Schritt sieben: Stellen Sie Ihre neue Geschichte auf die Probe. Gehen Sie in die Welt hinaus und testen Sie Ihr neues Narrativ, um sich von seiner Richtigkeit zu überzeugen. Dabei werden Sie mit kleinen Aufgaben anfangen, bei denen der Erfolg Ihnen sicher ist. Als Nächstes werden Sie sich an schwierigere Herausforderungen heranwagen, bei denen Sie all Ihre Stärken und Fähigkeiten einsetzen müssen. Selbst wenn Sie an diesen Aufgaben scheitern sollten, haben Sie dabei trotzdem etwas gewonnen. Denn jeder dieser Realitätstests vermittelt Ihnen weitere Erkenntnisse darüber, wie Sie sich als der neue Mensch, der Sie jetzt sind, im Leben zurechtfinden können. Rückschläge sind lediglich die Basis für künftige Erfolge. So werden Sie Schritt für Schritt immer mehr Erfahrungen sammeln, sich an Ihr neues Narrativ gewöhnen und sich immer wieder aufs Neue darin bestärken, bis es Ihnen allmählich zur zweiten Natur wird.

Schritt acht: Verankern Sie die Veränderung in Ihrem Gehirn. Da Sie Ihre früheren negativen Lebensgewohnheiten und destruktiven Denk- und Verhaltensmuster jetzt nicht mehr ausagieren, werden die mit Ihrer alten Geschichte assoziierten Synapsen in Ihrem Gehirn allmählich immer schwächer, bis sie eines

Tages völlig verschwunden sind. Dadurch, dass Sie sich positive Gewohnheiten und konstruktive Denk- und Verhaltensmuster zu eigen machen, können neue Nervenbahnen entstehen, die Ihrem neuen Narrativ entsprechen. Bald werden diese neuen Denk- und Verhaltensmuster und Lebensgewohnheiten für Sie so normal geworden sein, dass sie automatisch ablaufen. Die alten Muster und Gewohnheiten dagegen werden Ihnen jetzt seltsam vorkommen, weil sie nicht mehr Ihrem Selbstbild entsprechen. In diesem Schritt lernen Sie übrigens auch, wie man psychisch belastbarer wird und sein Leben bei Rückfällen mithilfe von Einsicht wieder in die richtigen Bahnen lenkt.

Wenn Sie alle acht Schritte durchlaufen, dabei tiefe Einsichten und Erkenntnisse gewinnen und das neue Narrativ in Ihrem täglichen Leben immer wieder bestätigt sehen (so lange, bis es für Sie zum Automatismus wird), können Sie mithilfe dieses Programms Ihr Leben verändern. Dann werden Sie genau wissen, wer Sie wirklich sind und was für erstaunliche Fähigkeiten Sie besitzen. Um Ihnen diesen Weg zu erleichtern, werde ich in meinem Buch viele Fallbeispiele von Patienten erzählen, die diesen Prozess bereits erfolgreich hinter sich gebracht haben. Außerdem werde ich Ihnen praktische Strategien erläutern, mit deren Hilfe man seine Vergangenheit analysieren und mehr Selbsterkenntnis gewinnen kann. Und ich werde zwischendurch auch immer wieder mit Ihnen besprechen, wie es Ihnen jetzt gefühlsmäßig geht. Um Ihnen zu zeigen, dass Ihnen bei diesem inneren Wandlungsprozess jemand zur Seite steht, und Ihnen die Zuversicht zu vermitteln, dass Sie zu dieser Veränderung in der Lage sind.

Das ganze Programm – von Schritt eins bis Schritt acht – durchzuarbeiten dauert sechs Monate bis anderthalb Jahre. Man muss sich schon sehr intensiv auf diesen Prozess einlassen und bereit sein, Zeit und Mühe dafür zu investieren. Schließlich sind Sie Ihr ganzes Leben lang von einer falschen Wahrheit ausgegangen. Jahrzehntelange Gewohnheiten, Denk- und Verhaltensmuster lassen sich nun mal nicht von heute auf morgen ausmerzen. Ihr Gehirn ist plastisch. Das bedeutet: Es kann sich verändern, aber es besteht nicht aus Knete. Neue Nervenbahnen bilden sich nicht über Nacht. Sie müssen erst wie ein neuer Mensch leben, um auch tatsächlich zu einem neuen Menschen zu *werden*. Doch ich verspreche Ihnen, dass Sie sich während dieses Programms von Schritt zu Schritt immer wohler und stärker fühlen werden. Sie werden erfahren, wer Sie wirklich sind, und lernen, auf ganz neuen Wegen durchs Leben zu wandeln.

Sie können es schaffen – und zwar ganz allein!

Meine Kollegen der Psychologie sind sich darüber einig, dass wahre Veränderungen nur mithilfe eines Psychotherapeuten möglich sind.

Doch dieser Ansicht muss ich – bei allem Respekt vor meinen Kollegen – entschieden widersprechen.

Die Vorstellung, dass man mindestens zwei Jahre lang mindestens einmal pro Woche zu einem Psychotherapeuten gehen muss, ist längst veraltet und nützt in erster Linie den Therapeuten selbst. Früher konnte man nichts tun, ohne vorher erst Ratschläge und Informationen von einem Experten einzuholen. Doch inzwischen leben wir in einem Do-it-yourself-Informationszeitalter. Expertenwissen ist demokratisiert worden. Wenn Sie früher beispiels-

weise ein Demo-Album aufnehmen wollten, mussten Sie in ein
Tonstudio gehen und sich von einem Produzenten helfen lassen.
Inzwischen kann man sich selbst beibringen, mithilfe von diver-
sen Anbietern ein eigenes Demo zu erstellen. Um ein Testament
aufzusetzen oder sich scheiden zu lassen, musste man früher einen Anwalt engagieren, der die ganzen Formalitäten für einen
erledigte. Heute können Sie entsprechende Internet-Formulare
herunterladen.

Das bedeutet natürlich nicht, dass Sie nicht vielleicht doch irgendwann einmal einen Anwalt (oder Psychologen) brauchen
werden. Wenn Sie unter einer schweren, akuten Suchterkrankung,
Depression oder Angststörung mit Selbstmord- oder Selbstverletzungsgedanken leiden oder glauben, an einer bipolaren
Störung oder Schizophrenie erkrankt zu sein, sollten Sie sich an
einen professionellen Therapeuten wenden. Doch meiner Überzeugung nach können die allermeisten Menschen, die die Qualität ihres Lebens und ihrer zwischenmenschlichen Beziehungen
verbessern möchten, das auch erreichen, ohne den Zeit- und Kos-
tenaufwand allwöchentlicher Therapiesitzungen auf sich zu nehmen. Denn solche Menschen brauchen keine Arztrechnungen,
sondern Informationen. Natürlich steht bei so einem Veränderungsprozess eine Menge auf dem Spiel. Ich nehme dieses Risiko
keineswegs auf die leichte Schulter. Schließlich geht es um Ihr Leben, Ihr Glück und Ihre Erfüllung. Wenn Sie an Ihren emotionalen Problemen arbeiten und die acht Schritte dieses Programms
mit echtem Engagement durcharbeiten, können Sie Ihre Biografie
und Ihr Leben verändern. Und da Sie das ganz ohne fremde Hilfe
bewerkstelligen, wird Ihnen der Nutzen, den diese Heilung durch
Erkenntnis bringt, viel realer erscheinen. Denn bei diesem inne-

ren Wandlungsprozess sind Sie Ursache und Wirkung zugleich. Sie tragen bereits alle Werkzeuge in sich, die Sie brauchen, um zu dem Menschen zu werden, der Sie gerne sein möchten.

TEIL I

ENTDECKEN SIE
IHRE WAHRHEIT

Erkennen Sie die falsche Wahrheit,
die all Ihren Problemen zugrunde liegt. Wie lautet Ihre
»Geschichte«? Woher kommt sie? Wie ist diese lähmende
falsche Überzeugung entstanden, und inwieweit prägt sie
auch im Erwachsenenalter immer noch Ihr Leben?

WARUM FALLEN VERÄNDERUNGEN UNS SO SCHWER?

Wenn Patienten zum ersten Mal in meine Praxis kommen, bringen sie häufig eine Liste mit, auf der steht, was sie gerne an ihrem Leben ändern würden. »Aus meiner Ehe ist einfach die Luft »raus«, sagen sie, oder »Ich verliere eine Stellung nach der anderen«. Daraufhin erkläre ich ihnen, dass diese Probleme lediglich Symptome sind: ein Ergebnis unbewusster Selbstsabotage und die Manifestation einer falschen Wahrheit – irgendeines tiefsitzenden, elementaren Seelenschmerzes, der all ihrem Leiden zugrunde liegt. Und dass sie ihr Leben erst dann dauerhaft verbessern können, wenn ihnen diese falsche Wahrheit bewusst geworden ist.

Daraufhin werfen viele Patienten mir skeptische Blicke zu. Und immer wieder fällt mir auf, dass sie lieber über ihre Symptome – das »Was« (außereheliche Affären, Alkoholprobleme usw.) – sprechen möchten als über die Ursache oder das »Warum« (ihre falsche Wahrheit).

Doch in Wirklichkeit ist es gar nicht so wichtig, *was* Menschen tun. Es kommt viel mehr darauf an, *warum* sie es tun. Und es ist nahezu unmöglich, das *Was* (die an der Oberfläche liegenden Probleme, die gelöst werden müssen) in den Griff zu bekommen, wenn man das *Warum* nicht kennt. Den meisten Menschen ist dieses *Warum* ein absolutes Rätsel – und es kostet tatsächlich einige Mühe, dieses Rätsel zu lösen. Doch gemeinsam können wir es schaffen und Sie dadurch von selbstzerstörerischen Denk- und Verhaltensmustern befreien.

Ob Ihnen das nun bewusst ist oder nicht: Es gibt viele *Warum*-Faktoren, die in Ihrem Gehirn Regie führen und von denen Sie nicht das Geringste ahnen. In diesem Acht-Schritte-Programm werden Sie erfahren, wie diese Einflussfaktoren entstanden sind und warum sie es Ihnen erschweren (aber nicht unmöglich machen) können, sich zu verändern. Selbst die tiefsitzendste Wurzel kann man herausreißen!

Jede echte Veränderung beginnt mit Selbsterkenntnis. Doch im Rahmen dieses Programms bedeutet Selbsterkenntnis nicht einfach nur zuzugeben, dass Sie ein Problem haben, sondern geht viel tiefer: Selbsterkenntnis ist die Einsicht, dass es in Ihrem Leben eine falsche Wahrheit gibt, die schon vor langer Zeit entstanden ist und sich fest in Ihrer Gedankenwelt verankert hat. Und was noch wichtiger ist: Sie müssen sich auch darüber klar werden, worin diese falsche Wahrheit besteht. Was ist das für eine alte Geschichte? Woher kommt sie?

Viele Menschen glauben, dass man sich seiner Probleme nur bewusst zu werden braucht, um sein Leben ändern zu können. Doch diese Bewusstwerdung ist nur der erste Schritt in die richtige Richtung. Also lassen Sie uns lieber ganz von vorn anfangen und herausfinden, was *wirklich* hinter Ihrem Handeln und Verhalten steckt.

Denken Sie daran: Ihr Wunsch nach einer Veränderung ist der einzige Ansporn, den Sie brauchen, um etwas an Ihrem Leben zu ändern und dieses Programm erfolgreich durchzuarbeiten. Wenn Sie glauben, dass Ihr Leben eigentlich gar nicht so ein schwerer Kampf sein müsste, wie es zurzeit ist, wird dieser Glaube Sie früher oder später in eine glänzende Zukunft führen.

Der Drang nach Veränderungen wurde uns in die Wiege gelegt.

Wir entwickeln uns schon seit Jahrmillionen permanent weiter und passen uns immer wieder an neue Lebensumstände an. Der Mechanismus, der uns bisher das Überleben gesichert hat, lautet »Veränderung«. Wenn wir uns nicht laufend an neue Lebensumstände und -umfelder angepasst hätten, wären wir schon vor vielen Jahrtausenden ausgestorben.

Im Zuge unserer Evolution wurde unser Gehirn immer größer, und wir lernten immer mehr dazu. Vom Urmenschen, der auf Bäumen und in Höhlen lebte und eine leichte Beute für Raubtiere war, entwickelten wir uns zur heutigen Spezies Mensch, die den ganzen Planeten beherrscht. Jeder Mensch besitzt diese einmalige Anpassungsfähigkeit. Lernen und innerlich wachsen zu wollen, liegt in unserer DNA. Veränderungen wurden uns buchstäblich in die Wiege gelegt. Doch das bringt nicht nur Vorteile, sondern auch Nachteile mit sich. Denn unsere Anpassungsfähigkeit geht mit einem ständigen Drang einher, uns weiterzuentwickeln – unabhängig davon, wie erfolgreich wir als Spezies oder als Individuum sind.

Die Evolutionspsychologie (EP), ein noch relativ neues Forschungsgebiet, befasst sich mit der elementaren Natur des Menschen und der Frage, wie uralte Motivationsfaktoren uns in unserem modernen Leben auch heute immer noch beeinflussen. Die EP ist aus der Soziobiologie entstanden, deren Begründer E. O. Wilson (mein Doktorvater an der Harvard University) war. Damals studierte ich Biologie als Hauptfach. Ich interessierte mich sehr für die Ursprünge menschlichen Verhaltens. Und auf diesem Gebiet war Wilson eine absolute Kapazität. In einem meiner ersten Versuche, mehr Zutrauen zu mir und meinen Fähigkeiten zu entwickeln, bemühte ich mich, Professor Wilson – einen ruhigen, tiefgründigen Mann mit väterlicher Ausstrahlung – von meinen Qualitäten zu überzeugen. Im Rahmen meiner Beschäftigung mit diesem Thema lernte ich, dass uns auf Dauer gar nichts anderes übrigbleibt, als uns an veränderte Lebensbedingungen anzupassen. Anders könnten wir nicht überleben. Die Evolutionspsychologie lehrt uns elementare Wahrheiten, die jeder nachvollziehen kann. Meiner Ansicht nach handelt es sich bei diesem Fachgebiet um eine sehr wichtige Kombination aus Naturwissenschaften, Psychologie und dem Studium der menschlichen Entwicklung. Die Evolutionspsychologie kennt fünfzehn verschiedene evolutionäre Motive (man könnte sie auch als »Urinstinkte« bezeichnen), die unser Handeln schon bestimmt haben, als wir noch Höhlenmenschen waren.

DIE FÜNFZEHN EVOLUTIONÄREN MOTIVE

1. **Lust.** Fortpflanzung ist die wichtigste Aufgabe einer jeden Spezies. Auch heute spielt Lust – einhergehend mit Geburtenkontrolle und modernen Paarungsritualen – in unserem Leben immer noch eine wichtige Rolle.

2. **Hunger.** Der Drang, möglichst viel zu essen, wann immer Nahrung zur Verfügung steht, rettete den Höhlenmenschen bei Hungersnöten das Leben, ist aber leider auch der Grund für unsere heutige Übergewichtsepidemie.

3. **Bequemlichkeit.** Die Suche nach Obdach trieb unsere Vorfahren dazu, sich eine Höhle zu suchen, ein Feuer anzuzünden und auf einem Bett aus Moos zu schlafen. Aus demselben Grund kreist heute unser ganzes Denken um den Erwerb von Immobilien und darum, uns unser Zuhause so schön wie möglich einzurichten.

4. **Angst.** Dieses Gefühl bewahrt uns davor, uns in gefährliche Situationen zu begeben oder darin zu verbleiben. Deshalb gingen unsere Vorfahren Bären aus dem Weg – weil sie nicht gefressen werden wollten. Aus demselben Grund wagen wir uns heute nachts nur ungern in dunkle Gassen hinein.

5. **Ekel.** Auch dieses Motiv dient unserem Schutz: Es bewahrte die Höhlenmenschen davor, verdorbenes Fleisch zu essen oder in bakterienverseuchten Sümpfen herumzuwaten. Heute motiviert uns das Ekelgefühl zu hygienischem Verhalten.

6. **Gefallsucht.** Primitive Völker schmückten sich mit Muscheln und Steinen, Piercings und Körperfarben, um einen

möglichst hochwertigen Geschlechtspartner anzuziehen. In unserer modernen Welt gibt es stattdessen Make-up, Mode, Friseure und Trenddiäten.

7. **Liebe.** Tiefe Zuneigung und das Gefühl, füreinander verantwortlich zu sein, hielt früher Familien zusammen. Das ist auch heute noch so.

8. **Hegetrieb.** Der Trieb, Kinder zu versorgen, zu ernähren und zu erziehen, dient dem Überleben des Stammes.

9. **Sammeltrieb.** Das Sammeln und Aufbewahren von Ressourcen schützte die Menschen früher vor Armut und Hungersnöten. Heute gilt solches Verhalten als Zeichen für Habgier oder eine psychische Erkrankung.

10. **Kreativität.** Innovation – die Anfertigung eines besseren Speers oder die Erfindung des Rades – diente früher dem Überleben und verbessert heute unser Alltagsleben.

11. **Herdentrieb.** Früher ging es einem Individuum, das sich in eine Gemeinschaft einfügen wollte, darum, einen Beitrag zum Überleben des Stammes zu leisten. Heute suchen wir nach einer Nische, in die wir hineinpassen, oder nach Menschen, zu denen wir eine Beziehung aufbauen können.

12. **Status.** Je höher der Rang, umso mehr Ressourcen und Privilegien besitzt man. In unserer modernen Gesellschaft haben Intelligenz und Fähigkeiten einen höheren Stellenwert als Muskelkraft (zumindest, sobald wir aus dem Schulalter heraus sind).

13. **Gerechtigkeit.** Früher diente die Bestrafung oder Verbannung von Übeltätern der Sicherheit des Stammes. Heute ist der Wunsch nach Recht und Ordnung ein Grundpfeiler jeder friedlichen Gesellschaft.

14. **Neugier.** Dank dem »Was gibt es denn da draußen zu entdecken?«-Motiv konnten wir uns über alle fünf Kontinente ausbreiten und später sogar den Weltraum und das All erobern. Menschen haben einen angeborenen Forschungstrieb.

15. **Spieltrieb.** Im Spiel üben wir uns in Überlebensfähigkeiten – ob wir nun eine Babypuppe in den Armen wiegen oder eine Kampfsportart praktizieren.[1]

SCHAUEN SIE GENAU HIN! In diesem Buch werden Sie immer wieder auf Infokästen stoßen, die mit der Headline »Schauen Sie genau hin!« überschrieben sind und in denen bestimmte Erkenntnisse, die Sie (hoffentlich) aus meinen vorherigen Ausführungen gewonnen haben, noch ein bisschen näher beleuchtet werden. Darin geht es um das Warum. Es gibt keine elementareren Motive als unsere Urinstinkte. Haben einige der Instinkte, die ich soeben beschrieben habe, eine Saite in Ihnen zum Klingen gebracht? Seien Sie ehrlich zu sich selbst und wählen Sie ein paar Instinkte aus, die in Ihrem Leben eine besonders wichtige Rolle spielen. Ich stelle in meiner Praxis immer wieder fest, dass meine Patienten sich von drei bis vier Urinstinkten besonders angesprochen fühlen, auf meine Aufforderung hin aber oft ganz andere Instinkte auswählen. Um hinter das Rätsel Ihres Warum (Ihrer falschen Wahrheit) zu kommen, sollten Sie sich darüber klarwerden, welche der oben beschriebenen Lebensbereiche Ihnen besonders wichtig sind. Denn das kann Ihnen bei der Suche nach Ihrer falschen Wahrheit wichtige Anhaltspunkte liefern. Machen Sie sich keine Gedanken darüber, was die Urinstinkte, die Sie ausgewählt haben, über Sie aussagen. In diesem Stadium geht es einfach nur um Bewusstwerdung und nicht darum, Ihre Erkenntnisse zu analysieren.

ERSTE EINDRÜCKE

Leo

Als ich den 22-jährigen Leo kennenlernte, klagte er über immer wiederkehrende Wutausbrüche. Er geriet schon bei relativ unbedeutenden Anlässen in Zorn über seine Freunde und Familienangehörigen (und auch über sich selbst) und brauchte dann immer tagelang, um sich wieder zu beruhigen.

»Eigentlich halte ich mich nicht für einen zornigen Menschen«, erklärte er mir in niedergeschlagenem Tonfall. »Es ist einfach nur so, dass mich niemand richtig versteht, und das kotzt mich an – vor allem, wenn ich meine Eltern besuche. Ich hoffe dann immer, dass mein Vater irgendetwas über meine berufliche Karriere sagt. Aber das tut er nie.« Statt Leo Anerkennung zu zollen, interessiert seine Familie sich gar nicht für seine Erfolge. Deshalb wird er immer wieder von Gefühlen der Unsicherheit und Unzulänglichkeit geplagt.

Hinter jeder Reaktion und jeder Situation, in der wir uns befinden, steckt eine ganze Reihe von Motiven, die den meisten Menschen kaum bewusst sind. Der intelligente, ehrgeizige Leo war schon in seiner Kindheit ein Spitzenschüler gewesen und seit seiner Jugend in all seinen Berufen sehr fleißig und tüchtig gewesen. Nur leider hatte er nie gelernt, sich zu entspannen und einfach ein bisschen Spaß am Leben zu haben (ein unterentwickeltes *Spieltrieb*-Motiv). Seine falsche Wahrheit schien auf der Vorstellung zu beruhen, dass seine Familie glaubte, er habe nichts zu geben (ein Defizit im *Herden-* und *Hegetrieb*-Motiv seiner Familie). Die Tatsache, dass Leo von seiner Familie keine Anerkennung erhielt (er reagierte besonders empfindlich, wenn es um sein *Status*-Motiv ging), bestätigte ihn in dem Glauben, nichts wert zu sein. Dieses Gefühl verunsicherte ihn sehr, und diese Unsicherheit manifestierte sich bei ihm in Form von Wut. (In Wirklichkeit handelte es sich dabei um das *Angst*-Motiv des Kampf-oder-Flucht-Modus, das sich bei ihm in Form einer Kampfhaltung äußerte.) Diese Wut trieb ihn in einem kontraproduktiven *Gerechtigkeits*-Motiv, das er sich selbst auferlegt hatte, von seinem »Stamm« fort.

Bedürfnisse sind ein starker Motivationsfaktor

Es gibt aber auch noch eine andere Sichtweise der Motive für Ihr Verhalten: Man kann zum Beispiel alles, was Sie tun, durch die Linse körperlicher, emotionaler, psychischer oder spiritueller Bedürfnisse betrachten.

In seinem Buch *Motivation und Persönlichkeit* aus dem Jahr 1954 ordnete der Psychologe Abraham Maslow alle menschlichen Bedürfnisse in eine Hierarchie-Pyramide ein. Die elementarsten Bedürfnisse (nach Luft, Wasser, Nahrung) bilden die Basis dieser Pyramide. Wenn diese Bedürfnisse der untersten Stufe erfüllt sind, kann man danach streben, die nächste Stufe zu erreichen –

und so weiter, bis man ganz an der Spitze der Bedürfnispyramide angelangt ist.

Die vier untersten Bedürfnisse – physische Grundbedürfnisse, Sicherheitsbedürfnis, soziale Bedürfnisse und Bedürfnis nach Wertschätzung – bezeichnete Maslow als *Mangel- oder Defizitbedürfnisse*: Wenn sie nicht erfüllt sind, kann man nicht in die obere Hälfte der Pyramide aufsteigen. Außerdem handelt es sich dabei um kurzfristige Erfüllungsbedürfnisse: Das heißt, sie müssen so schnell wie möglich erfüllt werden.

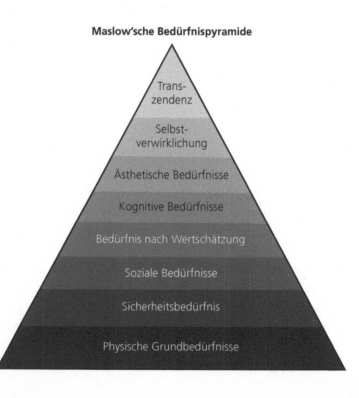

Maslow'sche Bedürfnispyramide

Physische Grundbedürfnisse. Sie umfassen das Bedürfnis nach Luft, Nahrung, Wasser, Schlaf, Sexualität und Gesundheit. Wenn man am Verhungern oder einer akuten Gefahr ausgesetzt ist, kann man kaum an etwas anderes denken als ans Überleben.

Sicherheitsbedürfnis. Zu den Sicherheitsbedürfnissen gehören: zuverlässiges Einkommen, ein sicheres Obdach, Zugang zu medizinischer Versorgung und Leben in einem System, das für Recht und Ordnung sorgt und den Menschen Schutz vor Not und Bedrängnis garantiert. Maslow würde beispielsweise sagen, dass die gesamte Bevölkerung von Nordkorea auf dieser Ebene festgefahren ist und nicht weiterkommt. Denn wenn die Sicherheit gefährdet ist, verursacht das so viel Stress und Ängste, dass man in eine Sackgasse hineingerät: Dann harrt man auch in schlechten Lebensumständen oder in einer beruflichen Situation aus, die einem zuwider ist.

Soziale Bedürfnisse. Zu diesen Bedürfnissen gehören die Liebe und das Zugehörigkeitsgefühl enger Familienbande, vertrauensvolle Freundschaften, die Intimität einer Liebesbeziehung und positive Kontakte zu anderen Menschen. Werden diese Bedürfnisse nicht erfüllt, so fühlt man sich einsam und isoliert, was wiederum zu Ängsten und Depressionen führt. Soziale Bedürfnisse treiben Menschen dazu, Freundschaften aufrechtzuerhalten, in denen sie ausgenutzt oder schlecht behandelt werden, und in unglücklichen Ehen auszuharren (selbst wenn der Partner sie misshandelt) – oder eine Affäre einzugehen. Ich kenne viele intelligente, attraktive Menschen, die sagen: »Ich verstehe gar nicht, warum ich immer noch keinen Partner habe«, und nicht erkennen, dass ihre unsichere berufliche Lage oder Lebenssituation der Grund dafür sein könnte. Liebe ist ein wichtiges Bedürfnis, doch in der Maslow'schen Bedürfnispyramide kommt Sicherheit vor Liebe.

Bedürfnis nach Wertschätzung. Jeder wünscht sich, dass andere Menschen seine Leistungen anerkennen. Wir sehnen uns nach Lob (wie mein Patient Leo). Jeder von uns kennt Menschen, die alles zu haben scheinen und auf Facebook viel zu viele Fotos über ihre Luxusurlaube einstellen. Wenn jemand jeden Tag Dutzende von Selfies postet, hat er wahrscheinlich ein unerfülltes Bedürfnis nach Wertschätzung.

Die letzten vier Ebenen sind den *Wachstums-* oder *Seinsbedürfnissen* gewidmet – dem Wunsch, unser höchstes Potenzial zu verwirklichen. Um langfristige Erfüllung und wahres Glück zu finden und in seinem Leben etwas Sinnvolles zu erreichen, muss man jedes einzelne dieser Bedürfnisse wahrnehmen und befriedigen.

Kognitive Bedürfnisse. Jeder Mensch kommt mit dem Bedürfnis auf die Welt, etwas zu lernen und Wissen zu erwerben. (Das entspricht den evolutionären Trieben *Neugier* und *Kreativität*.) Falls Sie starke kognitive Bedürfnisse haben, schauen Sie sich wahrscheinlich historische Fernsehsendungen an, lesen gerne, recherchieren ganze Nachmittage lang im Internet und kommen dabei vom Hundertsten ins Tausendste.

Ästhetische Bedürfnisse. Damit ist die Suche nach und der Sinn für Schönheit, Ausgewogenheit und Symmetrie in einem menschlichen Gesicht oder Körper, einer Blume oder Katze, einem Gemälde oder Gebäude, dem Nachthimmel, einer Mozart-Symphonie oder einem Shakespeare-Sonett gemeint. Wir haben nicht nur das Bedürfnis, uns schöne Dinge anzuschauen oder anzuhören, sondern möchten auch in unserer eigenen Kunstform, unserem persönlichen Stil, unserer Kleidung und unserem Zuhause etwas Schönes erschaffen.

Selbstverwirklichung. Das ist ein etwas abstrakteres Konzept. Dabei geht es darum, dass wir gerne nachdenklicher, kreativer, friedlicher, großzügiger und spontaner wären und unser volles Potenzial verwirklichen möchten. Laut Maslow erreichen nur zehn Prozent aller Menschen diese Stufe. Die anderen 90 Prozent sind zu sehr mit Bedürfnissen der unteren Stufen wie beispielsweise Liebe, Wertschätzung und Sicherheit beschäftigt.

Transzendenz. Eine kleine Gruppe von Menschen, die den Zustand der Selbstverwirklichung erreicht haben, widmet sich der Aufgabe, ihren Mitmenschen mitfühlend, einfühlsam und großzügig zu helfen. Nur diese Menschen erreichen die Stufe der Transzendenz. Maslow hat diese Stufe an die Spitze seiner Pyramide gesetzt, weil er daran glaubte, dass ein Leben im Dienst an anderen Menschen die höchste Stufe der Selbstverwirklichung ist. Doch einfach nur anderen Menschen helfen zu wollen, denen es nicht so gut geht wie einem selbst, reicht nicht aus. Wer die Stufe der Transzendenz erreicht hat, besitzt ein selbstloses, tugendhaftes Herz und hat ein *Bedürfnis* danach, Gutes zu tun.

SCHAUEN SIE GENAU HIN! Die Maslow'sche Bedürfnispyramide ist keine Gleichung. Sie verrät uns nicht, welche Anforderungen man erfüllen muss, um die nächste Stufe zu erreichen, sondern ist lediglich eine interessante Sichtweise unseres Lebens und stellt die Frage, woran es uns darin fehlt. Ich nutze diese Pyramide bei meinen Patienten, um mit ihnen darüber ins Gespräch zu kommen, was sie in ihrem Leben möglicherweise blockiert und was sie brauchen würden, um vorwärtszukommen. Wenn jemand daraufhin sagt: »Ich bin auf der Wertschätzungs-Stufe hängengeblieben«, frage ich mich, ob seine falsche Wahrheit vielleicht etwas damit zu tun hat, dass er von seinen Eltern früher keine Liebe oder Anerkennung bekam. Und wenn jemand mir erklärt, er befinde sich immer noch auf der Stufe der sozialen Bedürfnisse oder des Bedürfnisses nach Liebe, überlege ich mir, ob er in seiner Kindheit womöglich ein traumatisches Erlebnis hatte, sodass er sich jetzt nicht mehr vertrauensvoll auf zwischenmenschliche Beziehungen einlassen kann. Genau wie die Maslow'sche Bedürfnispyramide ist auch die Heilung durch Einsicht ein Programm, bei dem man stufenweise immer weiter aufsteigt. Man beginnt mit den einfachsten Grundlagen und gewinnt nach und nach immer mehr Selbsterkenntnis.

Fragen Sie sich nun einmal, auf welcher Stufe der Maslow'schen Pyramide Sie steckengeblieben sind. Schauen Sie sich die darüber- und die darunterliegende Stufe an und versuchen Sie dahinterzukommen, warum Sie gerade an dieser Stelle nicht weitergekommen sind. Betrachten Sie diese Pyramide als weiteren möglichen Hinweis auf Ihr *Warum*. Sie brauchen vorläufig noch keine Schlussfolgerungen daraus zu ziehen. Sammeln Sie einfach nur Anhaltspunkte.

ERSTE EINDRÜCKE

Daria

Die 26-jährige Produktionsdesignerin Daria, die in Los Angeles lebte, wurde von ihrem Hausarzt an mich überwiesen. Sie fand ihre Beziehungen zu anderen Menschen – vor allem zu ihren Eltern und ihrer Zwillingsschwester – ausgesprochen frustrierend. »Ich scheine der einzige Mensch zu sein, der darüber reden möchte, was wirklich los ist. Die anderen kehren einfach immer nur alles unter den Teppich.« Auslöser ihrer Ängste war die Eheschließung ihrer Zwillingsschwester kurz zuvor. Früher waren die beiden unzertrennlich gewesen. Seit der Verlobung ihrer Schwester fühlte Daria sich ihr jedoch immer mehr entfremdet. Vergeblich versuchte sie mit ihrer Familie über dieses Problem zu sprechen: »Sie sagen einfach nur immer wieder, dass das nicht stimmt. Ich versuche ehrlich zu sein und die Dinge so zu sehen, wie sie sind. Aber das wollen sie nicht. Ich lasse mir von denen keinen Scheiß mehr erzählen!« Daria hatte das Gefühl, dass ihre Eltern sie für einen verzweifelten, schwierigen und bedürftigen Menschen hielten, und zogen sich angesichts ihrer heftigen, fordernden Art in ein Schneckenhaus des Schweigens zurück.

Daria war in San Francisco aufgewachsen und stammte aus einer reichen Familie. Ihre Eltern hatten alle ihre *physischen Grundbedürfnisse und Sicherheitsbedürfnisse* erfüllt, sie aber auf der nächsthöheren Stufe (*soziale Bedürfnisse*) bitter enttäuscht. Es fiel ihnen schwer, ihrer Tochter ein Gefühl der Nähe und Vertrautheit zu vermitteln: Immer wenn Daria das einforderte, wurde sie zurückgewiesen und kam sich dann jedes Mal verraten vor. Ihre unerfüllten sozialen Bedürfnisse führten auch in ihren außerfamiliären Beziehungen zu Problemen. Als selbsternannte »Wahrheitssagerin« fiel es Daria schwer, Freundschaften zu schließen und aufrechtzuerhalten. Doch wenn wieder einmal eine Freundschaft oder Liebesbeziehung in die Brüche gegangen war oder sie mit einem ihrer freiberuflichen Projekte scheiterte, fragte sie sich nicht, was da schiefgelaufen war, sondern schob die Schuld auf den Job oder den unzuverlässigen Freund. Ihre falsche Wahrheit könnte folgendermaßen lauten: »Alle lassen mich im Stich.« Obwohl sie eine intelligente, energiegeladene, attraktive Frau war, kam Daria nicht über ihre Mangelbedürfnisse – die untere Hälfte der Pyramide – hinaus.

Das Identitätsmotiv

Es gibt auch noch einen anderen Weg, Ihre individuellen Motive – die Beweggründe für Ihr Verhalten – zu verstehen: nämlich indem Sie Ihre bisherigen (erfolgreichen oder erfolglosen) Interaktionen mit anderen Menschen analysieren.

In den 1950er und 1960er Jahren entwickelte der in Deutschland geborene amerikanische Sozialpsychologe Erik Erikson das Konzept der *Ich-Identität*. Diese Ich-Identität ist so etwas wie ein emotionaler Fingerabdruck: Ihr ganz persönliches Selbstgefühl, das entweder stark oder schwach sein kann. Dieses Selbstgefühl (Ego) wird durch lebenslange Interaktionen mit anderen Menschen geprägt. Während Sie heranwachsen, lernen Sie bestimmte Lektionen, die jeweils auf den Lernerfahrungen der vorherigen Entwicklungsstufe aufbauen. Wenn Sie die zu jeder Entwicklungsstufe gehörigen psychischen Fähigkeiten erlernen, wird Ihr

Selbstgefühl (Ihre Vorstellung davon, wer Sie sind) gestärkt. Ich bezeichne diese psychischen Fähigkeiten, die man erlernen muss, als »Entwicklungsgold«: Das sind die Schätze, die Sie hoffentlich in jeder Ihrer Entwicklungsphasen entdecken und die Sie Ihr ganzes Leben hindurch begleiten werden. Wenn Sie sich richtig entwickeln, werden Sie in Ihrem Leben wahrscheinlich gesunde, positive Entscheidungen treffen. Doch wenn Sie die notwendigen Lektionen nicht lernen, erhält Ihr Selbstgefühl einen Schlag, und Sie werden aus Ihrer gesunden emotionalen Entwicklung herausgeworfen. Wenn Sie im Lauf Ihres Lebens zu viele solche Schläge einstecken müssen und die versäumten Lektionen (das Erlernen der notwendigen emotionalen Fähigkeiten) nicht nachholen, werden Sie wahrscheinlich eher ungesunde, negative Entscheidungen treffen und mit emotionalen Problemen zu kämpfen haben.

Ich habe Eriksons Entwicklungsstufen hier kurz für Sie skizziert. (Nähere Informationen dazu erhalten Sie auf Seite 405.)

DIE ERIKSON'SCHEN ENTWICKLUNGSSTUFEN

Stufe eins
Alter: Geburt bis 1. Lebensjahr
Grundkonflikt: Vertrauen versus Misstrauen
Gelungene Entwicklung: Die erwachsenen Betreuungspersonen füttern das Baby, halten es warm, trocken, sicher und geborgen und geben ihm die Liebe, die es braucht.
Stärkung der Ich-Identität: Sicherheit; Vertrauen zur Welt, die als sicherer Ort wahrgenommen wird

Fehlgeschlagene Entwicklung: Die Bezugspersonen des Babys sind unzuverlässig und/oder füttern und versorgen es nicht regelmäßig.

Schwächung der Ich-Identität (»Schlag«): Unsicherheit; die Welt wird als unberechenbarer, gefährlicher Ort wahrgenommen.

Entwicklungsgold: *Hoffnung.* Selbst ein gut versorgtes Baby fühlt sich vielleicht hin und wieder von seinen Betreuungspersonen im Stich gelassen; doch es lernt, auf das Beste zu hoffen in dem Wissen, dass dieses Beste nicht immer eintritt.

ERSTE EINDRÜCKE

Claudia

Die 38-jährige Claudia wurde von ihrem Musiklehrer an mich überwiesen, nachdem sie ihm erzählt hatte, dass sie sich mit dem Gedanken an selbstschädigendes Verhalten trug. Als die Künstlerin und Songwriterin in meine Praxis kam, war sie elegant gekleidet und gab sich sehr kompetent und professionell. Ich fragte sie nach dem Grund ihres Besuches, und da beschrieb sie Gefühle fast völliger Hoffnungslosigkeit. »Auch wenn ich mich noch so sehr bemühe – die Welt behandelt mich immer unfair«, erklärte sie mir. Zum Beispiel hatte sie ihre Mutter während ihrer unheilbaren Krankheit gepflegt, und bei deren Beerdigung hatten alle Anwesenden sie dafür gelobt, was sie für die Mutter getan habe. »Doch ich denke immer nur daran, dass keiner von all diesen Leuten sich so sehr um sie gekümmert hat wie ich – nicht mal meine Schwester.« Sie schien der Schwester ihr unkompliziertes, privilegiertes Leben übelzunehmen und verstand nicht, warum diese nicht auch von Gefühlen der Hoffnungslosigkeit gequält wurde. Da Claudia ein ausgeprägtes Organisationstalent besaß, plante sie häufig Partys und Veranstaltungen für ihre Freunde. Und man war ihr auch sehr dankbar dafür. Doch wenn diese Partys dann stattfanden, hatte sie kaum Freude am Ergebnis ihrer Bemühungen. »Es ist egal, was ich mache. Ich freue mich niemals besonders über das Resultat«, sagte sie.

In Anbetracht von Claudias vorherrschender Emotion der Hoffnungslosigkeit machte ich mir Gedanken über ihr frühestes Entwicklungsstadium. Hatten Claudias Betreuungspersonen ihr als Baby womöglich kein Vertrauen eingeflößt, oder hatte sie dieses Urvertrauen aus irgendeinem Grund wieder verloren? In späteren Therapiesitzungen beschäftigten wir uns intensiver mit ihrer Entwicklungsgeschichte, und ich erfuhr die Wahrheit über die Ursache ihres Problems.

Stufe zwei
Alter: 1. bis 3. Lebensjahr
Grundkonflikt: Autonomie versus Schamgefühl und Zweifel
Gelungene Entwicklung: Das Kleinkind lernt gehen, sprechen, aufs Töpfchen gehen, Spielsachen, Kleidungsstücke und Essen selbst auswählen und darf innerhalb sicherer Grenzen die Welt erkunden.
Stärkung der Ich-Identität: Selbstvertrauen, Sicherheit und Kontrolle

Fehlgeschlagene Entwicklung: Wenn die Betreuungspersonen des Kindes in dieser Phase allmählich entstehender Selbstständigkeit übervorsichtig sind und es zu stark überwachen, lernt es, sich unsicher zu fühlen und abhängig zu bleiben. Drängen die Betreuungspersonen das Kind dagegen zu übermäßig raschen Fortschritten, so lernt es, sich unfähig und unzulänglich zu fühlen.

Schwächung der Ich-Identität (»Schlag«): Unsicherheit, Abhängigkeit, Gefühl der Scham und Unzulänglichkeit

Entwicklungsgold: *Willenskraft.* Wenn man ein Kind dazu ermuntert, eigene Entscheidungen zu treffen und die Dinge selbst in die Hand zu nehmen, wird es in seinem späteren Leben (in angemessenem Rahmen) energisch und bestimmt auftreten und das Kommando übernehmen.

Stufe drei

Alter: 3. bis 5. Lebensjahr

Grundkonflikt: Initiative versus Schuldgefühl

Gelungene Entwicklung: Ein in seiner Entwicklung ermutigtes Kind im Vorschulalter behauptet sich, indem es Spiele erfindet und deren Verlauf genau überwacht.

Stärkung der Ich-Identität: Mut, Selbstvertrauen, Initiative und Kreativität

Fehlgeschlagene Entwicklung: Ein Kind, das ständig kritisiert und entmutigt wird, hat Angst davor, Spiele zu initiieren, geht anderen Kindern aus dem Weg und fühlt sich unsicher. Wenn seine Eltern oder Betreuungspersonen es kritisieren, weil es kein »Macher«, sondern nur ein Mitläufer ist, entwickelt es Schuldgefühle.

Schwächung der Ich-Identität (»Schlag«): Schuldgefühle, Zweifel, Gefühl der Isolation und Unzulänglichkeit; das Kind wird in seiner Kreativität gehemmt.

Entwicklungsgold: *Zielgerichtetes Verhalten.* Zu viel Aggression ist auch nicht gesund. Ein Anführer zu sein ist etwas Gutes, aber ein Raufbold und Schulhofschläger zu sein ist schrecklich. Ein ausgeglichenes Kind lernt, manchmal die Führung zu übernehmen, sie aber auch hin und wieder anderen zu überlassen.

Stufe vier
Alter: 5. bis 11. Lebensjahr
Grundkonflikt: Fleiß versus Minderwertigkeitsgefühl
Gelungene Entwicklung: Kinder im Schulalter werden zur Arbeit angehalten und Prüfungen unterzogen. Sie bekommen Noten und werden von ihren Lehrern und Mitschülern beurteilt. Wenn ein Kind gelobt und ermutigt wird, lernt es, daran zu glauben, dass es etwas schaffen kann.

Stärkung der Ich-Identität: Stolz und innere Stärke
Fehlgeschlagene Entwicklung: Ein Kind, das von seinen Lehrern, Mitschülern oder Eltern niemals Ermutigung erfährt, wird wahrscheinlich auch nicht daran glauben, dass es etwas schaffen kann.
Schwächung der Ich-Identität (»Schlag«): Zweifel und Gefühl der Niederlage
Entwicklungsgold: *Kompetenz.* Um Erfolg haben zu können, muss man an sich glauben, man muss sich sagen: »Ich schaffe das.« Einem Kind im Schulalter mit gesunder Entwicklung wird eine Aufgabe zwar vielleicht Angst einjagen, es wird sie aber trotzdem anpacken.

Stufe fünf

Alter: 12. bis 18. Lebensjahr

Grundkonflikt: Identität versus Verwirrtheit

Gelungene Entwicklung: Im Teenageralter muss man Grenzen austesten und überschreiten, um im Trial-and-Error-Verfahren sein Selbstgefühl zu entwickeln. Ein Teenager probiert – sowohl in sexueller als auch in beruflicher Hinsicht – verschiedene Rollen aus. Er will herausfinden, was zu ihm passt, und erkundet die Welt seiner Wünsche und Interessen unter dem (guten oder schlechten) Einfluss von Freunden.

Stärkung der Ich-Identität: Ein starkes Identitätsgefühl

Fehlgeschlagene Entwicklung: Ein Teenager, der keine gesunde Entwicklung durchmacht, versucht zwar herauszufinden, wer er ist, gewinnt aber keine Klarheit über seine Identität und ist daher verwirrt, verzweifelt, unglücklich und fühlt sich wertlos. Er findet seinen Platz in der Welt nicht.

Schwächung der Ich-Identität (»Schlag«): Identitätskrise

Entwicklungsgold: *Loyalität.* Ein ausgeglichener Teenager mit starkem Identitätsgefühl sieht sich als Teil eines größeren Ganzen. Die Teilhabe an der Gesellschaft ist ihm so wichtig, dass er sich an die dort herrschenden Normen und Erwartungen hält.

Stufe sechs

Alter: 18. bis 40. Lebensjahr

Grundkonflikt: Intimität versus Isolation

Gelungene Entwicklung: Mit zunehmender Reife entwickelt man die Bereitschaft, seine starke Identität mit anderen Menschen zu teilen, sich für enge, feste zwischenmenschliche Beziehungen und letztendlich auch für dauerhafte, lebenslange Bindungen zu öffnen.

Stärkung der Ich-Identität: Intimität, Erfüllung und individuelles Glück

Fehlgeschlagene Entwicklung: Wenn der junge (oder vielleicht auch nicht mehr ganz so junge) Erwachsene kein starkes Identitätsgefühl hat, schreckt er davor zurück, sich anderen Menschen zu öffnen und enge Beziehungen einzugehen.

Schwächung der Ich-Identität (»Schlag«): Isolation, Einsamkeit und Depression

Entwicklungsgold: *Liebe.* Eine starke, sinnerfüllte Beziehung zu einem anderen Menschen, die einem Glück und ein Gefühl der Geborgenheit schenkt.

Stufe sieben
Alter: 41. bis 65. Lebensjahr
Grundkonflikt: Generativität versus Stagnation
Gelungene Entwicklung: Im mittleren Alter durchlaufen wir eine Entwicklung von Egoismus zu Selbstlosigkeit. Jetzt möchten wir der Gesellschaft und unserer Familie etwas zurückgeben, indem wir der nächsten Generation helfen. Ein solcher Mensch blickt auf die Gesamtheit seines Lebens als Individuum und als Bürger dieser Welt zurück.

Stärkung der Ich-Identität: Starkes Gemeinschaftsgefühl, Optimismus und Großherzigkeit

Fehlgeschlagene Entwicklung: Man wird von einem Gefühl der Bitterkeit und Enttäuschung getrieben und verspürt keine Motivation, der Welt etwas zurückzugeben oder seinen Blick auf die größeren Zusammenhänge zu richten.

Schwächung der Ich-Identität (»Schlag«): Isolation, Gefühl der Sinn- und Ziellosigkeit

Entwicklungsgold: *Fürsorge*. Ein Mensch in mittleren Jahren, der stolz darauf ist, was er in seinem Leben geleistet hat, kümmert sich nicht mehr nur um sich selbst, sondern auch um andere.

Stufe acht

Alter: 65. Lebensjahr bis zum Tod

Grundkonflikt: Integrität versus Verzweiflung

Gelungene Entwicklung: Der ältere Mensch blickt mit einem Gefühl der Zufriedenheit auf sein Leben, seine Leistungen und Beziehungen zurück. Er hat meistens die richtigen Entscheidungen getroffen.

Stärkung der Ich-Identität: Integrität und innere Stärke

Fehlgeschlagene Entwicklung: Der ältere Mensch schaut mit Gefühlen des Zweifels, der Scham, der Schuld und des Bedauerns auf sein Leben zurück. Er hat das Gefühl, dass sein Leben eine Zeitverschwendung war.

Schwächung der Ich-Identität («Schlag«): Verzweiflung

Entwicklungsgold: *Weisheit*. Man ist dankbar für sein Leben und akzeptiert die Unvermeidlichkeit des Todes.

SCHAUEN SIE GENAU HIN! Ich nutze Eriksons Entwicklungsstufen in meiner Praxis oft als Einstieg in eine Diskussion mit Patienten, die das Gefühl haben, dass ihr Leben aus dem Ruder geraten ist. Nur allzu häufig führen die Menschen den Ursprung dieses Problems auf ihre Teenagerzeit zurück. Doch diese Entwicklungsstufe zeigt uns oft nur sogenannte auslösende Faktoren: Das heißt, das Problem ist Ihnen zwar in diesem Alter zum ersten Mal aufgefallen, muss aber nicht unbedingt in dieser Lebensphase begonnen haben. Meiner Erfahrung nach reichen prädisponierende Faktoren (die Zeit, in der aus Ihren Lebenserfahrungen eine falsche Wahrheit entstanden ist) viel weiter in die Vergangenheit zurück. Auf der Suche nach Ihrem Warum sollten Sie Entwicklungsstufe eins bis vier genauer unter die Lupe nehmen. Fallen Ihnen irgendwelche Erlebnisse aus dieser Zeit ein, in denen Ihr Ego einen Schlag erlitten hat? Können Sie sich an ein Ereignis aus diesen Lebensphasen erinnern, das von den unter der betreffenden Rubrik beschriebenen negativen Gefühlen oder Vorstellungen geprägt war? Überlegen Sie auch, ob es damals einen schützenden Faktor gab: jemanden, der Ihnen als Ausgleich zu diesem negativen Erlebnis etwas Positives vermittelt hat. Ein liebevoller Großvater, eine hilfsbereite Lehrerin oder ein guter Freund kann Ihnen so viel Unterstützung und Selbstvertrauen gegeben haben, dass Sie sich trotz furchtbarer Eltern oder traumatischer Erlebnisse gesund entwickelt haben. Man sollte die Kraft einer engen, vertrauensvollen Beziehung nicht unterschätzen!

Warum fallen uns Veränderungen so schwer?

Wenn wir darauf programmiert sind, uns nach Veränderungen zu sehnen, und ständig nach Selbstverbesserung streben, müssten wir aus unseren zwischenmenschlichen Beziehungen und Erlebnissen doch eigentlich etwas lernen und uns weiterentwickeln. Warum *tun* wir das dann nicht? Auch wenn wir uns noch so gern verändern möchten, bleiben wir doch in alten Denk- und Verhaltensmustern festgefahren, und eine Veränderung erscheint uns unmöglich.

*Der Wunsch nach Veränderung liegt in der
menschlichen Natur. Trotzdem nicht weiterzukommen,
ist ein typisch menschliches Problem.*

Veränderungen fallen uns schwer, weil wir normalerweise Angst vor dem Unbekannten haben. Eine unglückliche Welt, die uns vertraut ist, kennen wir wenigstens. Das ist der Grund, warum es uns schwerfällt, sie aufzugeben. Vertrautheit erzeugt Bequemlichkeit. Wer sich sein Leben lang in bestimmten Denk- und Verhaltensmustern bewegt hat, gewöhnt sich mit der Zeit so sehr daran zu leiden, dass sich das für ihn normal, gesund und »richtig« anfühlt. Ich kann Ihnen gar nicht sagen, wie oft Menschen katastrophale Entscheidungen und selbstsabotierendes Verhalten mit den Worten erklären: »Es hat sich für mich einfach *richtig* angefühlt, das zu tun.«

Doch im Rahmen dieses Programms werden Sie erkennen, dass das »Richtige« in Wirklichkeit oft das Falsche ist.

»Es fühlt sich richtig an« ist nur eine andere Formulierung für »Es fühlt sich vertraut an«. Selbst wenn dieser emotionale Weg Sie auf Irrwege führt, sind Sie ihn doch wenigstens schon einmal gegangen. Unser Leben ist zwar alles andere als perfekt, doch wir haben uns darin so bequem eingerichtet, dass wir uns gar nicht mehr vorstellen können, ein anderes Leben zu führen.

Sigmund Freud spricht immer wieder von »Kompromissbildung«. Das ist ein hervorragendes Konzept, das eine ganze Menge erklärt: Im Konflikt zwischen dem, was ist, und dem, was sein *sollte*, suchen Menschen normalerweise nach einem überlebensfähigen Kompromiss und bleiben dann auch bei diesem Kom-

promiss, auch wenn er noch so furchtbar ist. Das muss man sich
einmal vorstellen: Wir gehen einen Kompromiss ein und halten
daran fest, obwohl er alles andere als gut ist und nichts mit unseren eigentlichen Wunschvorstellungen zu tun hat! Damit bringen
wir uns der Welt gegenüber in eine unterlegene Position, in der
wir zwar irgendwie überleben können – aber auf sehr unbefrie-
digende Art und Weise. Dieser Kompromiss hindert uns daran,
unser höchstes Potenzial zu verwirklichen. Und das schmerzt
uns.

Solche Kompromisse entstehen bereits im Gehirn kleiner Kinder. Angenommen, ein Kind fertigt eine Buntstiftzeichnung an,
auf die es sehr stolz ist. Sein Bedürfnis nach *Wertschätzung* treibt
es dazu, das Bild einer Betreuungsperson zu zeigen. Wenn diese
Person nicht so darauf reagiert, wie es gehofft hatte, wird das Kind
durch diese Enttäuschung vielleicht so verstört, dass es einen unbewussten Kompromiss eingeht: Bei seiner nächsten Zeichnung
gibt es sich keine so große Mühe mehr. Oder es hört ganz auf zu
zeichnen oder lässt kein Gefühl des Stolzes auf zukünftige Zeich-
nungen mehr in sich aufkommen. Anfangs schmerzt es das Kind
vielleicht, auf diese mit dem Zeichnen einhergehenden positiven
Gefühle zu verzichten, doch es gewöhnt sich schnell an diesen
Verdrängungsprozess. Und wenn das Kind älter wird, weiß es
vielleicht gar nicht mehr, warum es ihm peinlich ist, gelobt zu
werden, oder warum es seine eigene Arbeit schlechtmacht und
sich nicht bemüht, sein wahres Potenzial zu verwirklichen. Es
weiß nur, dass es ihm sehr unangenehm ist, beurteilt – oder auch
nur wahrgenommen – zu werden.

Die Angst vor dem Unbekannten und der Trost, den Sie in ungesunder Vertrautheit und tief in Ihrem Inneren verwurzelten

Kompromissen finden, sind wie schwere Ketten, die Sie schon so lange mit sich herumschleppen, dass sie Ihnen gar nicht mehr auffallen. Manche Patienten sind sich dieser Ketten bewusst, wenn sie sich in Therapie begeben, doch die meisten haben keine Ahnung davon. Fast alle haben sich aus ihren Ketten einen Schutzschild gebastelt und tragen lieber diese Last mit sich herum, als darauf zu verzichten und sich wehrlos und verletzlich zu fühlen. Wenn diese Bürde eines Tages so schwer und schmerzhaft für Sie wird, dass Sie sie nicht mehr tragen können, wissen Sie, dass Sie bereit für eine Veränderung sind.

Wenn Menschen diesen Punkt erreichen, suchen sie oft Hilfe. Zuzugeben, dass man sein volles Potenzial trotz aller Bemühungen nicht ohne fremde Hilfe verwirklichen kann, ist ein wichtiger Schritt. Wir alle brauchen in unserem Leben immer wieder Hilfe, und ich bin froh, dass dieses Buch seinen Weg zu Ihnen gefunden hat. Ich habe möglichst viel von meinem Wissen und meiner Erfahrung hineingelegt. Wenn Sie es lesen und mit den darin beschriebenen Techniken und Strategien arbeiten, werden Sie lebenslange Blockaden überwinden, sich von tiefsitzenden Kompromissen befreien und erfahren, wer Sie wirklich sind.

WEGE ZUR SELBSTERKENNTNIS:
Die Motivationsmatrix

Wenn Sie wissen, warum Sie etwas tun, können Sie lernen, es in Zukunft aus den richtigen Gründen und auf die richtige Art und Weise zu tun. Zu diesem Zweck hat der Sportpsychologe Dr. phil. Jim Taylor, der Olympioniken und Weltklasseathleten beriet, eine

»Motivationsmatrix« entwickelt. Diese Matrix besteht aus zwei verschiedenen Kriterien:

Tun Sie etwas aufgrund innerer oder äußerer Einflüsse?

Tun Sie es aus positiven, gesunden oder aus negativen, ungesunden Gründen?[2]

Eine noch nicht ausgefüllte Motivationsmatrix sieht folgendermaßen aus:

	Positiv und gesund	Negativ und ungesund
Innere Einflüsse		
Äußere Einflüsse		

Wenn Sie das nächste Mal vor einer Wahl oder Entscheidung stehen, versuchen Sie sie anhand dieser Matrix zu beurteilen. Wenn Ihre Motivation, etwas zum Positiven zu verändern, aus Ihrem eigenen Inneren kommt, werden Sie damit höchstwahrscheinlich Erfolg haben. Lassen Sie sich dagegen durch äußeren Druck oder von anderen Menschen dazu drängen, so werden Ihnen vielleicht auch ein paar Veränderungen gelingen. Doch wahrscheinlich fühlt sich dieser »Erfolg« für Sie dann leer und sinnlos an und führt zu Unzufriedenheit, Burnout und innerer Anspannung. Für Taylor hängt die Wahrscheinlichkeit echter, positiver Veränderungen davon ab, in welchen der vier Quadranten seiner Matrix Ihre Entscheidung fällt.

	Positiv und gesund	Negativ und ungesund
Innere Einflüsse	Sie werden von leidenschaftlicher Begeisterung und der Sehnsucht nach Erfüllung, innerer Bestätigung und Zufriedenheit motiviert. Wenn Sie aus solchen Gründen etwas zu ändern versuchen, werden Sie damit wahrscheinlich Erfolg haben, und diese Veränderung wird Sie glücklich machen und Ihnen ein Gefühl der Erfüllung schenken.	Sie werden von Angst vor Misserfolg, einem Gefühl der Unsicherheit und Unzulänglichkeit motiviert. Wenn Sie aus solchen Gründen etwas zu verändern versuchen, wird das wahrscheinlich zu Burnout und Unzufriedenheit führen, und Sie werden früher oder später wieder in Ihr vorheriges negatives Verhalten zurückfallen.
Äußere Einflüsse	Sie werden von der Sehnsucht nach Anerkennung, Status, Geld und einem Gefühl der Überlegenheit motiviert. Wenn Sie aus solchen Gründen etwas zu verändern versuchen, werden Sie damit zwar vielleicht Erfolg haben. Aber Ihr Selbstwertgefühl hängt dann immer noch von der Meinung anderer Menschen ab.	Sie werden von Verlustängsten, dem Druck anderer Menschen, unsicheren Lebensbedingungen und finanzieller Not motiviert. Wenn Sie aus solchen Gründen etwas verändern wollen, werden Sie damit zwar vielleicht Erfolg haben, aber trotzdem immer noch unglücklich sein und unter Ängsten leiden.

Die ausgefüllte Matrix auf der nächsten Seite enthält Beispielssätze, mit denen viele Menschen sich zu einer Veränderung zu motivieren versuchen. Kommen Ihnen einige dieser Sätze bekannt vor? Überprüfen Sie, in welchen Quadranten Ihre Motive fallen, und stellen Sie dann anhand von Taylors Prophezeiungen in der obigen Tabelle fest, mit welcher Wahrscheinlichkeit Ihre inneren Selbstmotivationsdialoge Sie zum Erfolg führen werden.

	Positiv und gesund	Negativ und ungesund
Innere Einflüsse	»Ich möchte abnehmen, um mich in meinem Körper wieder wohl zu fühlen und stolz darauf sein zu können.« »Ich werde meiner Frau die Wahrheit sagen, damit wir eine gute, gesunde Beziehung miteinander führen können.« »Ich möchte um meiner selbst willen fleißig sein und etwas leisten.«	»Ich hasse meinen Körper. Ab morgen fange ich an zu hungern.« »Ich werde meine Frau lieber anlügen, um nicht in Schwierigkeiten zu kommen.« »Ich will unbedingt befördert werden, und wenn ich mich dafür kaputtarbeiten muss!«
Äußere Einflüsse	»Ich möchte abnehmen, um für meinen Partner attraktiv zu sein.« »Ich werde es mal mit einer Therapie versuchen, weil meine Partnerin das von mir erwartet.« »Mit meinem Erfolg werde ich allen, die mich hassen, zeigen, wie Unrecht sie haben.«	»Mein Partner hat gesagt, dass er mich verlässt, wenn ich nicht endlich abnehme.« »Na gut, ich werde es mal mit einem flotten Dreier versuchen, weil mein Partner das unbedingt will.« »Ich hasse meinen Job, aber wenn ich ihn aufgebe, verlässt meine Partnerin mich.«

WEGE ZUR SELBSTERKENNTNIS
Problemmatrix

Um meinen Patienten zu helfen, Probleme aus einer realistischen Perspektive zu betrachten, verwende ich häufig eine andere Matrix. Ich bitte Sie, über folgende Fragen nachzudenken:

Kommen Sie mit Ihrem Versuch, das Problem zu lösen, weiter oder nicht?

Ist das Problem lösbar oder unlösbar?

Meistens wird man sich über diese Fragen klar, wenn man das Problem in die untenstehende Matrix einordnet. Dann kann man auch entscheiden, ob es sich lohnt, seine Bemühungen fortzusetzen, oder nicht.

	Lösbar	Unlösbar
Ich komme weiter	Quadrant eins	Quadrant zwei
Ich komme nicht weiter	Quadrant drei	Quadrant vier

Oft sehen wir unser wahres Dilemma darin, dass zu viele unserer Probleme in Quadrant vier (unlösbar, und wir kommen mit unseren Lösungsversuchen nicht weiter) liegen. Doch Einsicht ist wie das Umlegen eines Schalters: Dabei verlagert man sein Augenmerk und denkt in anderen Kategorien über seine Probleme nach. Dann werden Sie häufig feststellen, dass Ihr Problem eigentlich nicht in Quadrant vier, sondern in Quadrant zwei fällt: Das heißt, es ist lösbar, aber Ihre jetzige Lösungsstrategie funktioniert nicht. Also müssen Sie etwas an dieser Strategie ändern.

Bewusstwerdung:
der erste Schritt zu einer Veränderung

Wenn Sie sich der Motive hinter Ihrem Handeln und Verhalten bewusst sind, können Sie viel leichter etwas zum Positiven verändern. Es ist, als würden Sie einen Scheinwerfer auf Ihr Verhalten richten und den Lichtkegel dabei allmählich immer weiter stellen, bis all Ihre Motive und Entscheidungen klar und deutlich vor Ihnen liegen. Jetzt wissen Sie, wer Sie sind, und kennen die Gründe für Ihr Verhalten. Mit diesem Wissen können Sie gesündere Entscheidungen treffen, die zu einem glücklicheren Leben führen.

Mit diesem Kapitel wollte ich Ihnen einfach nur die Augen für den Gedanken öffnen, dass irgendetwas tief in Ihrem Inneren – eine Instanz, derer Sie sich noch nicht bewusst sind – in Ihrem Leben Regie führt. Anhand dieses Buchs werden Sie lernen, wieder selbst zum Regisseur Ihres Lebensfilms zu werden. Während Sie dieses Programm der Heilung durch Erkenntnis durchlaufen, sollten Sie sich um folgende Einstellung bemühen:

Haben Sie Vertrauen. Vielleicht glauben Sie, in Ihrem Leben schon so lange Mist gebaut zu haben, dass dieses Buch oder diese Übungen jetzt auch nichts mehr daran ändern können. Was bleibt Ihnen denn noch, wenn mein Programm die niederdrückende Last dieser Ketten von Ihren Schultern nimmt? Was wird Sie dann schützen? Welchen neuen Weg sollen Sie gehen, wenn Sie Ihre alten Lebensgewohnheiten abgelegt haben?

Wenn man einen neuen Lebensweg zu beschreiten versucht, hat man vielleicht zunächst das Gefühl, in der Luft zu hängen. Ich vergleiche das gern mit einem Boot, das am Landungssteg einer Insel festgebunden ist. Es kann einem schon ziemlich große Angst einjagen, das Boot loszubinden und aufs Meer hinauszusegeln. Die meisten Menschen würden sagen: »Nein danke, ich bleibe lieber, wo ich bin.« Aber Boote sind nun mal zum Segeln da und nicht zum Festbinden. Auch wenn der Hafen ein sicherer Zufluchtsort für das Boot zu sein scheint, schränkt er es doch auf ungesunde Weise in seinen Möglichkeiten ein. Ein Boot, das immer nur vor Anker liegt, wird irgendwann morsch und kann niemals sein wahres Potenzial verwirklichen und seinen wahren Bestimmungsort erreichen. Selbst wenn es ihm bestimmt ist, irgendwann wieder in seinen Hafen zurückzukehren, muss es doch auf die Reise gehen. Denn wenn Ihr Boot im Hafen liegen bleibt, werden Ihre faulen Kompromisse Sie für immer und ewig in Ihren Möglichkeiten einschränken.

Und nun wollen wir uns einmal überlegen, was Sie mit hundertprozentiger Sicherheit wissen: Sie sind unglücklich und möchten etwas an Ihrem Leben ändern. Was da draußen jenseits des Horizonts liegt, wissen Sie nicht. Es könnte genauso sein wie ihr jetziges Leben, vielleicht schlimmer – vielleicht aber auch sehr viel besser. Vertrauen Sie darauf, dass es da draußen auf dem großen, unbekannten Ozean bessere Welten zu erkunden gibt! Wenn die Angst Sie davon abhält, Ihr Boot loszumachen, sprechen Sie immer wieder folgendes Mantra vor sich hin: »Was ich nicht weiß, weiß ich nicht – und das ist auch gut so.« Wenn Sie auf diesen inneren Wandlungsprozess vertrauen und daran glauben, dass Ihnen auch noch andere Lebenserfahrungen offenstehen als bisher, können Sie Ihren inneren Widerstand gegen das Losbinden des Bootes überwinden.

Haben Sie Mut. Aus Ihrer vertrauten Welt fortzusegeln wird Ihnen nicht nur Angst, sondern auch ein gewisses Unbehagen einflößen. Jeder Aufbruch ist mit Schmerzen verbunden. Bevor es Ihnen sehr viel bessergeht, wird Ihnen erst mal ein bisschen unwohl zumute sein. Doch am Ende werden Sie ein so ungeheures Gefühl der Erleichterung empfinden, dass es Ihnen im Nachhinein völlig egal ist, wie viel Überwindung diese Reise Sie gekostet hat.

Der allererste Schritt ist am schwierigsten und schmerzhaftesten. Vielleicht haben Sie das Gefühl, noch nicht für diesen Weg bereit zu sein. Doch anzufangen ist schwieriger als weiterzumachen. Wagen Sie einfach den ersten Schritt! Immer erst zu warten, bis man das Gefühl hat, hundertprozentig bereit dafür zu sein, ist der Tod jedes Fortschritts. Für den ersten Schritt brauchen Sie kein Selbstvertrauen. Ganz im Gegenteil: Selbstvertrauen ist der Schatz, der am Ende dieser Reise auf Sie wartet!

Während meines Medizinstudiums in San Francisco arbeiteten wir oft mit Analogien, in denen die Golden Gate Bridge vorkam. Damals erklärte ein hervorragender Psychiater namens Owen Renik mir: »Wenn ein Patient am anderen Ende der Brücke steht und nicht hinübergehen kann, analysierst du ja schließlich auch nicht erst lange, warum er das nicht kann, sondern ermutigst und unterstützt ihn bei seinem ersten Schritt. Du brauchst nicht dazustehen und dir Gedanken darüber zu machen, warum er zögert. Bring ihn einfach dazu, sich in Bewegung zu setzen. Tu, was du kannst, um ihn irgendwie über diese Brücke zu bekommen – und sobald er das geschafft hat, schaut ihr beide vom anderen Ende aus zurück und versucht herauszufinden, warum ihm das so schwierig vorgekommen ist.«

Dieses Buch ist genau das, was Sie brauchen, um sich in Bewegung zu setzen. Es ist der erste Schritt, den Sie auf die Brücke setzen. Sie sind es nun endgültig leid, bequem in Ihrer Kuschelecke zu hocken und sich damit zufriedenzugeben, was Sie haben. Jenseits der Brücke wartet ein besseres Leben auf Sie. Im Grunde Ihres Herzens wissen Sie das auch. Und wenn Sie traurig, frustriert und verängstigt sind – kein Problem: Nutzen Sie diese Gefühle einfach als Motivation, um den Aufbruch zu wagen!

Sagen Sie sich: »Mit diesem ersten Schritt lasse ich mich auf einen Prozess ein, der mich von meiner Angst, Traurigkeit und Frustration befreien wird.« Und dann tun Sie es: Wagen Sie den ersten Schritt – und gehen Sie dann einfach immer weiter.

Wie sieht es jetzt in Ihnen aus?

In diesem Stadium Ihrer Reise werden Sie vielleicht Folgendes empfinden: **Besorgnis.** Besorgnis ist nichts anderes als Angst vor dem Unbekannten. Da Sie nun dabei sind, eine Welt zu verlassen und zu einer anderen Welt aufzubrechen, werden Sie im Lauf dieser Reise noch oft von Ängsten und Sorgen gequält werden. Es ist völlig normal, sich wegen eines solchen Vorhabens Sorgen zu machen und sich zu fragen, wie die Sache wohl ausgehen wird.

Verwirrung. »Falsche Wahrheit«? »Unbewusstes Narrativ«? »Evolutionspsychologie«? Sie müssen jetzt schon ziemlich viel Neues in sich aufnehmen und verdauen. Einige dieser Konzepte werden Ihnen vielleicht seltsam oder unlogisch vorkommen. Es ist ganz normal, sich von den vielen Informationen, die da auf Sie zukommen, überwältigt zu fühlen. Aber Sie brauchen ja nicht unbedingt zum Experten auf diesem Fachgebiet zu werden. Lesen Sie diese Informationen einfach durch, verarbeiten Sie sie und nehmen Sie sich dafür so viel Zeit, wie Sie brauchen.

Freudige Erregung. Sie sind jetzt schon so lange unglücklich. Wahrscheinlich bringen diese Ideen und Konzepte, die ich hier beschreibe, irgendeine Saite in Ihrem Inneren zum Klingen, und Sie sind aufgeregt, weil sich jetzt endlich etwas an Ihrem Leben verändert. Gut so! Diese fieberhafte Erregung wird Sie motivieren. Aber gehen Sie die Sache trotzdem in aller Ruhe an! Atmen Sie einmal tief durch und kanalisieren Sie Ihren Eifer und Ihre Ungeduld in Entschlossenheit um.

Skepsis. Wenn Sie jetzt denken: »Das ist doch alles Quatsch!«, haben Sie bitte noch ein bisschen Geduld mit mir. Versuchen Sie offen für die Möglichkeit zu sein, dass die wissenschaftlichen Grundlagen dieses Programms wirklich erwiesen sind, dass es funktioniert und dass Veränderungen möglich sind. Wenn jemand mir sagt: »Ich glaube nur das, was ich sehe«, hängt seine falsche Wahrheit normalerweise damit zusammen, dass er sich schwach und verletzlich fühlt. Deshalb hat er ein unbewusstes Narrativ stoischen emotionalen Gleichmuts entwickelt, um sich sicher zu fühlen. Dingen allzu genau auf den Grund zu gehen, ist für solche Menschen gleichbedeutend mit Schwäche und Verletzlichkeit, und das wollen sie unter allen Umständen vermeiden.

Alles, was Menschen sagen oder tun, ist aufschlussreich – auch wenn sie sich noch so große Mühe geben, nichts über sich zu verraten.

Es gibt immer wieder etwas Neues zu erkunden und zu begreifen. Der menschliche Geist ist darauf programmiert, in die Tiefe zu gehen. Neugier ist ein mächtiges Werkzeug. Der Wunsch, etwas zu lernen, kann für Sie nur von Vorteil sein. Wie ich bereits zu Beginn dieses Kapitels gesagt habe: Es kommt darauf an, Ihr *Warum* zu erkennen. Also stellen Sie sich diese Frage einfach und warten Sie ab, welche Erkenntnisse oder Erinnerungen dann in Ihnen aufsteigen. Falls (oder wahrscheinlich eher *wenn*) Sie an die Grenzen Ihres geistigen Fassungsvermögens stoßen, machen Sie sich deshalb keine Sorgen! Vielleicht kommen Ihnen später noch weitere Einsichten, und Sie entwickeln ein noch umfassenderes Verständnis Ihrer Problematik. Oder Sie stoßen auf neue Erkenntnisse, während Sie dieses Programm durcharbeiten. Also verschieben Sie Ihren Unglauben auf später und fragen Sie sich erst in ein paar Kapiteln wieder, was aus Ihrer Skepsis geworden ist.

SCHRITT ZWEI

WORIN BESTEHT
IHRE FALSCHE WAHRHEIT?

Normalerweise gewinne ich schon in der ersten Therapiesitzung einen Eindruck von der falschen Wahrheit meines Patienten: anhand seiner Körpersprache, der Episoden, die er mir aus seinem Leben erzählt, und der Art, wie er seine Probleme formuliert. Am deutlichsten erkenne ich diese falsche Wahrheit daran, wie er sich – mir und sich selbst gegenüber – darstellt und was er verbirgt. Wenn ich meinen Patienten dann im Lauf der Zeit näher kennenlerne, gewinne ich tiefere Einblicke in die Struktur und Komplexität seiner Psyche. Doch schon während seines ersten Besuchs kann ich mir ein ungefähres Bild von seinem Hauptproblem machen.

Wie kann ich innerhalb einer knappen Stunde so viel über einen Patienten erfahren? Wir alle sind Individuen mit einer einmaligen persönlichen Biografie. Auch wenn diese Patienten ihr ganzes Leben lang über sich nachgedacht haben – ich besitze nun einmal die Ausbildung und die Objektivität, um sie aus der Perspektive einer außenstehenden Person zu betrachten. Ich kann die Anhaltspunkte für die Art ihres Problems und für mögliche

Lösungsansätze, die sie mir unbewusst liefern, erkennen und weiterverfolgen. Was ihr bewusster Verstand sagt, muss nicht unbedingt stimmen. Die eigentliche Kommunikation läuft über das Unterbewusstsein ab.

Vielleicht haben Sie auch schon gehört oder gelesen, dass wir Menschen nur einen kleinen Teil unseres Gehirns nutzen. Normalerweise wird das im Hinblick auf außersinnliche Wahrnehmungen gesagt. Ich möchte nun nicht mit Ihnen über die möglicherweise in uns schlummernde Fähigkeit diskutieren, mithilfe unserer Gedankenkraft und anderer übersinnlicher Gaben Löffel zu verbiegen. Aber einen wie großen Teil unseres Gehirns »nutzen« wir wirklich? Ich weiß es nicht.

Was ich aber mit Sicherheit sagen kann, ist, dass wir uns nur eines Bruchteils unserer geistigen Fähigkeiten *bewusst* sind.

Selbst der intelligenteste Mensch, den Sie kennen – jemand, der Tausende von Büchern gelesen hat und sich mit geradezu erschreckendem intellektuellem Niveau über die verschiedensten Themen auslassen kann –, »kennt« vielleicht nur zehn Prozent von dem, was in seinem Kopf wirklich vorgeht.

Woraus bestehen die übrigen 90 Prozent? Hauptsächlich aus Automatismen: unbewussten sensomotorischen Integrationssystemen, die dazu da sind, unsere Erlebnisse zu interpretieren, uns am Leben zu halten und den Status quo aufrechtzuerhalten, ohne dass wir auch nur den geringsten Gedanken daran verschwenden müssen. Ein großer Teil wird außerdem von unserem Langzeitgedächtnis eingenommen: einem gallertartigen Depot von Erinnerungen und Emotionen – einige davon leicht zugänglich, sodass wir sie jederzeit überdenken und nachbearbeiten können, andere hinter Schloss und Riegel versperrt.

Einsicht ist der Schlüssel, der Ihnen diese Türen öffnet, Ihnen Zugang zu diesen versteckten Bereichen Ihrer Psyche bietet und mit dessen Hilfe Sie Ihre geistige Trägheit überwinden können. Sobald diese Türen offen sind, können Sie in die dunklen Ecken und Winkel Ihres Gehirns hineinleuchten und die darin vergrabenen oder verdrängten Erinnerungen ans Tageslicht holen, die Sie zu dem Menschen gemacht haben, der Sie heute sind. Wenn Sie diese Erinnerungen analysieren und die richtigen Anleitungen dazu erhalten (zum Beispiel in diesem Buch), können Sie die Veränderungen in Angriff nehmen, die notwendig sind, um Sie zu einem glücklicheren, gesünderen, selbstbewussteren Menschen zu machen.

In diesem Kapitel werde ich Ihnen die ganze Landschaft Ihres Gehirns aufzeigen – nicht nur die Bereiche, die Sie bereits kennen, sondern auch die Hirnregionen, die Ihnen bisher noch nicht bewusst sind – und Ihnen ein paar Anregungen dazu geben, wie Sie Ihre Denkmuster (die großenteils aus unbewussten Gedanken bestehen) ändern können, um Ihre falsche Wahrheit ans Tageslicht zu bringen.

Bewusstsein versus Unterbewusstsein

Das Bewusstsein ist der Hauptsitz unseres Denkens und umfasst exekutive Funktionen wie Entscheidungsfindung, Planung, Analyse, Urteilsvermögen, Wahrnehmung und Willenskraft. Ihr Bewusstsein denkt nicht emotional, sondern rational. Es ist kein Schöpfer, sondern ein Denker.

Das Bewusstsein hat ein kurzes Gedächtnis. Es kann sich die Namen der Menschen merken, mit denen Sie gerade sprechen,

oder die Adresse, nach der Sie gerade suchen – aber bei Ihrer eigenen Telefonnummer oder den Namen der Kollegen, die letzte
Woche an Ihrer Besprechung teilgenommen haben, stößt es vielleicht schon an seine Grenzen. Experten haben festgestellt, dass
unser Kurzzeitgedächtnis nur für vier Gedanken gleichzeitig Platz
hat (oder wie mein Yogalehrer sagen würde: nur für einen).[3] Angenommen, Sie sitzen in der U-Bahn und lesen dieses Buch. Ihr
Bewusstsein kann gleichzeitig die Wörter der aufgeschlagenen
Buchseite in sich aufnehmen, darauf achten, an der wievielten
Haltestelle Sie aussteigen müssen, wissen, dass Sie spät dran sind,
und sich darüber ärgern, dass die Dame neben Ihnen zu viel Par-
füm aufgetragen hat – aber das ist auch schon alles. Tagtäglich
gehen Ihnen Tausende bewusster Gedanken durch den Kopf.
Doch die meisten dieser Gedanken sind sehr flüchtig und dienen
lediglich der Identifikation und Klassifikation von Sinneseindrü-
cken und somit der Interpretation Ihres unmittelbaren Umfelds.

Unsere bewussten Gedanken können sehr weit reichen, aber
sie reichen nicht tief. Vielleicht sind Sie geistig sehr beweglich und
können Informationen schnell und effizient verarbeiten – auch
schwierige, komplizierte Themen wie Trigonometrie oder die po-
litische Lage im Nahen Osten. Doch selbst wenn Ihr bewusster
Verstand mit noch so viel Wissen vollgestopft ist, so ist das doch
nur die Spitze des Eisbergs – die zehn Prozent oberhalb des Mee-
resspiegels Ihrer geistigen und emotionalen Kapazität. Das viel
größere und mächtigere Reservoir Ihres Gehirns liegt unter der
Oberfläche. Darauf haben selbst die größten Geister kaum Einfluss. Diese 90 Prozent bestimmen darüber, wie Sie sich verhalten
und auf das Leben reagieren. Viele Menschen glauben, dass ihr
Bewusstsein in ihrem Leben Regie führt, doch das stimmt nicht.

Ein Großteil dieser 90 Prozent Ihres Gehirns ist für unbewusst ablaufende körperliche Funktionen zuständig. Zum Beispiel regen Sie Ihre Nebennieren nicht bewusst dazu an, Cortisol auszuschütten, wenn Sie unter Stress stehen. Und Sie üben auch keine bewusste Kontrolle über Ihren Herzschlag oder das Blinzeln Ihrer Augenlider aus. All das erledigt Ihr Unterbewusstsein automatisch für Sie.

Der Rest des Unterbewusstseins beinhaltet Ihr Langzeitgedächtnis: Erinnerungen an alles, was Sie seit Ihrer Geburt erlebt haben, plus Emotionen, Intuitionen, Ängste, Hoffnungen, Kreativität, Fantasie, Träume, Albträume, Gewohnheiten, Denk- und Verhaltensmuster. Einige dieser Gedächtnisinhalte sind so schmerzhaft und bedrohlich, dass wir sie ganz bewusst tief in den hintersten Winkeln unserer Psyche vergraben. Wieder andere verdrängen wir unbewusst und automatisch. Die Milliarden von Gehirnzellen und Billionen von Synapsen zwischen diesen Zellen ermöglichen unserem Unterbewusstsein eine unbegrenzte Langzeitspeicherkapazität. Alles, was Sie fühlen, sich vorstellen, woran Sie sich noch erinnern oder nicht mehr erinnern können, ist in Ihrem Unterbewusstsein gespeichert. Sie »wissen« gar nicht, was da alles drin ist. Wahrscheinlich »glauben« Sie auch nicht, dass die Inhalte Ihres Unterbewusstseins sich auf Ihre jetzigen bewussten Handlungen und Entscheidungen auswirken. Doch in Wirklichkeit werden nahezu alle Entscheidungen von Ihrem Unterbewusstsein gefällt: Es bestimmt über fast alle Ihre emotionalen Reaktionen und so gut wie alles, was Sie tun.

Angenommen, Ihr Bewusstsein denkt: »Ich bin glücklich!«, während Sie an einem sonnigen Sommertag die Straße entlanggehen. Doch dieses Glücksgefühl ist kein bewusster analytischer

Bewusstsein versus Unterbewusstsein

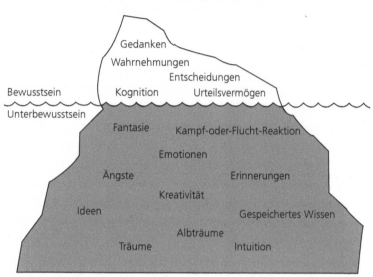

Gedanke. In Wirklichkeit ist aus Ihrem Unterbewusstsein lediglich eine Erinnerung aufgestiegen, die Sie vielleicht vor Ihrem geistigen Auge sehen können, vielleicht aber auch nicht. Diese Erinnerung hat eine unwillkürliche Ausschüttung von Hormonen bewirkt. Und diese Hormone haben an Rezeptoren in Ihrem Gehirn angedockt und ein Gefühl ausgelöst, das Ihr Bewusstsein als Glück wahrnimmt.

Oder vielleicht »weiß« Ihr Bewusstsein, dass es in früheren Liebesbeziehungen zu Problemen geführt hat, wenn Sie zu sehr geklammert haben oder zu fordernd waren. Trotzdem ertappen Sie sich auch jetzt wieder bei solchem Verhalten, obwohl Ihnen bewusst ist, dass Sie Ihren Partner damit abschrecken. Sie beobachten sich selbst dabei, wie Sie das Falsche tun. Obwohl Sie das wissen, fühlen Sie sich zu diesem Verhalten getrieben. Ihr Bewusstsein ist nur eine Marionette, die Fäden zieht Ihr Unterbewusstsein.

Ich glaube, es war Sigmund Freud, der gesagt hat, dass unser unbewusstes Leben sich ständig wiederholt. Zu einer Einsicht kommt man erst dann, wenn man sich das Unbewusste bewusst macht. Wenn Sie einen größeren Teil Ihrer Gedächtnisinhalte »kennenlernen«, können Sie kontraproduktive Verhaltensmuster überwinden und sich dabei trotzdem immer noch sicher und geborgen fühlen. Sie müssen keine hilflose Marionette bleiben. Sie können ein glücklicheres Leben führen, wenn Sie sich und die Welt besser verstehen, Ihre Sichtweise der Ereignisse in Ihrem Leben (und der Art, wie Sie darauf reagieren sollten) hinterfragen und sich beweisen, dass Sie Ihr Leben auch anders angehen können. Durch Einsicht gewinnen Sie die Kraft, die man dazu braucht. Einsicht ermöglicht es Ihnen, Ihr Denken und Fühlen in den Griff zu bekommen.

SCHAUEN SIE GENAU HIN! Nun, da Ihre falsche Wahrheit Ihnen allmählich immer bewusster wird, müssen Sie akzeptieren, dass Ihr Unterbewusstsein existiert und dass es groß, mächtig und ziemlich aktiv ist. Es fällt den Menschen sehr schwer zu begreifen, dass ihr Bewusstsein (das, wovon sie wissen, dass sie es wissen) nur einen kleinen Teil ihres geistigen Lebens ausmacht. Bewusstsein ist schließlich Logik. Es kommt Ihnen unlogisch vor, dass das meiste, was Sie tun, eine Reaktion auf diesen mächtigen, alles beherrschenden Teil Ihres Geistes darstellt, dessen Sie sich nicht bewusst sind. Doch schon allein die Erkenntnis, dass

Sie nicht alles wissen, macht Sie emotional stärker. Ich habe
schon oft erlebt, wie meine Patienten sich bemühten, ihr Handeln mithilfe von Logik und Willenskraft in den Griff zu bekommen – und am Ende dann doch wieder die gleichen Fehler
machten. Fragen Sie sich einfach: »Könnte es sein, dass mein
Unterbewusstsein mein Verhalten stärker steuert, als mir bewusst ist?« Lassen Sie diese Frage auf sich wirken, während Sie
dieses Kapitel weiterlesen und an Ihrer inneren Heilung arbeiten.

Kindheitstraumata

»Es ist eine Freude, versteckt zu sein, aber eine Katastrophe, nicht
gefunden zu werden«, hat der britische Psychoanalytiker Donald
Woods Winnicott, Autor des Buches *Playing and Reality (Vom
Spiel zur Kreativität;* 1971), einmal gesagt. Ich interpretiere diesen
Ausspruch so, dass wir alle Trost in unserer (verborgenen) falschen Wahrheit finden. Vielleicht wissen Sie gar nicht, was das für
eine Wahrheit ist oder wie sie entstanden ist. Sie haben jedoch
Ihre fiktive Lebensgeschichte darum herumgesponnen und leben
schon seit sehr langer Zeit damit. Diese falsche Wahrheit ist das,
was Sie wissen. Mit seiner »Freude« am Verborgensein meint
Winnicott, dass wir Trost in dem finden, was uns vertraut ist.
Aber wenn Sie Ihr Unterbewusstsein nicht erforschen und Ihre
falsche Wahrheit nicht erkennen, werden Sie immer der Mensch
bleiben, der Sie jetzt sind, und sich auch in Zukunft weiterhin
mühsam durchs Leben kämpfen müssen.

Es gibt aber auch einen anderen Weg: Sie können Ihrer falschen Wahrheit auf die Spur kommen, zu einer neuen, gesünde-

ren Selbstdefinition finden, so glücklich sein, wie Sie es verdienen, und ein erfülltes Leben führen, in dem Sie auch anderen Menschen helfen. Winnicotts »Katastrophe« besteht darin, sein wahres Potenzial nicht zu verwirklichen.

Das ist eine wirklich tiefgründige Erkenntnis, deren Tragweite wir uns nun einmal bewusst machen wollen: Sie finden Trost in allem, was Ihnen vertraut ist. Solange Sie mit Ihrer falschen Wahrheit leben, ergibt die Welt für Sie einen Sinn, und Sie wissen zumindest, was Sie zu erwarten haben. Es ist schwer, sich etwas anderes vorzustellen. Doch gibt es im Leben so viel mehr. Sie sind wie ein im Hafen vertäutes kleines Boot. Sicherlich kennen Sie die Redewendung »ein sicherer Hafen«? Aber dieser Zufluchtsort, den Sie sich da ausgesucht haben, ist kein sicherer Hafen. Er ist voller Lügen und Selbstbetrug. Sie müssen sich davon losreißen, um richtig leben zu können. Die Vorstellung, den Anker zu lichten und aufs offene Meer hinaus zu segeln, kann so beängstigend sein, dass Ihnen dieser Akt der Selbstbefreiung vielleicht nahezu unmöglich erscheint. Doch im Hafen Ihrer falschen Wahrheit sind Sie nicht sicher und geborgen. Sie wurden dafür geschaffen, sich aufs Meer eines weiteren Bewusstseins und eines besseren Lebens hinauszuwagen. Sie müssen sich vom Trost Ihrer vertrauten Welt befreien, um gefunden zu werden – um Ihre richtige Wahrheit und den Quell der Kraft und Freude in Ihrem Inneren zu finden.

Wie ich bereits erwähnt habe: Unser Bewusstsein ist nur die Spitze des Eisbergs. Der größte Teil unserer Gedächtnisinhalte liegt unter der Oberfläche. Ich stelle mir die Trennlinie zwischen Unterbewusstsein und Bewusstsein wie eine poröse Membran vor, durch die Gefühle und Erinnerungen aus den Tiefen des Unterbewusstseins in unsere interpretierende Gedankenwelt aufsteigen können.

Diese Membran ist am durchlässigsten, wenn unser bewusster Verstand sich im Ruhezustand befindet, oder wenn wir müde sind, träumen, unter Hypnose oder Drogeneinfluss stehen, uns im extrem entspannten Zustand der Meditation oder des Gebets befinden oder im Koma liegen. Interessanterweise sind wir in diesem durchlässigen Bewusstseinszustand am kreativsten. Das ist durchaus plausibel, denn die Fantasie gehört zu unserem Unterbewusstsein.

Um zur Einsicht zu gelangen, müssen Sie in Ihr Unterbewusstsein hinabsteigen und dort nach Fetzen von Gefühlen, Gedanken und Erinnerungen an ein Trauma suchen, das Sie als Kind in Ihren Grundfesten erschüttert hat.

Was ist ein »Trauma«?

Das muss nicht unbedingt ein weltbewegendes Ereignis sein. Es kann sich dabei auch um eine scheinbar unbedeutende Begebenheit handeln, die Sie sich einfach zu sehr zu Herzen genommen haben. Ein Missverständnis, eine Kränkung oder emotionale Verletzung, die – in Ihren kindlichen Augen – überdimensionale Ausmaße angenommen hat. Manche Experten bezeichnen solche kleinen, scheinbar harmlosen Störfaktoren, die in unserem Gedächtnis Wurzeln schlagen und zu etwas Größerem heranwachsen, als *Mikrotrauma*. Mehrere solche Mikrotraumata – wenn ein und dieselbe Kränkung oder Verletzung sich mehrfach wiederholt – haben entsprechend schlimmere Auswirkungen.

Schwere Traumata dagegen wirken sich nachweislich so negativ auf das Gehirn eines Kindes aus, dass sie noch Jahrzehnte später das Risiko für chronische oder psychische Erkrankungen, gewalttätiges Verhalten und Reviktimisierung erhöhen. In einer bahnbrechenden Studie, die Forscher von der Gesundheitsschutzbehörde Centers for Disease Control und vom Krankenversicherungsunternehmen Kaiser Permanente im Jahr 1998 durchführten, wurden 17.000 Probanden auf insgesamt zehn traumatisierende Kindheitserlebnisse hin untersucht:[4]

- körperliche Misshandlung
- emotionale Misshandlung
- sexueller Missbrauch
- körperliche Vernachlässigung
- emotionale Vernachlässigung
- ein depressiver/s oder psychisch kranker/s Elternteil oder Haushaltsmitglied
- ein alkoholabhängiger/s oder anderweitig suchtkranker/s Elternteil oder Haushaltsmitglied
- ein inhaftierter Elternteil oder Angehöriger
- Miterleben körperlicher Misshandlung eines Elternteils und
- Verlust eines Elternteils durch Tod, Ehescheidung oder Trennung.

Laut dieser Studie hatten 64 Prozent der erwachsenen Probanden, die verschiedenen ethnischen und sozialen Schichten angehörten, mindestens eines dieser traumatisierenden Kindheitserlebnisse gehabt. (Natürlich gibt es auch noch andere Kindheitstraumata wie beispielsweise Mobbing durch Klassenkameraden. Diese wurden in der Studie jedoch nicht untersucht.) Wenn eine Person ein solches Trauma erlebt hatte, so hatte sie mit einer Wahrscheinlichkeit von 87 Prozent auch noch mindestens ein zweites traumatisierendes Kindheitserlebnis erlitten.

Sie können Ihre eigene Kindheitstrauma-Punktzahl errechnen, indem Sie die verschiedenen Arten traumatisierender Erlebnisse, die Sie hatten, zusammenzählen. Addieren Sie zu diesem Zweck aber nicht die einzelnen Ereignisse, sondern nur die verschiedenen Trauma-Kategorien. Ob Sie also nur ein einziges Mal oder täglich emotional misshandelt wurden – es zählt nur als ein Punkt. Je höher Ihre Punktzahl, umso höher das Risiko für negative Folgen im Erwachsenenalter: von Rauchen, Alkoholismus, Depressionen, Angststörungen, Stellungsverlust oder Scheidung bis hin zum Begehen oder Erleiden von Gewalttaten. Menschen mit einer Punktzahl von mindestens sechs haben im Vergleich zu weniger traumatisierten Personen eine um 20 Prozent kürzere Lebenserwartung.

Seit einiger Zeit werden in Hochrisikogruppen (beispielsweise in Gefängnissen und Stammesgebieten nordamerikanischer Ureinwohner) Programme zur Gesundheitsvorsorge implementiert. Dabei hat man Folgendes festgestellt: Wenn man solche Menschen darüber informiert, dass traumatisierende Kindheitserlebnisse oft zu negativen Verhaltensweisen im Erwachsenenalter führen, fällt es ihnen leichter, ihr Verhalten zu ändern und ein gesünderes, glücklicheres Leben zu führen. Vor kurzem teilte der Leiter der Studie, Robert Anda, der *New York Times* mit: »Meiner Erfahrung nach kommen Menschen, die viele traumatisierende Kindheitserlebnisse hatten, nicht von allein darauf, wie diese Traumata sich auf ihr jetziges Leben auswirken. [Erst wenn ihnen das klarwird,] haben sie eine Chance, ihr Leben besser zu verstehen und etwas daran zu ändern.«[5]

SCHAUEN SIE GENAU HIN! Egal ob Ihr Trauma auf einem bloßen Missverständnis oder einem schlimmeren Erlebnis beruht – Sie können nur dann davon geheilt werden und sich zu dem

Menschen entwickeln, der Sie sein möchten, wenn Sie begreifen, was da passiert ist. Sie müssen sich mit diesem Trauma auseinandersetzen, und zwar normalerweise im Dialog – entweder mit einem Therapeuten und/oder indem Sie mindestens einer Vertrauensperson etwas von diesem Erlebnis erzählen. Das bloße Wissen, ein oder mehrere Traumata oder Mikrotraumata erlebt zu haben, reicht nicht aus, um Sie vom Seelenschmerz Ihres jetzigen Lebens oder von negativen Erwartungen und Verhaltensmustern zu befreien. Für eine echte Veränderung ist ein tieferes Verständnis der emotionalen Dynamik Ihres traumatischen Erlebnisses erforderlich: ein Verständnis der Gefühle, zwischen denen Sie damals hin und her gerissen waren, und Ihrer Erwartungshaltung sich selbst und anderen Menschen gegenüber. Dieser Erkenntnisprozess muss auf der Ebene Ihres Bauchgefühls ablaufen.

ERSTE EINDRÜCKE

Skylar

Vor ein paar Jahren wurde die 24-jährige Skylar von ihrem Vater an mich verwiesen, um über ein paar »Probleme« zu sprechen, mit denen sie zu kämpfen hatte. Damals litt sie unter Bulimie, lebte in Los Angeles, nahm Schauspielunterricht und war gerade dabei, ihre Stimme und ihre Lebensaufgabe zu entdecken.

Skylar war intelligent und mitteilsam und konnte sich gut ausdrücken. In unserer ersten Therapiesitzung gestand sie mir, dass sie sich ihren Lebensunterhalt als Escortgirl bei einer Agentur verdiente, das »Treffen« zwischen beruflich erfolgreichen älteren Männern und jüngeren Frauen arrangierte. Wie ich es bei all meinen Klienten tue, fragte ich sie nach ihrer Kindheit.

»Ich bin in einem liebevollen Zuhause [an der Ostküste] aufgewachsen. Ich war ein Einzelkind, und meine Eltern waren sehr gut zu mir. Ich weiß nicht, ob meine Bulimie etwas damit zu tun hat – aber ich wurde eine Zeitlang von meinem Großvater sexuell missbraucht.«

Das berichtete sie mir in ganz nüchternem, sachlichem Ton, und ich fragte mich, ob sie wohl auch schon anderen Menschen davon erzählt hatte. Wie sich herausstellte, hatte sie dieses Erlebnis bisher noch niemandem anvertraut – weder ihren sehr konservativ eingestellten Eltern noch ihren Freundinnen und Freunden. Angesichts des kühlen Tons, in dem sie darüber sprach, fragte ich mich, ob ihre falsche Wahrheit womöglich etwas mit der Überzeugung zu tun hatte, dass sie diese sexuelle Belästigung selbst verursacht oder zumindest irgendwie verdient hatte. Ich versicherte ihr, dass ganz sicher ein Zusammenhang zwischen dem Missbrauch in ihrer Kindheit und ihrer Essstörung, ihrer Berufswahl und anderen Problemen bestand, mit denen sie zu kämpfen hatte. Skylar nickte, machte aber trotzdem einen skeptischen Eindruck. »Ich habe dieses Erlebnis nicht zu nah an mich herangelassen«, sagte sie. Der sexuelle Missbrauch hatte sich über vier Jahre hingezogen – von ihrem neunten bis zum zwölften Lebensjahr.

In unseren ersten Therapiesitzungen versuchten wir die Konsequenzen dieses Missbrauchs in ihrer Lebensgeschichte aufzuspüren. In der Schule hatte Skylar sich einsam und isoliert gefühlt. »Die anderen Kinder hatten Angst vor mir. Wahrscheinlich war ich in sexueller Hinsicht draufgängerischer als die anderen, und mein erstes sexuelles Erlebnis fand auch schon sehr früh statt – in der Mittelstufe. Ich war sexuell sehr aufgeschlossen, während meine Mitschülerinnen und Mitschüler alle irgendwie gehemmt waren.« Skylar erwarb sich den Ruf, eine kleine Exhibitionistin zu sein. Wenn sie das Gefühl hatte, dass ihre Klassenkameraden sie verurteilten, »habe ich genauso negativ über sie geurteilt«, sagte sie. »Das waren doch alles Idioten und Verlierertypen. Ich hatte ein paar gute Freundinnen und Freunde. Von allen anderen hielt ich mich fern.«

Es kommt häufig vor, dass Menschen, die in der Kindheit sexuell missbraucht wurden, sich isoliert fühlen und übermäßig sexualisiert sind. Skylars Essstörung war eine Manifestation ihres Kontrollverlustgefühls. Trotzdem glaubte ich nicht, dass ihre falsche Wahrheit lautete: »Ich bin selber daran schuld«, wie viele Opfer sexueller Gewalt glauben. Sie erweckte eher den Eindruck, als halte sie alle Männer (und Frauen), die sie kennenlernte, für schreckliche, verachtenswerte Menschen. Also formulierte ich ihre falsche Wahrheit folgendermaßen: »*Alle Menschen* sind irgendwie gemein. Man soll *niemandem* über den Weg trauen.«

Ihr Vater hatte großen Wert darauf gelegt, dass sie sich in Therapie begab. Sie selbst hatte das eigentlich gar nicht gewollt. »Ich weiß gar nicht, was ich hier soll. Es gibt nichts zu besprechen. Mir geht es gut«, beharrte sie.

»Und was ist mit Ihrer Bulimie?«, fragte ich in mitfühlendem Ton. »Solche Probleme lösen sich doch nicht von selbst.«

»Tja, da muss ich mir noch etwas einfallen lassen.«

»*Wir* müssen uns etwas einfallen lassen. Und dazu müssen wir erst einmal etwas verarbeiten«, korrigierte ich sie.

In den ersten beiden Therapiemonaten bestand mein größtes Problem darin, Skylar Vertrauen einzuflößen: Sie musste wissen, dass sie sich getrost darauf einlassen konnte, gemeinsam mit mir tiefer in ihre Psyche einzutauchen und die emotionalen Zusammenhänge zwischen ihrer Vergangenheit, ihrer Gegenwart und ihren Erwartungen zu analysieren. Durch mitfühlendes und doch zielgerichtetes Vorgehen musste ich ihr beweisen, dass sie sich in meiner Obhut sicher und geborgen fühlen konnte.

Die verborgene Wahrheit

Viele Patienten kommen mit unzähligen Geschichten von Lebensereignissen zu mir in die Therapie, die sie für die Ursache ihres Unglücklichseins halten. Wenn ich ihnen dann sage, dass all diese Geschichten nur von einer einzigen falschen Wahrheit oder einer einzigen schmerzlichen Reaktion auf ein längst vergessenes Erlebnis herrühren, glauben sie mir nicht. »Mit meiner Kindheit war alles in Ordnung«, antworten sie dann oft. »Da ist nichts Schlimmes passiert.«

Aber ich kann mit Sicherheit sagen, dass garantiert *jedem* von uns früher einmal irgendetwas Negatives widerfahren ist. Kinder betrachten das Leben aus einer sehr eingeschränkten Perspektive: Bin ich in Sicherheit? Fühle ich mich geborgen? Kümmern die Menschen, die für mein Überleben zuständig sind, sich um mich? Kinder haben noch nicht die Erfahrung, den Sinn für Nuancen und die Weitsicht, um das Verhalten und die Äußerungen ihrer Eltern in einen größeren Kontext einzuordnen. Und ohne diesen Kontext kann selbst das Verhalten liebevoller Eltern Kinder manchmal verunsichern.

Worin auch immer Ihr Trauma oder Ihre Reihe von Mikrotraumata bestanden hat: Diese Erlebnisse haben beunruhigende, verstörende Gefühle in Ihnen geweckt. Das hat wiederum dazu geführt, dass Sie Ihr Verhalten oder Ihre Denkweise verändert haben, um diese Emotionen zu bewältigen. Und damals hat diese Veränderung Ihnen auch tatsächlich ein Gefühl der Sicherheit und Kontrolle vermittelt, sodass es Ihnen wieder besserging. Langfristig gerieten jedoch Ihr Selbstbild und Ihre Vorstellung davon, welchen Platz Sie in Ihrer Familie und in der Welt einnehmen, dadurch durcheinander. Diese Veränderung ist gewissermaßen zur Standardeinstellung geworden – zu Ihrer automatischen Reaktion auf die Herausforderungen des Lebens. Immer wenn Sie aus irgendeinem Grund aus der Fassung geraten, wird Ihre falsche Wahrheit reaktiviert. Und diese Wahrheit ist so tief in Ihrem Inneren verankert, dass sie Ihre gesamte Psyche geprägt und zu starren Verhaltensmustern geführt hat, die Ihr Leben auch im Erwachsenenalter immer noch bestimmen. Jeder Mensch hat eine andere falsche Wahrheit, einen anderen »pathogenen« oder »fehlangepassten« Glaubenssatz, der von seinen individuellen Kindheitserlebnissen herrührt. Selbst Geschwister, die in ein und demselben Elternhaus aufgewachsen sind, können ganz unterschiedliche falsche Wahrheiten haben.

Wie wird ein traumatisches Ereignis zur falschen Wahrheit und führt zu einer Fehlanpassung?

- Ein Kind, dessen Mutter ängstlich und überfürsorglich ist, könnte zum Beispiel die falsche Wahrheit entwickeln, dass es gefährlich ist, selbstständig zu werden. Denn sobald das Kind anfängt, sich selbstständig zu ernähren, krabbeln oder laufen lernt, wird seine Mutter nervös. Da sie für das Überleben des Kindes zuständig ist, bekommt das Kind natürlich Angst, sobald die Mutter sich aufregt. Und so verankert sich die falsche Wahrheit »Erfolg ist gefährlich, Misserfolg bedeutet Sicherheit« in seinem Denken. Es verändert sein Verhalten so, dass es inkompetent und unselbstständig wird und entwickelt das unbewusste Narrativ: »Immer wenn ich kurz vor dem Erfolg stehe, muss ich sofort einen Rückzieher machen.« Im Erwachsenenalter wird jemand, der unbewusst Angst vor Erfolg hat, seine Beziehungen und seine Karriere sabotieren, um sich in seiner falschen Wahrheit zu bestätigen – und dabei nicht die leiseste Ahnung haben, warum er sich immer wieder sein Leben kaputtmacht.

- Ein Junge, dessen Eltern sich dauernd streiten, wird vielleicht die krankhafte Vorstellung entwickeln, dass er an den elterlichen Auseinandersetzungen schuld ist. Denn für dieses Kind fühlt es sich sicherer an, die Ursache dieser Streitereien zu sein, als akzeptieren zu müssen, dass sie völlig unvorhersehbar sind. Die falsche Wahrheit dieses Jungen lautet: »Ich bin an allem schuld.« Seine Fehlanpassung besteht vielleicht darin, übervorsichtig zu werden. Sein unbewusstes Narrativ könnte lauten: »Wenn ich nicht perfekt und übervorsichtig bin, bricht die Hölle los.« Der Perfektionist wird zu einem chronisch unsicheren Egomanen, der am Boden zerstört ist, wenn auch nur die geringste Kleinigkeit schiefgeht.

- Ein Mädchen, das von seinen Eltern kritisiert wird, wenn es weint, entwickelt vielleicht die ungesunde Überzeugung, dass jeder offene Ausdruck seiner Gefühle andere Menschen stört und ihm daher gefährlich werden kann. Der falsche Glaube dieses Kindes lautet: »Es ist schlecht, meine Gefühle zum Ausdruck zu bringen.« Seine Fehlanpassung wird darin bestehen, negative Emotionen zu unterdrücken, um ein »braves Mädchen« zu sein. Sein unbewusstes Narrativ lautet: »Wenn ich anderen Menschen meine wahren Gefühle zeige, lehnen sie mich ab.« Die Angst, die dieses Mädchen davor entwickelt hat, sich verletzlich zu zeigen, wird es daran hindern, tiefe, intime Beziehungen aufzubauen oder in seiner beruflichen Karriere die notwendigen Risiken einzugehen. Wahrscheinlich wird es den Kontakt zu problembeladenen, melodramatischen Menschen suchen, die es in seinem unbewussten Glauben bestätigen, dass Selbstausdruck unglücklich macht.

- Ein Kind, dessen Eltern depressiv sind oder sich Entbehrungen auferlegen, hat vielleicht das Gefühl, seine Eltern zu verraten, wenn es glücklich ist oder sich etwas Schönes gönnt. Dieses Gefühl der Illoyalität, das das Kind beschleicht, wenn es etwas tut, was nicht den Neigungen seiner Eltern entspricht, könnte dazu führen, dass es sich Erlebnisse oder Erfolge versagt, obwohl es sich eigentlich danach sehnt. Die falsche Wahrheit dieses Kindes lautet: »Ich darf mir nicht erlauben, glücklich zu sein, sonst habe ich hinterher ein schlechtes Gewissen.« Und wenn es sich trotzdem einmal ein Erfolgserlebnis gönnt, wird dieses stets von einem geheimen Scham- oder Schuldgefühl begleitet sein. So ein Kind hat das Gefühl, sich selbst ein zu großes Stück vom Kuchen zu sichern und den Menschen, die es liebt, dadurch etwas wegzunehmen.

Eine weit verbreitete Klischeevorstellung von Psychotherapie besteht darin, dass die Therapeuten den Eltern an allem die Schuld geben. Da ist leider tatsächlich etwas Wahres dran: Denn selbst wenn Eltern noch so liebevoll sind und nur das Beste für ihre Kinder wollen, verkorksen sie sie trotzdem irgendwie. Und wenn es nicht die Eltern sind, dann eben die Großeltern oder Geschwister – oder die rassistische, sexistische Kultur, in der wir leben. Krankhafte Überzeugungen rühren von der begrenzten

Fähigkeit der Kinder her, das Verhalten der Erwachsenen und die Gesellschaft zu verstehen. Schließlich sind sie ja noch klein! Sie wissen es nicht besser. Das Tragische an der Sache ist nur, dass das unbewusste Narrativ aus der Kindheit auch im Erwachsenenalter immer noch sein Unwesen in ihrer Psyche treibt und ihre Lebenseinstellung prägt, sodass sie eine falsche Erwartungshaltung im Hinblick darauf entwickeln, wer sie sind und wie ihr Leben sein sollte.

Natürlich gehen manche Eltern tatsächlich lieblos mit ihren Kindern um, haben den Tadel der Psychotherapeuten also durchaus verdient. Solche Eltern können im Gehirn und in der Psyche ihrer Kinder ernsthaften Schaden anrichten. Im Grunde genommen ist die Entwicklung unseres Gehirns nichts anderes als ein Prozess, bei dem physische und emotionale Wahrnehmungen in neurologische Verbindungen namens Synapsen umgesetzt werden. Viele dieser durch physische und emotionale Informationen entstandenen Synapsen befinden sich im präfrontalen Kortex – jener für unser Sozialleben so wichtigen Hirnregion, die für Emotionen, Einfühlungsvermögen und zwischenmenschliche Signale zuständig ist. Wenn Sie etwas ein paarmal tun oder empfinden, entstehen Synapsen. Und wenn Sie etwas immer wieder tun oder empfinden, werden diese neuronalen Pfade verstärkt und verankern sich mit der Zeit immer tiefer in Ihrem Gehirn.

Die Psychotherapeutin Sue Gerhardt, Autorin des Buches *Why Love Matters: How Affection Shapes a Baby's Brain (Die Kraft der Elternliebe: Wie Zuwendung das kindliche Gehirn prägt)*, hat geschrieben: »Das soziale Gehirn entwickelt sich als Reaktion auf die sozialen Erfahrungen, die ein Baby macht. Nervenbahnen etablie-

ren sich infolge aktueller Erlebnisse ... Im zweiten und dritten Lebensjahr wird diese große, ineinander verflochtene Masse von Nervenverbindungen allmählich ›zurechtgestutzt‹ – und zwar nach der
Devise ›Use it or lose it‹. Das heißt, die Nervenbahnen, die wir in
unserem sozialen Umfeld am häufigsten nutzen und die uns am
meisten nützen, werden aufrechterhalten – und die Pfade, die wir
nicht so häufig genutzt haben, gehen verloren. Das bedeutet: Wenn
wir im Baby- und Kleinkindalter mit wütenden, aggressiven Menschen zusammengelebt haben, bleiben die Nervenverbindungen
erhalten, die uns für Zorn und Aggression sensibilisieren. Wenn
wir wiederum mit Menschen zusammenleben, die einfühlsam und
fürsorglich mit ihren Mitmenschen umgehen, bleiben die Nervenbahnen bestehen, die uns ebenfalls einfühlsam und fürsorglich machen.«[6]

Wenn ein Kind in einem Zustand ständiger Bedrohung lebt,
wird sein Gehirn mit so viel Cortisol (dem Kampf-oder-Flucht-
Hormon) überschüttet, dass es nur noch Angst und Stress wahrnehmen kann. »Wenn Babys unter chronischem Stress stehen,
kann ihr Organismus dadurch dauerhaften Schaden nehmen, und
sie wachsen zu Menschen heran, die sich von belastenden Erlebnissen nur langsam erholen«, schreibt Gerhardt. »Solche Menschen sind im Erwachsenenalter besonders stressanfällig und
-empfindlich.« Und nicht nur das: Eine übermäßige Cortisol-Aus-
schüttung hindert ihr Gehirn außerdem daran, das Glückshor-
mon Serotonin aufzunehmen – das angeborene Beruhigungssys-
tem des unter chronischem Stress stehenden Kindes wird
geschädigt. Erwachsene, die schon im Kindesalter auf Stress programmiert wurden, können sich nicht mehr richtig beruhigen. Sie
leiden häufig unter Angststörungen, Depressionen, Verhaltens-

problemen und Süchten und entwickeln eine aggressive Persönlichkeit.

Steve

Der 52-jährige Steve, der sich gerade von seiner Frau getrennt hatte, kam auf Drängen seiner erweiterten Familie zu mir. Nach einem orthopädischen Eingriff war ihm eine ziemlich hohe Dosis Oxycodon verschrieben worden, und er hatte daraufhin eine Opioid-Abhängigkeit entwickelt. »Damit sieht man das Leben doch durch eine sehr viel positivere Brille«, sagte er. »Das ist das einzige Mittel, das mir bisher geholfen hat, negative Dinge zu verdrängen.« Steve hatte seinen Stress schon sein Leben lang in Eigenmedikation bekämpft und zu diesem Zweck nicht nur Valium und Methaqualon eingenommen, sondern auch Alkohol getrunken und Gras geraucht. Er litt an einem leichten ADHS, das jahrelang undiagnostiziert und unbehandelt geblieben war. Im Alter von acht Jahren war er einmal von älteren Klassenkameraden sexuell belästigt worden. Als ich ihn nach seiner Ehe fragte, schien ihn die Trennung seltsam kalt zu lassen. »Sie hatte genug von mir«, sagte er seelenruhig. »Und das kann ich ihr nicht einmal übelnehmen.« Während der ganzen Sitzung wirkte Steve – oberflächlich betrachtet – ganz fröhlich und aufgedreht und ließ immer wieder Sprüche los, mit denen er mich anscheinend schockieren wollte: »Jeder Tag ist wunderschön – bis der Augenblick kommt, in dem man sich am liebsten erschießen möchte.« In unserer ersten

Sitzung kratzten wir kaum an der Oberfläche seiner negativen Kindheitserlebnisse. Ich hatte den Verdacht, dass Steves Nervenbahnen auf Stress programmiert waren: Substanzmissbrauch und auffälliges oder aufgedrehtes Verhalten sind häufige Symptome einer solchen Programmierung.

Unbewusste Gewohnheiten und Verhaltensmuster

Um Ihr Leben verändern zu können, müssen Sie der alten »Geschichte« aus Ihrer Kindheit auf die Spur kommen. Sobald Sie die Ursachen Ihrer falschen Wahrheit erkannt und sich von dem unbewussten Narrativ befreit haben, das Sie blockiert, müssen Sie als Nächstes mithilfe von Einsicht und Selbsterkenntnis ein neues, *bewusstes* Narrativ verfassen, das Ihnen in allen Lebensbereichen Selbstvertrauen und Kompetenz vermittelt. Wenn Sie sich in Ihrem Leben an diesem neuen Narrativ orientieren, werden Sie gesunde Entscheidungen treffen, und diese Entscheidungen werden Ihnen früher oder später zur zweiten Natur werden.

Obwohl Ihr altes Narrativ bereits in Ihrer Kindheit
»verfasst« wurde, ist es nicht in Stein gemeißelt.

Was sollen Sie also tun? Zunächst einmal müssen Sie Ihre falsche Wahrheit erkennen. Analysieren Sie Ihr jetziges Leben auf bestimmte wiederkehrende Muster und Reaktionen hin. Psychologisch betrachtet, sind Muster nichts anderes als sich wiederholende Gedanken, Gewohnheiten oder Handlungen. Vielleicht sind Sie sich dieser Muster bewusst und würden gerne etwas daran ändern. Und vielleicht glauben Sie, das allein mithilfe Ihrer Willenskraft oder Ihrer Sehnsucht nach einer Veränderung schaffen zu können.

Doch um diese Verhaltensmuster ändern zu können, müssen Sie sie als das erkennen, was sie sind: Manifestationen Ihrer falschen Wahrheit, Externalisierungen Ihrer inneren Realität und unbewusste Gedanken, die sich negativ auf Ihr Leben und Ihr Verhalten auswirken.

Einer meiner Freunde hat eine sehr gute Ausbildung und ist hervorragend für leitende Positionen in der Technologiebranche qualifiziert. Trotzdem wird ihm wegen seines jähzornigen Temperaments immer wieder gekündigt. Wenn man ihn kritisiert, wird er wütend. Eine Zeitlang frisst er seinen Ärger in sich hinein. Irgendwann jedoch explodiert er und schreit einen Kollegen oder Mitarbeiter – und manchmal auch den Chef – an. Daraufhin wird er prompt entlassen. Mein Freund ist sich seines Aggressionsproblems bewusst und hat schon mit verschiedenen kognitiven Verhaltensstrategien (beispielsweise Atemübungen) versucht, seine Wutausbrüche in den Griff zu bekommen.

Doch leider reicht Bewusstwerdung allein nicht aus: Mein Freund muss sich auch darüber klar werden, welche unbewusste Geschichte in seinem Kopf diese Wutausbrüche auslöst. Tief durchzuatmen und bis zehn zu zählen unterdrückt seine Temperamentsausbrüche zwar vorübergehend, hält ihn aber nicht davon ab, dieses Verhaltensmuster, mit dem er sich sein Leben ruiniert, immer weiter fortzusetzen.

Nach vielen privaten Diskussionen (schließlich war er ja nicht mein Patient, sondern nur ein Freund von mir) vertraute er mir schließlich an, dass seine Eltern – Einwanderer, die sich unbedingt an ihre neue Heimat anpassen und sich und ihre Kinder im bestmöglichen Licht darstellen wollten – in puncto Erfolg schon in seiner Kindheit sehr hohe Erwartungen an ihn gestellt hatten. »Ich selbst kann mich nicht mehr daran erinnern, aber meine Mutter hat mir davon erzählt«, sagte er. »Als ich meine ersten Schritte wagte und es bis zur Mitte des Zimmers geschafft hatte, klatschten meine Eltern mir Beifall und forderten mich auf, es noch einmal zu versuchen: Ich sollte das ganze Zimmer durchqueren. Mein Vater versuchte mich mit einem Stück Schokolade zu bestechen, das er mir entgegen hielt. Immer wenn ich einen Schritt auf ihn zu watschelte, ging er einen Schritt zurück. Wenn ich hinfiel oder vor lauter Frustration zu weinen anfing, verweigerte er mir die Schokolade. Wenn ich mich dagegen anstrengte, bekam ich sie. Meine Eltern haben mich dressiert wie einen Hund.« Die falsche Wahrheit dieses Mannes lautete, dass Gehorsam gleichbedeutend mit Liebe und Versagen etwas Unverzeihliches ist. Er wuchs in dem Glauben auf, dass nur ein hundertprozentiger Sieg akzeptabel ist. Immer wenn er etwas falsch machte, hatte er das Gefühl, nichts wert zu sein. In seinem späteren Berufsleben zwang er seinen Chef unbewusst dazu, ihn hinauszuwerfen, wenn er etwas falsch gemacht hatte. Obwohl sein Zorn sich gegen andere Menschen richtete, war er in Wirklichkeit wütend auf sich selbst, weil er die »Erwachsenenversion« von Schokolade (Lob und Beförderung) nicht erreichte.

Larry

Schon während meiner ersten Sitzungen mit dem 62-jährigen Larry – einem notorischen Ehebrecher – fielen mir bestimmte Verhaltensmuster bei ihm auf. Alle seine Freundinnen waren Assistentinnen oder Sekretärinnen: junge Frauen, die zu ihm aufschauten.

Ich fragte ihn nach seiner Kindheit und Jugend. »Mein Vater hat meiner Mutter immer in allem nachgegeben – auch in Erziehungsfragen«, sagte er. »Sie war sehr streng mit mir, wenn es um Zensuren und Haushaltspflichten ging. Wenn ich auch nur ein einziges Mal eine Zwei statt einer Eins nach Hause brachte, schrie sie mich an und gab mir Hausarrest. Ich lehnte mich gegen ihr strenges Regiment auf, indem ich mich nachts heimlich aus dem Haus schlich – und irgendwie verschaffte es mir ein Gefühl der Genugtuung, wenn sie mich dabei erwischte. Denn damit hatte ich ihr gezeigt, dass ich mich gegen sie durchsetzen konnte.« Schließlich wuchs der rebellische, ständig in die Defensive gedrängte kleine Junge zu einem erfolgreichen Mann heran und heiratete eine noch erfolgreichere, ziemlich berühmte Frau.

»Ich weiß selber nicht, warum ich sie betrüge«, sagte er. »Aber geht es nicht bei allen Affären um Eroberung und um die Angst vor dem Tod?«

Seine Geliebten waren nicht nur jünger, sondern auch sehr viel ungebildeter als er und standen beruflich auf einem niedrigeren Niveau. Ich hatte den Verdacht, dass Larry sich diese Freundinnen aussuchte, um gegen die Autorität seiner Frau zu rebellieren, so wie er es früher bei seiner Mutter getan hatte. Oder aber er bestärkte sich mit seiner Wahl von Geliebten, die seiner Ehefrau unterlegen waren, in dem tiefverwurzelten Gefühl der Unsicherheit und Wertlosigkeit, dass seine kritische Mutter und sein pflichtvergessener Vater ihm eingepflanzt hatten. Larry schien zu glauben, dass seine Freundinnen ihm ein Gefühl der Überlegenheit gaben. Doch in Wirklichkeit wirkten seine Affären sich wahrscheinlich eher negativ auf sein Selbstwertgefühl aus.

Durch unsere Diskussion wurde ihm klar, dass er die Beziehung, die er zu seiner Mutter gehabt hatte, auf seine Frau übertrug. »Vom Charakter her ist meine Frau genau das Gegenteil von meiner Mutter. Sie ist liebevoll und geduldig, während meine Mutter knallhart war. Trotzdem schafft meine Frau es immer irgendwie, ihren Willen durchzusetzen.«

Dann fragte ich ihn, welche Rolle sein Vater in seiner Kindheit gespielt hatte.

»Er tat immer das, was meine Mutter sagte«, erklärte Larry, und ihm fiel auf, dass zwischen ihm und seiner Frau eine ganz ähnliche Dynamik herrschte wie zwischen seiner Mutter und seinem Vater. Larrys Verhaltensmuster hingen eindeutig mit seiner Vergangenheit, der Ehe seiner Eltern und der falschen Wahrheit aus seiner Kindheit zusammen, der wir bisher noch nicht auf die Spur gekommen waren. Ich hatte aber bereits einen Verdacht: Wahrscheinlich ging es bei dieser falschen Wahrheit darum, dass er das Gefühl hatte, den an ihn gestellten Anforderungen sowieso niemals gewachsen zu sein. Bestraft zu werden war für sein Unterbewusstsein vielleicht immer noch besser, als wenn man ihn ignorierte.

Öffnen Sie Ihr inneres Ohr

Nur Menschen, die es in puncto Selbsterkenntnis sehr weit gebracht haben, können ihre inneren Monologe einigermaßen gut beschreiben. Die meisten Menschen hören ihre eigenen Gedanken nicht – schon gar nicht die falschen Wahrheiten aus ihrer Kindheit, die in ihrem Kopf schon seit Jahrzehnten immer dieselbe Hintergrundmusik spielen wie eine Schallplatte, die einen Kratzer hat. Unsere »innere Basis« (die Art, wie wir das Leben innerlich wahrnehmen) ist wie ein »Weißes-Rauschen-Gerät«: Sie erzeugt undeutliche Hintergrundgeräusche, die wir nicht bewusst wahrnehmen. Doch unser Unterbewusstsein hört sie, reagiert darauf und richtet unser Leben danach aus.

Wenn Sie sich darauf trainieren, auf Ihre inneren Monologe zu achten, kann Ihnen das wertvolle Einsichten liefern. Deshalb spielt die Entwicklung dieser Fähigkeit in meinem Programm eine wichtige Rolle. Einmal arbeitete ich mit einer jungen Frau Anfang dreißig, die an einer Essstörung litt. Schon seit dem Teenageralter hatte sie immer nur um die 40 Kilo herum gewogen, und ihr Gewicht war stets starken Schwankungen unterworfen gewesen. Diese Frau war sich ihrer Fixierung auf ihr Gewicht und ihres ständigen selbstzerstörerischen Wechsels zwischen Diätphasen und Fressattacken sehr wohl bewusst, konnte aber nichts dagegen tun. Sie litt entsetzlich darunter und brauchte dringend Hilfe.

Da fiel mir eine Technik der kognitiven Verhaltenstherapie ein: Ich legte ihr den Kauf eines »Klickers« oder Handzählers ans Herz, wie es sie in Sportgeschäften zu kaufen gibt. Dieses Gerät sollte sie in der Hand halten und jedes Mal darauf klicken, wenn ihr ein negativer Gedanke zum Thema Gewicht, Körperbild oder Essen durch den Kopf ging. Am ersten Tag zählte meine Patientin über 200 von Selbsthass erfüllte Gedanken zu diesem Thema. »Ich hatte gar nicht gewusst, dass das bei mir wirklich so schlimm war«, sagte sie. »Mir kam tatsächlich alle paar Minuten ein schrecklicher Gedanke.« Als sie anfing, auf ihre inneren Monologe zu achten, wurde ihr klar, woher diese Gedanken kamen: Einige davon hatte ihre Mutter, die an einer Fettphobie litt, ihr seit ihrer Kindheit eingeredet.

Diese Beobachtung war der erste Lichtschimmer, der ins Dunkel ihrer Essstörung fiel und sich im Lauf der Zeit zu einem Lichtermeer der Erkenntnis auswachsen sollte. Es war ein hartes Stück Arbeit, der falschen Wahrheit dieser Frau auf die Spur zu kommen. Bewusstwerdung war der notwendige erste Schritt dazu.

WEGE ZUR SELBSTERKENNTNIS:
Hören Sie auf Ihr Unterbewusstsein!

Ihr Unterbewusstsein kann sich aber auch in Ihren Worten offenbaren. Also achten Sie darauf, was Sie sagen – vor allem auf die Ausdrücke und Formulierungen, mit denen Sie sich selbst beschreiben! Vervollständigen Sie zweimal pro Woche die folgenden

Sätze. Sprechen Sie sie laut vor sich hin und nehmen Sie sie mit einer Sprachmemo-App oder einem Aufzeichnungsgerät auf:

»Ich _____ immer _____.«

»Ich _____ nie _____.«

»Ich kann nicht _____.«

»Ich kann _____.«

Beginnen Sie mit dem ersten unvollständigen Satz und überlegen Sie sich dazu immer weitere Ergänzungen – so lange, bis Ihnen nichts mehr einfällt. Lassen Sie die Worte und Gedanken einfach fließen. Denken Sie nicht darüber nach, was sie bedeuten könnten oder ob Sie mit diesen Aussagen einverstanden sind. Sprechen Sie sie einfach vor sich hin. Falls es Ihnen hilft, können Sie diese Übung mit geschlossenen Augen und in leicht übermüdetem Zustand machen. Dabei können ganz banale Sätze herauskommen, zum Beispiel: »Ich gehe immer an der Ampel über die Straße« oder »Ich kann innerhalb von sieben Minuten anderthalb Kilometer joggen«, aber auch Aussagen, die Sie emotional tiefer berühren, zum Beispiel: »Nie bekomme ich das, was ich will« oder »Immer mache ich alles falsch«. Achten Sie in den nächsten Tagen darauf, ob Sätze mit den Wörtern »immer«, »nie«, »Ich kann« oder »Ich kann nicht« in Ihren Gedanken oder Gesprächen mit anderen Menschen auftauchen und notieren Sie sich, wo Sie zu diesem Zeitpunkt gerade waren, was Sie getan haben und worum es in diesen Aussagen ging.

Den Wörtern *immer, nie, kann* und *kann nicht* wohnt eine große Macht inne. Sie beinhalten gefährliche Verallgemeinerungen über Ihre Identität. Aus pauschalen Verallgemeinerungen können zum Beispiel Vorurteile über ethnische oder religiöse Gruppen entstehen. Und vielleicht wird Ihnen jetzt auch klar, von wie vielen Vorurteilen Ihr Selbstbild geprägt ist: Diese Übung zeigt Ihnen, wie Ihr Unterbewusstsein Sie in bestimmte Schubladen einordnet, und gibt Ihnen die Möglichkeit, das zu unterbinden. Denn wenn diese falschen Beschreibungen aufhören, können Sie endlich herausfinden, wer Sie wirklich sind und was Sie wirklich können (oder nicht können).

Die Macht der Erwartungen

Erwartungen erzeugen Realität. Ihre Vorstellungen vom Leben sind in Ihrem Unterbewusstsein verankert und beruhen häufig auf Ihrer falschen Wahrheit. Schon in Ihrer Kindheit haben Sie bestimmte antizipatorische Ideen entwickelt und diese (normalerweise falschen) Prämissen immer wieder bestätigt, indem Sie sich so verhielten, dass das von Ihnen erwartete (wenn auch unerwünschte) Ergebnis tatsächlich eintraf. Ihr Unterbewusstsein steuert Ihr Verhalten so, dass Ihre Erwartungen Wirklichkeit werden.

Was Sie vom Leben erwarten,
wird *zu Ihrem Leben.*

Der Begriff *antizipatorische Ideen* stammt aus der Control-Mastery-Theorie (CMT), einer psychologischen Disziplin, die schon seit den 1950er Jahren existiert und der die Idee zugrunde liegt, dass eine krankhafte (pathogene) Vorstellung aus Ihrer Kindheit Ihnen ein prädiktives Verständnis der Welt vermittelt hat: Alles, wovon Sie ausgehen, trifft tatsächlich ein. Wenn Eltern die Leistungen, auf die ihr kleines Kind stolz ist, ignorieren, wird es beispielsweise die antizipatorische Idee entwickeln: »Niemand kümmert sich um mich. Wenn ich versuche, die Aufmerksamkeit anderer Menschen zu wecken, werde ich ja doch nur enttäuscht.« Im Erwachsenenalter wird so ein Mensch vielleicht davon ausgehen, dass alle Versuche, Aufmerksamkeit auf sich zu ziehen – sei es bei der Arbeit oder bei potenziellen Geschlechtspartnern –, von vornherein zum Scheitern verurteilt sind und sich so verhalten, dass diese Erwartung tatsächlich eintrifft.

Wenn Sie davon ausgehen, dass die Welt Ihnen gleichgültig oder feindselig gegenübersteht, sind Sie wahrscheinlich ein resignierter, verbitterter Mensch. Wenn Sie dagegen glauben, dass die Welt im Grunde ihres Wesens gut und liebevoll ist, sind Sie vermutlich glücklich und optimistisch und gehen mit Zuversicht und offenen Armen durchs Leben – bereit, Liebe zu empfangen und zu geben.

Viele Menschen klammern sich sehr stark an bestimmte Vorstellungen von der Zukunft. Wenn bei einer ersten Verabredung oder einem ersten Bewerbungsgespräch alles genau so läuft, wie Sie erwartet hatten, liegt das daran, dass Ihr Unterbewusstsein gerne Recht behält. Und Recht behalten können wir am besten, indem wir dafür sorgen, dass etwas schiefgeht und hinterher sagen: »Ich habe ja *gewusst*, dass das ein Fehler war!« oder »Ich *wusste*, dass ich diese Sache in den Sand setze!«

Antizipatorische Ideen sind sehr gute Anhaltspunkte dafür, wie Ihre falsche Wahrheit lauten könnte. Wie sind Ihre Erwartungen entstanden? Welche Kindheitserlebnisse liegen ihnen zugrunde? Schon allein die Bewusstmachung dieser Erwartungen ist ein wichtiger Schritt auf dem Weg zu ihrer Überwindung.

SELBSTTEST:
Wozu machen meine Erwartungen mich?

Kreuzen Sie bei den nun folgenden Fragen jeweils die Antworten an, die Ihrem Umgang mit der beschriebenen Situation am ehesten entsprechen.

1. Sie haben vor, sich mit einem »Blind Date« zum Abendessen in einem Restaurant zu treffen. Wie wird dieser Mensch reagieren, wenn Sie sich an seinen Tisch setzen?

a. Er wird Ihnen einen enttäuschten Blick zuwerfen und unter einem Vorwand das Lokal verlassen.

b. Anfangs wird er vielleicht einen ganz interessierten Eindruck machen, früher oder später aber das Interesse an Ihnen verlieren. Es wird keine zweite Verabredung geben.

c. Sie werden ihm gefallen, und er wird auch von Ihrem Wesen und Ihrer Ausstrahlung begeistert sein. Es wird ein wunderbarer Abend, dem weitere wunderbare Abende folgen werden.

d. Was spielt es schon für eine Rolle, was Ihr Blind Date von Ihnen hält? Wahrscheinlich wird diese Person Ihnen sowieso nicht gefallen, und Sie werden sich eine Ausrede einfallen lassen, um vorzeitig verschwinden zu können.

2. Sie sollen eine wichtige Präsentation halten. Wie werden die Zuhörer Ihrer Meinung nach darauf reagieren?

a. Trotz gründlichster Vorbereitung werden Sie einen Kloß im Hals haben, wenn Sie vor den Augen aller Zuhörer aufs Rednerpodium steigen. Sie werden diesem Stress nicht standhalten können.

b. Sie werden zwar aufs Podium steigen und Ihre Präsentation halten. Ihre Zuhörer werden aber bald abschalten oder anfangen, auf ihren Smartphones herumzutippen.

c. Sie schaffen es, Ihr Publikum mitzureißen! Hervorragende Präsentation, fantastische Darbietung. Ihre Zuhörer werden begeistert sein.

d. Sie werden Ihre Sache hervorragend machen. Ihre Zuhörer sind jedoch einfach zu dumm, um Ihre Ideen zu schätzen zu wissen.

3. Ein rücksichtsloser Autofahrer schneidet Sie und verursacht beinahe einen Unfall. Sie hupen ihn an. Was passiert als Nächstes?

a. Sie fahren ganz entsetzt an den Straßenrand und hoffen, dass der andere Fahrer nicht auch rechts heranfährt und einen Streit mit Ihnen anfängt.

b. Sie fahren weiter – wütend auf den Autofahrer und auf sich selbst, weil Sie Angst davor hatten, ihm von Angesicht zu Angesicht gegenüberzutreten.

c. Sie sind geistesgegenwärtig genug, sich die Autonummer des Fahrers aufzuschreiben und die Polizei anzurufen.

d. Sie fahren dicht auf ihn auf und lassen auf diese Weise Ihre Wut an ihm aus.

4. Sie hatten gerade einen heftigen Streit mit Ihrem Partner. Wo sind Sie eine Viertelstunde später?

a. Allein im Badezimmer, hinter verschlossener Tür.

b. Allein im Schlafzimmer und stinksauer – aber ich werde so tun, als sähe ich fern.

c. Ich werde meinem Partner am Küchentisch gegenübersitzen und das Problem ruhig und vernünftig mit ihm besprechen.

d. An der Bar, bei meinem zweiten Drink.

5. Sie gehen auf eine Party, die ein Bekannter von Ihnen veranstaltet, kennen dort aber vielleicht nicht so viele Leute. Wie lange bleiben Sie?

a. Zehn Minuten – lange genug, um den Gastgeber zu begrüßen.

b. Zwanzig Minuten – lange genug, um den Gastgeber zu begrüßen und eine kleine Runde unter den Gästen zu machen.

c. Ein paar Stunden. Schließlich gibt es so viele neue Leute kennenzulernen.

d. Null Minuten. Warum soll ich da hingehen? Zu Hause ist es viel schöner.

Auswertung

Für diesen Selbsttest gibt es keine Auflösung. Jede Antwort außer »Ich weiß es nicht« beweist, dass Sie starke antizipatorische Vorstellungen haben: Sie glauben von vornherein, dass ein Ereignis auf eine bestimmte Art und Weise ablaufen wird. Meistens läuft es dann auch tatsächlich so ab – aber das beweist nur eines: **dass jede Erwartung eine selbsterfüllende Prophezeiung ist.**

Neue Möglichkeiten ausloten

Ich bemühe mich, meine Patienten von ihren vorgefassten Erwartungen zu befreien, indem ich mit ihnen darüber diskutiere. Schließlich kann man nie wissen, was geschieht, wenn man das Haus verlässt: Es kann alles Mögliche – Gutes oder Schlechtes – passieren. Wenn Sie immer schon vorher »wissen«, was geschehen wird, berauben Sie sich vieler unerwarteter Möglichkeiten.

Der einflussreiche, geheimnisumwitterte systemische Familientherapeut Salvador Minuchin wollte immer alle Mitglieder, die im Haushalt seiner Patienten lebten, gleichzeitig kennenlernen. Sogar die Haustiere kamen mit zu diesen Sitzungen. Die engen Wechselwirkungen zwischen allen Menschen und Dingen faszinierten ihn. Natürlich entdeckte er darin immer wiederkehrende Muster und wollte die Dynamiken, die hinter diesen Beziehungen steckten, durchschauen. Ich erinnere mich noch genau daran, wie ich zu Beginn meiner Karriere eine komplizierte Situation mit ihm besprach und ihn um Rat fragte. »Sag einfach allen, dass sie zur Abwechslung mal etwas anders machen sollen als bisher«, schlug er vor.

»Hä?«

»Da du nicht weißt, was du ihnen raten sollst, wollen wir wenigstens eine neue Dynamik in diese Konstellation hineinbringen. Dadurch werden die Beteiligten deutlicher erkennen, wie ihre alten Dynamiken sich auswirken. Dann werden sie ihr Verhalten sehr schnell ändern.«

Das gilt nicht nur für Einzelpersonen, sondern auch für Gruppen. Sind Sie sich nicht sicher, was Sie tun sollen, würden aber gern neue Möglichkeiten ausloten und mehr darüber erfahren, was für Konstellationen Sie normalerweise – bewusst oder unbewusst – schaffen oder anstreben? Dann handeln Sie einfach einmal anders als sonst und warten Sie ab, was passiert.

Hier eine Übung, die ich mit meinen Patienten immer wieder mache: Ich fordere sie auf, sich ein Dutzend mögliche Ausgänge für eine Situation zu überlegen, die ihnen Angst einjagt. Dabei sollen sie ihre Fantasie zu Rate ziehen (und sich somit Zugang zu ihrem Unterbewusstsein verschaffen). Ich bitte sie zunächst, mir ein paar positive und negative, ein paar banale und ein paar ausgesprochen abstruse Ausgänge der betreffenden Situation zu beschreiben. Und wir besprechen auch, was für ein Gefühl es für sie wäre, ohne jegliche Erwartungshaltung in eine Situation hineinzugehen. Normalerweise empfinden sie das als »nervenaufreibend«.

Den meisten Menschen ist nicht klar, wie stark ihre Lebenseinstellung ihr Leben beeinflussen kann. Oft ist ihnen diese Einstellung nicht einmal bewusst. Doch wenn ich sie auffordere, sie in Worten zu beschreiben, kann ich mir fast sofort ein ungefähres Bild davon machen.

Immer wenn ich einen neuen Patienten kennenlerne, frage ich ihn: »Von welchem Punkt gehen wir aus? Was für eine Vorstellung haben Sie vom Leben?«

Auch wenn das eine ganz einfache Frage zu sein scheint, bringt sie meine Patienten doch immer wieder aus der Fassung. Sie finden sie verwirrend und faszinierend zugleich. Normalerweise halten sie daraufhin erst einmal inne und bitten mich: »Lassen Sie mich kurz darüber nachdenken.« Vielleicht liegt ihnen die Antwort nicht sofort auf der Zunge. Doch wenn sie dann anfangen, darüber zu reden, kann ich ihren Ausführungen sehr wichtige Hinweise entnehmen.

Hier eine kleine Auswahl von Antworten, die Ihnen einen Eindruck von der Vielfalt verschiedener Lebenseinstellungen vermitteln soll:

Pessimistisch: »Das Leben ist scheiße, und irgendwann stirbt man.«
Optimistisch: »Mit Liebe sieht alles anders aus.«
Nihilistisch: »Das Leben ist sinnlos.«
Pragmatisch (à la Winston Churchill): »Erfolg ist nicht endgültig, Misserfolg auch nicht. Man muss nur den Mut haben weiterzumachen. Das ist das Einzige, was zählt.«

Einmal bat ich einen neuen Patienten mittleren Alters: »Erzählen Sie mir etwas über sich. Wer sind Sie?«

»Ich bin ein erfolgreicher Chirurg«, antwortete der Mann.

»Also definieren Sie sich über Ihre Arbeit.«

Eine Sekunde lang machte der Mann einen ziemlich schockierten Eindruck. Dann fing er an zu lachen und nickte bestätigend. »Was für ein Gefühl ist es, andere Menschen besser zu kennen als sie sich selbst?«, fragte er mich.

Doch in Wirklichkeit verstehe ich niemanden besser, als er sich selbst versteht. Ich kann die Menschen nur in die richtige Richtung lenken, damit sie ein besseres Verständnis für ihr eigenes Innenleben entwickeln. Auf den Kommentar dieses Mannes habe ich geantwortet: »Lassen Sie uns weiterforschen und einen genaueren Blick darauf werfen, worum es geht.«

Auch Sie sollen nun einmal einen genaueren Blick auf Ihre Lebenseinstellung werfen. Analysieren Sie eine Erinnerung oder Emotion aus Ihrem Unterbewusstsein, die Licht darauf wirft, wie Sie zu dieser Lebenseinstellung gekommen sind. Dabei gibt es keine richtigen oder falschen Antworten. Es kommt nur darauf an, in sich hineinzuschauen und etwas Neues zu entdecken. Ihr Ziel besteht nicht darin, etwas an Ihrer Einstellung zu korrigieren (jedenfalls *noch* nicht). Sie sollen einfach nur ein bisschen mehr über sich selbst erfahren und Zusammenhänge zwischen Ihrem Denken und Ihrem Verhalten erkennen.

Nehmen Sie sich ein paar Minuten Zeit, um das Leben, das Sie gerne führen würden, vor Ihrem inneren Auge heraufzubeschwören. Wie sehen Sie Ihre Existenz? Was möchten Sie in Ihrem Leben erreichen? **Beschreiben Sie jetzt gleich – ohne großes bewusstes Nachdenken – in ein paar Sätzen, wie Ihr neues Leben aussehen sollte.**

_____

_____

_____

_____

WEGE ZUR SELBSTERKENNTNIS:
Der Ping-Test

In Ihrer frühen Kindheit sind in Ihrem Unterbewusstsein starke Gefühle der Scham, Schuld, Unterwerfung, Angst oder Depression entstanden, und diese Gefühle haben sich in Ihrem Erwachsenendasein zu destruktiven Denk- und Verhaltensmustern entwickelt. Um etwas an Ihrem Leben ändern zu können, müssen Sie die falsche Wahrheit erkennen, die dieses Leben bestimmt. Folgende falsche Wahrheiten begegnen mir in meiner psychotherapeutischen Praxis besonders häufig:

»Ich tauge nichts.«

»Ich habe immer Pech.«

»Niemand mag/liebt mich.«

»Niemand versteht mich.«

»Ich bringe anderen Menschen nur Unglück.«

»Ich werde immer allein sein.«

»Ich bin kein liebenswerter Mensch.«

»Ich bin ein Lügner.«

»Ich bin ein Hochstapler.«

»Ich bin ein furchtbar oberflächlicher Mensch.«

»Ich bin ein Verlierertyp.«

»Ich mache immer alles falsch.«

»Ich bin ein grausamer Mensch.«

»Eigentlich ist mir alles egal.«

»Ich habe einfach keinen Erfolg im Leben.«

»Ich bringe nie etwas Besonderes zustande.«

»Ich werde nie das bekommen, was ich verdiene.«

»Ich verdiene es nicht, glücklich zu sein.«

»Meine Gefühle spielen keine Rolle.«

»Ich kann meine Gefühle nicht zeigen.«

Macht es bei einigen dieser selbstzerstörerischen Aussagen »ping« auf Ihrem inneren Radarschirm? Fühlen Sie sich beim Lesen einiger dieser Beispielssätze innerlich getroffen? Laufen diese inneren Monologe schon seit Ihrer Kindheit in Ihnen ab wie eine Schallplatte, die einen Kratzer hat – oder hat das womöglich sogar schon zu einer Zeit angefangen, an die Sie sich nicht mehr erinnern oder in der Sie noch nicht sprechen konnten? Haben Sie sich mit Ihren Handlungen und Entscheidungen unbewusst immer wieder selbst in diesen Glaubenssätzen bestätigt?

Wenn Sie die Sätze, die Ihnen bekannt vorkommen, umkringeln und mit anderen Anhaltspunkten vergleichen, die Sie in diesem Kapitel gewonnen haben – typischen Denk- und Verhaltensmustern, gefährlichen Verallgemeinerungen in Ihrem Selbstbild, Ihrer Sicht des Lebens –, werden Sie wahrscheinlich auf Ihre falsche Wahrheit stoßen. Wenn Sie glauben, eine halbwegs zutreffende Vorstellung von dieser falschen Wahrheit gewonnen zu haben, schreiben Sie sie in die untenstehenden Leerzeilen.

Meine falsche Wahrheit lautet: _____

_____

_____

Wenn Sie es sich vorläufig noch nicht zutrauen, Ihre falsche Wahrheit zu »diagnostizieren« – kein Problem! Vielleicht ist Ihnen zum jetzigen Zeitpunkt erst klar geworden, dass Ihr Unterbewusstsein existiert und dass in Ihrem Kopf mehr passiert, als Sie bisher geahnt haben.

In den letzten beiden Kapiteln haben Sie wichtige Anhaltspunkte im Hinblick auf Ihre falsche Wahrheit gewonnen. Nehmen Sie all diese Erkenntnisse mit ins nächste Kapitel, in dem wir noch tiefer in Ihr Unterbewusstsein vordringen und versuchen werden herauszufinden, wann und wie diese falsche Wahrheit entstanden ist.

Wie sieht es jetzt in Ihnen aus?

Die Erkenntnis, dass Sie in Ihrer Kindheit ein Trauma erlebt haben, und der Versuch zu verstehen, wie dieses Trauma sich auf Sie ausgewirkt hat, kann folgende Gefühle in Ihnen auslösen:

Verwirrung. Das Konzept der falschen Wahrheit ist sicherlich nicht so leicht zu verstehen. Wenn Sie das Gefühl haben davorzustehen »wie der Ochse vorm Scheunentor«, sollten Sie dieses Kapitel vielleicht noch einmal lesen. Bei meinem »Die Heilung liegt in Dir«-Programm geht es ja darum, Ihre falsche Wahrheit zu erkennen und mit Stumpf und Stiel auszumerzen. Also ist es wichtig, erst einmal die Grundidee zu verstehen: In Ihrer Kindheit ist irgendetwas passiert, wodurch Sie ein bestimmtes Selbstbild entwickelt haben. Denn als Kind konnten Sie das, was um Sie herum geschah, noch nicht richtig interpretieren. Aus dieser Fehlinterpretation ist Ihre falsche Wahrheit entstanden – das unbewusste

Narrativ, aufgrund dessen Sie sich dann verändert oder an Ihre falsche Wahrheit fehladaptiert haben, damit Ihnen wieder wohler zumute war – allerdings ohne sich dessen bewusst zu sein.

Zweifel. Vielleicht denken Sie jetzt: »Und eine fehlangepasste Vorstellung aus meiner Kindheit soll so tiefgreifende Auswirkungen auf meine Probleme im Erwachsenenalter haben?« Es ist völlig verständlich, an diesem Konzept gewisse Zweifel zu haben. Trotzdem bitte ich Sie, auf die jahrzehntelange wissenschaftliche Forschung zu vertrauen, die dahintersteht, und sich vorläufig trotz Ihrer Skepsis einfach auf dieses Programm einzulassen.

Erleichterung. Schon allein das Wissen, dass ein Kindheitstrauma an ihren Problemen im Erwachsenenalter schuld ist, lässt viele Menschen erleichtert aufatmen. Das haben Studien zu negativen Kindheitserlebnissen eindeutig gezeigt. Mit anderen Worten: Nicht *Sie* sind das Problem, sondern *das Problem* ist das Problem! Die Erkenntnis, dass sie in der Vergangenheit irgendeinen psychischen Schaden davongetragen haben, befreit die Menschen von einem großen Teil ihrer Scham- und Schuldgefühle. Bewusstwerdung ist der erste Schritt zur Heilung.

Ressentiments. Viele Menschen reagieren aber auch mit einem gewissen Groll auf dieses Konzept. Es bedeutet ja, dass ihre Eltern sie »verkorkst« haben. Auch wenn sie ihr Elternhaus schon lange verlassen haben, wird ihr Leben bis zum heutigen Tag von diesen Kindheitstraumata überschattet. In den nächsten Kapiteln werden Sie erfahren, wie man mit Ressentiments und anderen negativen Gefühlen umgeht. Vorläufig brauchen Sie diese Emotionen einfach nur an die Oberfläche steigen zu lassen. Alles, was Sie empfinden, ist für den Prozess Ihrer Heilung durch Einsicht wichtig.

Wenn Sie lernen, Ihre Erlebnisse richtig zu deuten, werden Sie wichtige Erkenntnisse daraus gewinnen. Versuchen Sie einfach für alles offen zu sein, was jetzt an Gedanken, Gefühlen und Einsichten in Ihnen aufsteigt.

WO KOMMT IHRE FALSCHE WAHRHEIT HER?

Ihre falsche Wahrheit ist die Folge eines Traumas oder mehrerer Mikrotraumata. Damals sind Ihre ersten Vorstellungen davon entstanden, wer Sie sind und wie Sie in Ihre Familie und in die Welt hineinpassen. Damals hat sich Ihr heutiges Selbstbild in Ihnen verankert und zu dem unbewussten Narrativ entwickelt, das Ihre Gedanken und Ihr Verhalten auch heute noch steuert.

Wo kommt Ihre falsche Wahrheit her? Was ist damals passiert und wo? Wer hatte außer Ihnen sonst noch etwas damit zu tun?

Alle Details der Entstehungsgeschichte Ihrer falschen Wahrheit sind wichtig. Sie liefern Ihnen die fehlenden Teile zum großen Puzzlespiel Ihres Lebens. Inzwischen sind Ihnen Ihre Denk- und Verhaltensmuster bewusst geworden. Sie haben erkannt, dass Ihr Unterbewusstsein in Ihrem Leben Regie führt, und sind Ihrer falschen Wahrheit auf die Spur gekommen. Nun müssen Sie noch tiefer in Ihr Unterbewusstsein eintauchen und sich genau an die Details Ihres damaligen Erlebnisses erinnern. Dadurch können Sie die damit verbundenen intensiven Emotionen noch einmal neu durchleben und einen eindeutigen Zusammenhang zwischen damals und heute herstellen. Denn genau diese Emotionen wirken sich auch heute noch auf Sie und Ihr Verhalten aus.

Zunächst einmal müssen Sie sich das damalige Ereignis und Ihre Reaktion darauf vergegenwärtigen. Denn wenn Sie Zugang zu Ihren damaligen Gefühlen gewinnen, wird Ihr Bewusstwerdungsprozess zur Einsicht.

Sie sind nun im Begriff, sich selbst und Ihre wahre, geheime Geschichte kennenzulernen.

Wie viele meiner Patienten denken Sie jetzt vielleicht: »Ich habe keine Ahnung, woher meine falsche Wahrheit kommt, und weiß auch nicht, wie ich das herausfinden soll.«

Doch in Wirklichkeit haben Sie bereits begonnen, der Geschichte Ihrer falschen Wahrheit auf den Grund zu gehen. In den vorigen beiden Kapiteln, in denen es um unbewusste Vorahnungen und Erwartungen ging, haben Sie wichtige Anhaltspunkte darüber gesammelt und sind dem Kern Ihrer krankhaften Überzeugung Schritt für Schritt immer nähergekommen. Nun werden Sie diese Reise in Ihr eigenes Inneres fortsetzen – und zwar genau bis zu dem Augenblick, in dem Ihr falsches Selbstbild entstanden ist. Ich werde Ihnen Aufgaben und Anleitungen dazu geben, wie Sie sich durch die verschiedenen Schichten Ihrer Erinnerung hindurcharbeiten können. Woran merkt man es, wenn man am Ursprung seiner falschen Wahrheit angelangt ist? An dem verräterischen flauen Gefühl im Magen, das wichtige Erkenntnisse normalerweise begleitet.

Doch wenn Sie sich nicht mehr an den genauen Moment erinnern können, in dem Ihre falsche Wahrheit entstanden ist, und am Ende dieses Kapitels vielleicht nur vage Bilder im Kopf ha-

ben – machen Sie sich deshalb keine Sorgen! Sie haben noch einen langen Weg vor sich. Vielleicht wird Ihnen erst später klar,
wie Sie zu dem Menschen geworden sind, der Sie heute sind.
Manche Therapeuten überspringen diesen Schritt einfach und gehen direkt zum »praktischen Teil« – der Verhaltensänderung und
den Absichtserklärungen – über. In ihren Augen sind Einsicht
und Erforschung des Unterbewusstseins für eine Veränderung
nicht notwendig.

Doch nachdem ich die Magie der Einsicht in meiner Praxis immer wieder miterlebt habe, bin ich überzeugt davon, dass Sie die
Umstände kennen sollten, die zur Entstehung Ihrer falschen
Wahrheit geführt haben. Und Sie sollten auch erkennen, wie diese
»Wahrheit« sich in Ihrem Leben bis zum jetzigen Zeitpunkt permanent wiederholt hat. Das ist für mich der Schlüssel zu einer
erfolgreichen Veränderung. Denn wenn Sie erkennen, wie Ihr jetziges Ich entstanden ist, wird Ihre Veränderung sehr viel sinn-
bringender, dauerhafter und tiefgreifender sein. Stellen Sie sich
vor, Sie kaufen sich ein ganz neues Bett – ist das nicht sehr viel
wirkungsvoller, als einfach nur ein neues Bettlaken auf eine
durchgelegene alte Matratze zu legen?

Um einer strahlenderen Zukunft entgegenzugehen, müssen Sie
Ihre Vergangenheit klar und deutlich erkennen. Ihre Lebensgeschichte zurückzuverfolgen, hat sehr viel mit Klarheit und Realität zu tun. Als kleines Kind mussten Sie irgendwie mit Ihren Eltern zurechtkommen, weil Sie sie brauchten. Doch inzwischen
hängt Ihr Überleben nicht mehr von Ihren Eltern ab. Jetzt können
Sie auf sich selbst und andere Menschen bauen und den psychischen Schaden, den Sie in Ihrer Kindheit erlitten haben, hinter
sich lassen – da, wo er hingehört: in der Vergangenheit. Doch be-

vor Sie sich von diesem Schaden befreien können, müssen Sie zunächst einmal genau wissen, worin er besteht.

Was Sie jetzt tun sollen, wird Ihnen vielleicht ein bisschen Angst einjagen oder Sie frustrieren. Möglicherweise wird das, was Sie sehen, wenn Sie den Vorhang der Erinnerung zurückziehen, Sie überraschen oder entmutigen. Vielleicht hat Ihre Psyche schützende Barrieren rund um das Trauma oder die Mikrotraumata aus Ihrer Kindheit errichtet. Ihre falsche Wahrheit existiert schon seit langer, langer Zeit. Ihre Psyche wird vielleicht nicht so ohne Weiteres bereit sein, sie aufzugeben. Doch am Ende dieses Prozesses erwartet Sie endlich eine Antwort auf die Frage: »Was steckt hinter meinem Verhalten?« Und die Freude und Erleichterung, die diese Erkenntnis Ihnen bringen wird, ist sehr viel besser als die Angst und Verwirrung der Ignoranz.

Wenn Sie also immer noch im Dunkeln tappen – kein Problem! Dieses Schicksal teilen Sie mit den meisten Menschen, deren falsches Narrativ aus der Kindheit vor dem siebten Lebensjahr entstanden ist – zu einer Zeit, an die wir uns später kaum noch erinnern und in der wir das, was sich damals in unserem Elternhaus abgespielt hat, noch gar nicht richtig einordnen konnten. Es ist erstaunlich, was einem alles auffällt, wenn man aus der Perspektive des Erwachsenen auf seine Kindheit zurückblickt.

ENTDECKUNG DER FALSCHEN WAHRHEIT

Daria

Der einzige Mensch, auf den Daria in ihrem chaotischen Leben stets gebaut hatte, war ihre Zwillingsschwester. Doch als diese Schwester dann einen Geschäftsmann heiratete, der sie an ihren »oberflächlichen, materialistischen« Vater erinnerte, fühlte Daria sich verraten.

Ich machte sie darauf aufmerksam, wie oft sie das Wort *verraten* in unseren Gesprächen verwendete.

Es gibt keine Zufälle. Alles hat eine Bedeutung.

»Erzählen Sie mir von Ihrer Kindheit«, forderte ich sie auf. Oft liefert die erste Geschichte, die ein Patient von sich erzählt, mir einen Hinweis auf ein wichtiges, schon lange bestehendes Problem, das starke Auswirkungen auf das heutige Erleben dieses Patienten hat.

Daraufhin erzählte Daria mir eine Geschichte aus einer Zeit, als sie noch sehr klein (vier oder fünf Jahre alt) gewesen war und ihre Mutter nur selten Zeit für sie gehabt hatte. Meistens hatten ihre Eltern alle Hände voll damit zu tun, dafür zu sorgen, dass sie und ihre Schwester zu ihren unzähligen Terminen kamen. Doch diese Art der Fürsorge empfand Daria als »dumm und oberflächlich«. Sie sehnte sich nach einer »echten Reaktion« von ihren Eltern. Bekam sie diese nicht, reagierte sie sehr heftig und – in ihren eigenen Augen – mit emotionaler Ehrlichkeit. Ihre Mutter hatte sie nie beruhigt oder getröstet, das hatte immer nur ihre Schwester getan.

Für mich lag es auf der Hand, dass Darias falsche Wahrheit eine Reaktion auf ihre vielbeschäftigten Eltern war, die sie nicht richtig verstanden und sie – ohne es zu wollen – immer auf Distanz gehalten hatten. Darias Fehlanpassung bestand darin, »schwierig« zu werden, um die Aufmerksamkeit ihrer Eltern auf sich zu ziehen.

Sie tat sich viel darauf zugute, »allen Leuten die Wahrheit zu sagen«. Das wirkte sich fast immer negativ auf die Beziehung zu ihren Freunden und Kollegen aus. Ihre Mitmenschen empfanden sie als »anstrengend« oder schlichtweg »unausstehlich«. Wurde sie dann abgelehnt, reagierte sie immer mit dem gleichen Gedanken: »Die Leute kommen halt nicht mit mir klar.«

Vor kurzem war Daria nach Los Angeles gezogen, um in der Filmbranche zu arbeiten. In unseren Sitzungen erzählte sie mir immer wieder in aller Ausführlichkeit, wie sehr sie diese Stadt hasste, weil die Menschen dort so unnahbar und unfreundlich waren und nie Zeit für einen hatten. Interessanterweise war ihr Umzug nach L.A. nicht nur im Hinblick auf ihre beruflichen Interessen sinnvoll gewesen, sondern erfüllte für sie auch noch einen anderen Zweck – nämlich, sie in ihrer Weltsicht zu bestätigen: Alle Menschen sind oberflächlich, kümmern sich nur um sich und ihr eigenes Leben und sprechen nicht über ihre wahren Gefühle. Solche Reaktionen erlebe ich in meiner Praxis als Psychotherapeut immer wieder: Wir fühlen uns oft zu Lebensumständen hingezogen, die uns in unserer falschen Wahrheit bestätigen oder deren Richtigkeit beweisen. Bei Daria zeigte sich das nicht nur in ihrer Berufswahl (sie hatte sich ausgerechnet für eine Branche entschieden, in der Zurückweisung an der

Tagesordnung ist), sondern auch in ihren Beziehungen zu Männern, die sich nicht festlegen wollten, und ihrer feindseligen Einstellung gegenüber ihrer Familie.

Das, was Daria als »ignoriert werden« empfand, war in Wirklichkeit der kumulative Effekt ihrer Wirkung auf ihre Mitmenschen: Sie hielten sie für »überempfindlich« und »schwierig« und wollten deshalb nichts mit ihr zu tun haben. Als ihre Zwillingsschwester – die einzige Person in ihrem Umfeld, die ihr Trost und Bestätigung gab und eine gewisse Konstanz in ihr Leben hineinbrachte – sie im Stich zu lassen schien und nach ihrer Heirat dann auch noch die Partei ihrer Eltern ergriff, spitzten Darias Probleme sich immer mehr zu.

Anhaltspunkt Nr. 1: Intensive Emotionen

Die typische Frage eines »Seelenklempners« lautet: »Wie ist Ihnen dabei zumute?«

Psychotherapeuten stellen diese Frage deshalb so oft, weil sie einen Zusammenhang zwischen den Verhaltensweisen und Emotionen ihrer Patienten entdecken müssen, um dem Narrativ aus ihrer Kindheit auf die Spur zu kommen. Viele Menschen können nicht einmal genau sagen, was sie empfinden. Doch um Erkenntnisse zu gewinnen, ist es wichtig, seine Emotionen zu benennen.

Versuchen Sie es einmal mit einem Experiment. Ergänzen Sie folgende Sätze:

Wenn ich das Mittagessen auslasse, fühle ich mich _____

Wenn ich nicht gut geschlafen habe, fühle ich mich _____

Wenn ich mir den Zeh anstoße, fühle ich mich _____

Das ist einfach. Körperliche Empfindungen wie Hunger, Müdigkeit und Schmerzen kann man problemlos beschreiben und auch genau vorhersehen, wann man sie haben wird.

Doch seine Emotionen in komplizierten Situationen und Beziehungen zu beschreiben, ist schon schwieriger. Auch wenn Beschimpfungen oder Beleidigungen Sie im wahrsten Sinn des Wortes krank machen können, bitte ich Sie, solche körperlichen Empfindungen bei den nächsten drei Fragen einmal außer Acht zu lassen und sich nur auf Ihre Emotionen zu konzentrieren.

Bitte ergänzen Sie die folgenden drei Sätze:

Wenn ich mir selbst etwas versprochen habe und mich dann nicht daran halte, fühle ich mich _____.

Wenn jemand mich ignoriert, fühle ich mich _____.

Wenn ich einen heftigen Streit mit meinem Partner habe, fühle ich mich _____.

Sich in den trüben Gewässern unseres Gefühlslebens zurechtzufinden, ist gar nicht so einfach. Erstens steigen normalerweise gleich mehrere Emotionen in uns auf. So sind wir Menschen nun einmal: Wir können viele Dinge gleichzeitig empfinden. Oft sind die Gefühle, die Sie unmittelbar mit bestimmten Situationen assoziieren, diejenigen, die ganz nah an der Oberfläche lie-

gen. Doch wenn Sie ein bisschen tiefer in Ihr Gefühlsleben eintauchen, werden Sie dabei auch noch auf ein oder zwei andere,
weniger intensive Emotionen stoßen. Diese Gefühle rühren von
Ihrer falschen Wahrheit her.

Um zu einer Erkenntnis kommen zu können, müssen Sie diesen *verborgenen* Emotionen einen Namen geben.

Erinnern Sie sich noch an die Patientin mit dem Gewichtsproblem, die sich ihre inneren Monologe mithilfe eines Klickers bewusst gemacht hat? Ich habe diese Patientin einmal gefragt, wie
sie sich nach einer »Fressattacke« fühlte.

»Schlecht«, sagte sie.

»In welcher Hinsicht?«

»Ich schäme mich, bin wütend, habe ein schlechtes Gewissen.«

Wir besprachen diese an der Oberfläche liegenden Emotionen,
die meine Patientin mit übermäßigem Essen assoziierte – die
Scham, den Zorn und die Schuldgefühle. Schon nach ein paar Minuten wurde ihr klar, dass all das nur Auswüchse einer einzigen
verborgenen Emotion waren.

»Ich habe Angst«, sagte sie und wäre dabei fast in Tränen aus-
gebrochen. »Angst davor, dass ich überhaupt keine Selbstdisziplin
habe und dass ich mich mein Leben lang schämen, wütend sein
und ein schlechtes Gewissen haben werde.«

Dieser intelligenten Frau, die so unbedingt etwas an ihrem Leben verändern wollte, war gar nicht bewusst gewesen, dass sie in
einem Gefühl ständiger Angst lebte und dass diese Angst ihr Leben stärker bestimmte als alles andere. Dank dieser Erkenntnis
gelang es ihr zwar nicht von einem Tag auf den anderen, ihre Ess-
sucht zu überwinden. Doch dadurch, dass wir ihren Gefühlen auf
den Grund gegangen waren, hatte sie außer ihrem reflexartigen

Zorn und Selbsthass nun auch noch etwas anderes, worüber sie nachdenken konnte. In der nächsten Woche kam sie wieder in meine Praxis und erklärte mir: »Meine Fressattacken erzeugen viel Wut und Selbsthass in mir. Aber diese Gefühle helfen mir *überhaupt nicht* gegen meine Zukunftsangst. Ich brauche etwas, das mir meine Angst nimmt, statt mir noch mehr Schamgefühle einzujagen.« Dadurch, dass es uns gelungen war, ihre verborgene Emotion ans Tageslicht zu fördern, hatte ihr Denkmuster sich innerhalb einer Woche völlig verändert.

Wenn unser Denken sich verändert,
führt das automatisch auch zu einer Änderung
unseres Verhaltens.

Viele Patienten fragen mich: »Warum ist diese verborgene Emotion so tief in meinem Inneren vergraben? Warum müssen wir uns durch so viele Schichten hindurcharbeiten, um sie zu erkennen?«

Um diese Frage zu beantworten, möchte ich Ihnen erklären, wie krankhafte Überzeugungen sich in unserer Psyche verfestigen. Eltern setzen sich oft über die wahren Gefühle ihrer Kinder hinweg, indem sie ihnen ihre eigene Version des Geschehens aufoktroyieren. Wenn ein Kind sagt: »Ich habe Angst« und ein Elternteil dagegenhält: »Du brauchst doch keine Angst zu haben«, wird das Kind dazu aufgefordert, seine eigenen wahren Gefühle zugunsten der elterlichen Darstellung seines Erlebens zu ignorieren. Wenn die elterliche Version derjenigen des Kindes widerspricht, wird dem Kind beigebracht, seine eigenen Vorstellungen zu revidieren, sich selbst zu belügen und seine wahren Empfindungen zu verleugnen. Diese Diskrepanz ist der Hauptgrund, warum es Ihnen so schwerfällt, Ihre wahren Gefühle zu verstehen. Sie ist allgegenwärtig. Selbst wenn eine Mutter niemals zu ihrem Kind sagt: »Du hast Unrecht«, nimmt das Kind doch eine Veränderung im Gesichtsausdruck der Mutter wahr, oder sein Instinkt vermittelt ihm irgendwelche anderen Anhaltspunkte, die es dazu bewegen, seine wahren Gefühle lieber zu unterdrücken und sein Verhalten zu ändern, um es der Mutter recht zu machen. Den Eltern unter meinen Lesern wird jetzt vielleicht bewusst werden, wie sie die Emotionen ihrer Kinder auf subtile und doch autoritäre Art und Weise korrigieren, in dem Glauben, das sei »nur in ihrem eigenen Interesse«, oder um sie »abzuhärten«.

Wenn Kinder aufwachsen und sich weiterentwickeln, tritt an die Stelle dieses elterlichen Diktats ihre eigene autoritäre Stimme, die ihnen – bewusst oder unbewusst – befiehlt, ihre wahren Gefühle zu verleugnen. Für Erwachsene ist es wichtig, diese abwertende, autoritäre Stimme in ihrem Kopf zum Schweigen zu bringen – sich nicht mehr vorzuschreiben, was sie zu empfinden haben, und stattdessen lieber in sich hineinzuhören und ihre wahren Emotionen zu erkennen.

Versuchen Sie sich einmal zu erinnern: Wann wurde Ihr Gefühlsleben zum ersten Mal in Frage gestellt und abgelehnt? Wenn es Ihnen gelingt, Ihrer wichtigsten verborgenen Emotion auf die Spur zu kommen, können Sie diese Emotion so weit in Ihre Kindheit hinein zurückverfolgen, bis Sie bei Ihrer falschen Wahrheit angelangt sind.

SCHAUEN SIE GENAU HIN! Es ist gar nicht so einfach dahinterzukommen, welches Ereignis oder welche Serie von Ereignissen zur Entstehung Ihrer falschen Wahrheit geführt hat und wann das passiert ist. Den meisten Menschen fällt es schon schwer genug, genau zu beschreiben, wie sie sich gerade fühlen. Aber ich habe auch eine gute Nachricht für Sie: Jeder, dem das wichtig genug ist, kann mit ein bisschen Anleitung und Nachdenken lernen, seinen wichtigsten verborgenen Emotionen auf die Spur zu kommen (ja, auch Sie!) – und von da an sind es nur noch ein paar Schritte bis zur Einsicht. Lassen Sie Ihr Gefühl der Verwirrung und Unsicherheit ruhig zu! Seien Sie offen für alle Emotionen, die bei diesem Prozess in Ihnen aufsteigen. Wie gesagt: Es gibt keine Zufälle. Alle Gefühle und Erinnerungen, die dabei ans Tageslicht kommen, sind wichtig – und wir werden für alle eine Erklärung finden.

WEGE ZUR SELBSTERKENNTNIS:
Benennen Sie Ihre negative Emotion!

Später werde ich auch noch auf positive Gefühle eingehen, und die werden in Ihrem Leben schon sehr bald eine beherrschende Rolle spielen. Doch zunächst sollen Sie Ihren negativen Emotionen nachgehen, um mehr über sich und Ihre Vergangenheit zu erfahren.

Ich habe die untenstehenden negativen Gefühle in die drei Hauptkategorien *Zorn*, *Angst* und *Traurigkeit* eingeordnet, zu denen jeweils verschiedene »Unteremotionen« gehören:

Zorn: Aggression, Ärger, Bitterkeit, Verachtung, Abwehrhaltung, Abscheu, Geringschätzung, Neid, Frustration, Hass, Feindseligkeit, Gereiztheit, Eifersucht, Empörung, Wut, Groll, Ekel

Angst: Nervosität, Vermeidungshaltung, Vorsicht, Bedenken, Zweifel, Unsicherheit, Einschüchterung, Panik, Stress, innere Anspannung, Entsetzen, Verletzlichkeit, Sorge

Traurigkeit: Teilnahmslosigkeit, Langeweile, Niedergeschlagenheit, Verzweiflung, Enttäuschung, Desillusionierung, Verlegenheit, Kummer, Schuldgefühl, Einsamkeit, Bedürftigkeit, Reue, Gefühl der Zurückweisung, schlechtes Gewissen, Scham

Sind Ihnen einige dieser Begriffe auf den ersten Blick ins Auge gesprungen? Hat es dabei auf Ihrem inneren Radarschirm »Ping« gemacht, oder haben sie eine starke Reaktion in Ihnen ausgelöst? Umkreisen Sie diese Begriffe. Starke Reaktionen sind stets ein Hinweis auf wichtige Ereignisse aus Ihrer Vergangenheit. Je heftiger die Reaktion, umso wichtiger der Anhaltspunkt.

Lesen Sie die markierten Wörter noch einmal und fragen Sie sich bei jedem Wort: »Habe ich *Erfahrung* mit diesem Gefühl?« Kommt es mir bekannt vor? Handelt es sich um ein altvertrautes Gefühl, das weit in Ihre Vergangenheit zurückreicht und Sie schon seit langer, langer Zeit begleitet? Wenn ja, heben Sie diese Begriffe mit einem Filzstiftmarker hervor. Sicherlich haben wir alle diese Gefühle schon hin und wieder gehabt. Markieren Sie also nur diejenigen, die Ihnen wirklich *sehr* vertraut sind und die Sie ausgesprochen gut kennen.

Wozu diese Übung? Wenn Sie diese Wörter lesen und dabei in sich hineinhören, können Sie die unbewussten Schuld- und Schamgefühle, Ängste und Ressentiments, die Sie bisher unterdrückt, verdrängt oder verleugnet haben, ans Tageslicht fördern. Das ist der erste Schritt dazu, die verborgenen Emotionen, die Ihr Leben bestimmen, ins Bewusstsein zu heben, damit Sie sie analysieren können.

Vielleicht haben Sie ein Dutzend Wörter markiert, vielleicht aber auch nur ein paar. Es gibt keine richtige oder falsche Anzahl. Ihr Ziel besteht lediglich darin, einen ersten Zugang zu Ihren emotionalen Reaktionen zu bekommen und sich auf diese Weise besser kennenzulernen.

ENTDECKUNG DER FALSCHEN WAHRHEIT

Larry

Wie viele Männer bezog Larry sein Selbstwertgefühl ausschließlich aus seinem beruflichen Erfolg und litt daher sehr darunter, dass er in seiner Karriere nicht weiterkam. Nachdem er an einem renommierten College seinen Magisterabschluss in Politikwissenschaft gemacht hatte, fand er eine Stellung als Unternehmensberater. Irgendwie schaffte er es, an seinem Arbeitsplatz einen freundlichen und umgänglichen Eindruck zu machen, beschrieb sich selbst aber als »permanent wütenden«, unsicheren Menschen. Obwohl beruflich nicht erfolglos, empfand er sich als »Versager«.

Larry heiratete eine hochqualifizierte Frau, die sehr viel erfolgreicher war als er. Obwohl er sich in ihrem beruflichen Erfolg und der Macht, dem Geld und den Reisen sonnte, die damit einhergingen, hatte er doch das Gefühl, im Schatten seiner Frau zu stehen. Aufgrund dieses Gefühls, »die zweite Geige zu spielen«, ließ er sich immer wieder auf Affären mit jüngeren, weniger gebildeten Frauen ein. Ihm war klar, dass die Wahl seiner Freundinnen eine Reaktion auf seine innere Unsicherheit war.

Gemeinsam gingen wir bis in seine Kindheit zurück. Larry war als Einzelkind im ländlichen New Hampshire aufgewachsen. Sein Vater – Geschäftsführer einer Textilfabrik – war zwar freundlich, aber distanziert und unnahbar gewesen. Larrys Mutter war seine wichtigste Bezugsperson – eine herrische Frau, die von ihrem Sohn erwartete, dass er etwas leistete, und ihn kritisierte, wenn er nicht ihren hohen Erwartungen entsprach.

Ich bat ihn, seine damaligen Gefühle zu beschreiben. Daraufhin bezeichnete er sich als *wütend, enttäuscht* und *verbittert*. »Für meine Mutter war ich nie gut genug. Bekam mein Vater das mit, versuchte er sie zu beruhigen, indem er sagte: ›Das ist doch nicht so wichtig‹.« Dem Vater machte es nichts aus, wenn sein Sohn etwas nicht schaffte oder schlechte Zensuren nach Hause brachte. Doch der kleine Junge hörte aus dieser Bemerkung etwas ganz anderes heraus, nämlich: »Larry ist doch nicht so wichtig.« Und so war er ständig zwischen zwei Gefühlen hin und her gerissen: der Überzeugung, den an ihn gestellten Ansprüchen nicht zu genügen (die Autorität der Mutter) und dem Eindruck, dass das sowieso keine Rolle spielte (die Autorität des Vaters). Als er dann auch noch eine ehrgeizige, erfolgreiche Frau heiratete, bestätigte er sich damit in seinem negativsten Selbstbild: nämlich, dass er ihr nie gewachsen sein würde und dass es auf seine Arbeit sowieso nicht ankam. Plötzlich ergab seine lebenslange Gewohnheit, Dinge auf die lange Bank zu schieben und immer den einfachsten Weg zu wählen, einen Sinn.

»Als Kind war ich zwischen dem Gefühl der Unzulänglichkeit und dem Gefühl der Bedeutungslosigkeit hin und her gerissen, und das erzeugte eine tiefe Unsicherheit und Bitterkeit in mir. Also fing ich an, die Dinge schleifen zu lassen – und so wurden meine negativen Gefühle zur selbsterfüllenden Prophezeiung. Es machte mich wütend, dass ich so ein Verlierertyp war. Gleichzeitig musste ich so tun, als mache es mir nichts aus, ein unbedeutender Mensch zu sein.«

Larry hatte immer geglaubt, dass er seine Frau betrog, weil er sich in seiner Mannesehre gekränkt fühlte. Doch in Wirklichkeit waren seine Affären ein Versuch, sich in dem Glauben zu bestätigen, dass es keine Rolle spielte, was er tat.

Seltsamerweise ist das ganz typisch für die Funktionsweise unserer Psyche. Während Larry unbewusst versuchte seine Wertlosigkeit zu beweisen, wollte ein anderer Teil seiner selbst zeigen, dass er doch etwas wert war – wenn auch auf kontraproduktive Art und Weise. Larry lebte seine falsche Wahrheit aus, um sie zu bestätigen, versuchte aber *gleichzeitig*, eine andere Wahrheit zu finden und wenigstens einen vagen positiveren Eindruck von sich selbst und der Rolle zu gewinnen, die er in seiner Partnerbeziehung und in der Welt spielte.

Unsere Psyche ist ein wahres Wunderwerk. Sie dreht und windet sich und stolpert immer wieder über sich selbst. Zur Einsicht gelangt man erst dann, wenn es einem gelingt, über all diese komplizierten Windungen und Verflechtungen hinauszublicken: Denn dann ergibt plötzlich alles einen Sinn.

WEGE ZUR SELBSTERKENNTNIS:
Negative Emotionen visualisieren

Eine andere Möglichkeit, tief in Ihrem Inneren verborgenen Emotionen auf die Spur zu kommen, ist die Visualisierung. Hier eine Schritt-für-Schritt-Anleitung dazu:

1. Der erste Schritt ist Akzeptanz. Sie haben eine Geschichte zu erzählen. Tief in Ihrem Inneren kennen Sie diese Geschichte sehr gut. Sie ist für den größten Teil des Leidens in Ihrem Leben verantwortlich.

2. Welche Emotion kommt Ihnen am bekanntesten vor und bereitet Ihnen die größten Probleme?

3. Wenn Sie beim besten Willen nicht dahinterkommen, worin dieses intensive Gefühl besteht, stellen Sie sich vor, dass diese Emotion in einem Zimmer hinter einer verschlossenen Tür liegt. Stellen Sie sich vor, wie Sie auf diese Tür zugehen und sie öffnen. Was sehen Sie in diesem Raum? Was für eine

Form hat dieses Objekt? Was für eine Farbe? Hat es auch einen Geruch? Macht es irgendwelche Geräusche? Beschreiben Sie das Gefühl so ausführlich wie möglich.

4. Schauen Sie noch einmal genau nach, um sicherzugehen, ob sich in der Ecke dieses Zimmers auch wirklich keine noch tiefere, zentralere Emotion verbirgt. Falls Sie eine solche Emotion wahrnehmen, versuchen Sie sie zu erfassen und beschreiben Sie Farbe, Form, Geruch und Klang dieser Emotion.

5. Dann verlassen Sie das Zimmer wieder. Lassen Sie Ihre Emotion dort zurück und schließen Sie die Tür.

Und nun schreiben Sie auf, was Sie dort gesehen haben.

In dem Zimmer, in dem ich meine vorherrschende Emotion verstecke, habe ich Folgendes entdeckt:

_____

_____

Diese Emotion heißt: _____

_____

Anhaltspunkt Nr. 2: Ihr Bindungsstil

Die nächste Übung zur Sammlung von Hinweisen auf Ihre falsche Wahrheit beruht auf der um die Mitte des 20. Jahrhunderts von dem britischen Psychoanalytiker John Bowlby entwickelten Bindungstheorie. (Nähere Informationen zu dieser Theorie finden Sie auf Seite 397.) Bowlby war der Ansicht, dass man emotionale Probleme diagnostizieren kann, indem man herausfindet, wie ein Kind sich im Beisein seiner wichtigsten Bezugsperson verhalten hat.

Die Psychologin Mary Ainsworth ging noch einen Schritt weiter: Sie führte Laborexperimente durch, bei denen eine Mutter und ihr ein Jahr altes Baby sich zunächst zusammen in einem Zimmer aufhielten. Dann sollte die Mutter das Zimmer verlassen und nach kurzer Zeit wieder zurückkehren. Dieses Experiment wurde als »fremde Situation« bezeichnet.

- Ein sicher gebundenes Kind (40 Prozent aller Probanden) regte sich auf und fing an zu schreien, wenn die Mutter hinausging, suchte während ihrer Abwesenheit nach ihr und fühlte sich getröstet, wenn sie wiederkam.
- Ein unsicher-ambivalent gebundenes Kind (20 Prozent aller Probanden) regte sich furchtbar über die Trennung von der Mutter auf, ließ sich durch ihre Rückkehr nicht trösten und schien auch nicht zu wissen, wie es darauf reagieren sollte – sollte es sich darüber freuen oder wütend auf die Mutter sein, weil sie es verlassen hatte?
- Einem unsicher-vermeidend gebundenen Kind (40 Prozent aller Probanden) schien die Trennung von der Mutter überhaupt nichts auszumachen, und wenn die Mutter dann wieder ins Zimmer kam, ignorierte oder mied das Kind sie und wandte seine Aufmerksamkeit stattdessen einem Spielzeug zu.

Warum haben die Kinder unterschiedlich auf den Stress dieser fremden Situation reagiert? Das Verhalten der Kinder sagt mehr über die Qualität des elterlichen Verhaltens als über die Persönlichkeit des Kindes aus. Sicher gebundene Babys waren in ihren Reaktionen konsequent und zugewandt. Ängstliche und unsicher-vermeidende Babys reagierten entweder schwächer oder gar nicht auf die Rückkehr der Mutter und waren weniger konsequent und zugewandt in ihrem Verhalten. Darin spiegelte sich das Verhalten ihrer Eltern wider: Auch die Eltern schenkten diesen Kindern nicht genügend Zuwendung, verhielten sich ihnen gegenüber inkonsequent und vernachlässigten sie in unterschiedlichem Ausmaß.

Bowlby war der Ansicht, dass der Bindungsstil eines Babys bis ins Erwachsenenalter hinein gleichbleibt. Ende der 1980er Jahre entwickelten Wissenschaftler die Theorie, dass wir in unseren *Liebesbeziehungen im Erwachsenenalter* den gleichen Bindungsstil anstreben, den wir als Kinder unseren Eltern gegenüber hatten.[7] Ende der 1990er Jahre bestätigten Wissenschaftler, dass wir auch als Erwachsene unbewusst immer noch nach Bindungsmustern suchen, die uns vertraut sind, um uns in dem Glauben darin zu bestätigen, dass Beziehungen so sein sollten wie das Beziehungsmuster, in dem unsere Eltern uns aufgezogen haben.[8]

SCHAUEN SIE GENAU HIN! Das Wissen um Ihren Bindungsstil im Erwachsenenalter kann Ihnen Tore zu wichtigen Kindheitserlebnissen öffnen. Jede Übung, die Ihnen dazu verhilft, das Leben aus einer etwas anderen Perspektive zu betrachten, vermittelt Ihnen einen besseren Eindruck davon, wie Sie zu dem Menschen geworden sind, der Sie heute sind. Hier ein Selbsttest, mit dessen Hilfe Sie Ihrem Beziehungsstil auf die Spur kommen können.

WEGE ZUR SELBSTERKENNTNIS:
Wie sieht Ihr Beziehungsstil aus?

1. **Wenn Ihr Partner Sie fragt: »Wie fühlst du dich?«, bewirkt
das bei Ihnen Folgendes:**
   a. Ich zucke unwillkürlich zusammen. Ich spreche nicht
   gern über meine Gefühle.
   b. Ich komme vom Hundertsten ins Tausendste. Ich spreche
   unheimlich gern über meine Gefühle, habe aber den Eindruck, dass mein Partner mir nicht richtig zuhört.
   c. Ich höre ganz genau in mich hinein, frage mich: »Wie
   fühle ich mich *wirklich*?« und gebe ihm eine ehrliche
   Antwort.

2. **Wenn Ihr Partner niedergeschlagen ist oder Probleme hat
und Sie um Hilfe bittet, reagieren Sie folgendermaßen:**
   a. Verärgert. Schließlich bin ich nicht sein Psychotherapeut.
   b. Glücklich. Ich freue mich darüber, dass er so großes Vertrauen zu mir hat und dass mein Rat ihm etwas wert ist.
   c. Betroffen. Ich mache mir Sorgen darüber, dass mein Rat-
   schlag oder Trost ihm vielleicht nicht helfen wird oder
   dass er merkt, dass ich nicht gut genug für ihn bin, und
   mich dann womöglich verlässt.

3. **Wie fühlen Sie sich, wenn Ihr Partner in zärtlicher Stimmung ist und körperliche Nähe sucht?**
   a. Begeistert. Ich liebe Zärtlichkeit!
   b. Mir ist unwohl zumute. Zu vieles Kuscheln kann ich nicht
   vertragen.

c. Erleichtert. Denn wenn er meine Nähe sucht, weiß ich, dass er mich nicht verlassen will.

4. **Machen Sie sich Sorgen darüber, dass Ihr Partner Ihnen untreu sein oder sich in jemand anderen verlieben könnte?**
   a. Immer.
   b. Manchmal.
   c. Nie.

5. **Auf wie großer Gegenseitigkeit beruht die Liebe in Ihrer Partnerbeziehung?**
   a. Wir lieben einander beide gleich stark.
   b. Ich liebe meinen Partner mehr als er mich.
   c. Mein Partner liebt mich mehr als ich ihn.

6. **Was tun Sie normalerweise, wenn Sie etwas bedrückt?**
   a. Ich erzähle es zuerst meinem Partner, weil er der Freund ist, zu dem ich am meisten und und uneingeschränktes Vertrauen habe.
   b. Ich erzähle es meinem Partner – aber nicht gleich, sondern erst später, denn ich möchte nicht, dass er negativ über mich urteilt. Und außerdem: Wenn ich bedrückt bin, so ist das normalerweise auf irgendetwas zurückzuführen, was er getan hat!
   c. Ich behalte es für mich. Meine Probleme gehen nur mich selbst etwas an. Jemand anderen mit hineinzuziehen, würde nur zu bohrenden Fragen und unangenehmen Gespräche führen.

7. **Haben Sie Geheimnisse vor Ihrem Partner?**
    a. Manchmal schon. Ich versuche ihm zwar immer die
        Wahrheit zu sagen, aber wenn ich ihm alles anvertrauen
        würde, könnte er es mit der Angst zu tun bekommen und
        mir davonlaufen.
    b. Natürlich!
    c. Fast nie – und wenn, dann ist es nichts Wichtiges.

8. **Wenn Ihr Partner nicht alle Ihre emotionalen Bedürfnisse
    erfüllt, fühlen Sie sich:**
    a. Gut. Mir ist es lieber, wenn er nicht versucht mein Leben
        »in Ordnung zu bringen«. Ich komme allein zurecht.
    b. Wütend. Schließlich sind mir die Bedürfnisse meines
        Partners sehr wichtig. Also könnte er zumindest versu-
        chen sich auch um meine zu kümmern. Alles andere
        empfinde ich als persönliche Beleidigung.
    c. Verärgert. Es nervt mich, wenn ich das Gefühl habe, ver-
        nachlässigt zu werden. Doch ich achte stets darauf, um
        alles zu bitten, was ich brauche, und offen und ehrlich
        über meine Gefühle zu sprechen.

9. **Wenn Sie mit Ihrem Partner über etwas sprechen, das Sie
    verunsichert, reagiert er folgendermaßen:**
    a. Beruhigend. Er versucht zu erreichen, dass ich mich wie-
        der besser fühle.
    b. Geringschätzig. Er tut meine Sorgen und Bedenken ein-
        fach ab. Das geht mir furchtbar auf die Nerven.
    c. Fassungslos. Normalerweise verrate ich nicht viel über
        meine Ängste und Unsicherheiten. Wenn ich doch ein-

mal darüber reden würde, wüsste mein Partner wahrscheinlich nicht, was er tun soll.

10. Die meisten Ihrer bisherigen Trennungen waren:
   a. Meine Entscheidung. Ich habe keinen Sinn mehr darin gesehen, die Beziehung fortzusetzen.
   b. Die Entscheidung meines Partners. Mit der Zeit habe ich zu sehr geklammert und zu große Anforderungen an ihn gestellt, und das konnte er nicht vertragen.
   c. Unsere gemeinsame Entscheidung. Wir hatten uns einfach auseinandergelebt.

Errechnung der Punktzahl
   1. a (3), b (2), c (1)
   2. a (3), b (1), c (2)
   3. a (1), b (3), c (2)
   4. a (2), b (1), c (3)
   5. a (1), b (2), c (3)
   6. a (1), b (2), c (3)
   7. a (2), b (3), c (1)
   8. a (3), b (2), c (1)
   9. a (1), b (2), c (3)
   10. a (3), b (2), c (1)

Beziehungsstilprofile

Sicher (10–15 Punkte): Für Sie sind Beziehungen normalerweise etwas Befriedigendes, das Ihnen Sicherheit gibt und Unterstützung bietet. Sie *brauchen* nicht unbedingt eine Beziehung, aber wenn Sie eine haben, ist das eine Bereicherung für Ihr Leben und keine Quelle ständiger Sorgen oder Aufregungen. In der Regel vertrauen Sie auf die Fähigkeit Ihres Partners, Ihre Bedürfnisse zu erfüllen, und trauen es sich umgekehrt auch zu, *seinen* Bedürfnissen gerecht zu werden. Ihre Partnerschaft ist vertrauensvoll, und Sie können sich aufeinander verlassen, ohne übermäßig voneinander abhängig zu sein. In schwierigen Phasen können Sie darauf zählen, dass Ihr Partner Sie aufbaut, und umgekehrt. In guten Zeiten freuen Sie sich dann gemeinsam an Ihrem Glück. Sie sind der größte Fan Ihres Partners und haben immer ein offenes Ohr für ihn, und umgekehrt. Ihre Beziehung beruht auf dem festen Fundament der Realität: Sie haben eine realistische Vorstellung von Ihrem Partner und seinen guten Eigenschaften, aber auch von seinen *Schwächen*. Keiner von Ihnen beiden versucht den anderen zu beherrschen. Wenn Sie sich streiten – was bei allen Paaren ab und zu vorkommt –, besteht Ihr Ziel darin, das Problem entweder zu lösen oder einen Kompromiss zu finden. Und wenn Ihr Partner sagen würde: »Ich fahre übers Wochenende mit meinen Freunden weg«, würden Sie ihm viel Spaß wünschen und sich selber auch etwas Schönes vornehmen.

Ängstlich (16–20 Punkte): Für Sie sind Beziehungen normalerweise eine Quelle von Stress und Sorgen. Sobald Sie Single sind, suchen Sie jedoch verzweifelt nach einem neuen Partner. Sie übersehen die Schwächen Ihres Partners entweder oder romantisieren sie. Er ist für Sie eher eine Fantasiegestalt als ein richtiger Mensch, eine tatsächliche Person – was zu Problemen führt, wenn er Ihren unrealistischen Erwartungen nicht gerecht wird.

Obwohl Sie sich nach dem Gefühl der Nähe und Vertrautheit sehnen, fürchten Sie gleichzeitig, Ihren Partner abzuschrecken, wenn Sie Ihre Gefühle zu offen zum Ausdruck bringen. Sie glauben, in einer Beziehung derjenige zu sein, der am meisten liebt, und leben in ständiger Angst davor, wegen jemand »Besserem« verlassen zu werden. Wenn Ihr Partner Ihre Bedürfnisse nicht erfüllt, werden Sie wütend und fangen womöglich an zu weinen oder ihn anzuschreien. Auf solche Ausbrüche reagiert Ihr Partner vielleicht mit Verwirrung oder Frustration, weil er nicht richtig versteht, was Sie so in Rage gebracht hat. Selbst wenn es in Ihrer Partnerschaft nicht gut läuft, klammern Sie sich trotzdem daran, weil jede Beziehung für Sie immer noch besser ist als gar keine. Wahrscheinlich sind Sie fordernd, besitzergreifend, eifersüchtig und unsicher – und führen mit diesem Verhalten womöglich das Ende Ihrer Beziehung herbei. Und wenn sie dann tatsächlich eines Tages vorüber ist, sagen Sie: »Ich *wusste* ja, dass er mich nicht richtig geliebt hat.«

Vermeidend (21–30 Punkte): Sie haben das Gefühl, dass Beziehungen Ihnen mehr Probleme bringen, als sie wert sind. Obwohl Sie natürlich wie jeder Mensch ein Bedürfnis nach Gemeinsamkeit haben, halten Sie Ihren Partner doch gerne auf Distanz und werden sehr nervös, wenn Ihnen jemand zu nahe kommen will. Wenn ein Partner Ihre Verteidigungsmauern einzureißen versucht, ziehen Sie sich zurück oder sagen, dass Sie mehr »Freiraum« benötigen. Sie brauchen Ihren Partner nicht als emotionale Stütze, und Sie wünschten, er wäre genauso unabhängig wie Sie. Wenn er Sie um etwas bittet, werden Sie wahrscheinlich abblocken oder seine Bitte zumindest nur halbherzig erfüllen, um weiteren Ansprüchen vorzubeugen. Das ist bei Ihnen kein Egoismus, sondern eher eine Selbstschutzmaßnahme. Außerdem bitten Sie ihn ja schließlich auch nicht um Trost oder Unterstützung. Warum sollte er dann so etwas von Ihnen erwarten? Manchmal geht der Druck, den eine Beziehung mit ihrem wechselseitigen Geben und Nehmen auf sie ausübt, Ihnen furchtbar auf die Nerven. Sie explodieren dann und stürmen wütend davon, statt wie üblich auf Distanz zu gehen oder »dichtzumachen«. Gegenseitige Liebe und Unterstützung und wechselseitiges Vertrauen erschrecken Sie, oder Sie empfinden so etwas zumindest als seltsam. Wenn ein Partner irgendwann genug davon hat und die Beziehung beendet, zucken Sie die Achseln, sagen: »Was macht das schon« und erinnern sich daran, dass Sie diesen Ärger eigentlich nicht brauchen – bis Sie wieder in eine Beziehung hineinschlittern.

Wissenschaftlichen Untersuchungen zufolge verändert sich der Bindungsstil, den man aus seiner Kindheit gewohnt war, bei 30 Prozent aller Menschen, wenn sie im Erwachsenenalter neue Erfahrungen machen.[9] Manche Menschen hatten als Kinder vielleicht einen ängstlichen oder vermeidenden Beziehungsstil und entwickeln als Erwachsene einen sicheren Bindungsstil, weil sie das Glück hatten, eine liebevolle, von gegenseitiger Unterstützung geprägte Partnerbeziehung zu finden, oder weil sie intensiv an ihren Emotionen gearbeitet haben. Andere hatten im Baby- und Kleinkindalter vielleicht eine sichere Bindung zu ihren Eltern, entwickeln dann aber eine krankhafte Überzeugung, die zu einem ängstlichen oder vermeidenden Beziehungsstil führt.

Carrie

Eigentlich war die 25-jährige Carrie zu mir in die Praxis gekommen, weil sie nach einer sehr belastenden Trennung von ihrem Partner nicht mehr weiterwusste. Der Beziehungstest ergab, dass sie einen vermeidenden Bindungsstil hatte.

Als Carrie fünf Jahre alt war, starb ihr Vater an Krebs. Ihre Mutter hielt die Familie zusammen und war nach außen hin eine starke Persönlichkeit. Immer wenn Carrie unglücklich war, weil sie ihren Vater vermisste, beruhigte die Mutter sie, indem sie ihr einredete, dass es der Familie schon »gut gehen« würde.

»Doch eines Nachts brach Mutter zusammen«, erzählte Carrie mir. »Sie fing auf der Couch an zu weinen. ›Was sollen wir nur tun?‹, schluchzte sie. Da griff ich aus irgendeinem Grund nach einem Besen und fing an, den Boden zu fegen. ›Ich sorge schon für uns‹, sagte ich.« Ihre normalerweise so starke Mutter weinen zu sehen, war ein sehr verstörendes Erlebnis für Carrie. Den Besen in die Hand und die Bürde des Starkseins auf sich zu nehmen, wurde für sie zu einer Selbstschutzmaßnahme. Sie entwickelte die krankhafte Überzeugung, dass sie ihren Schmerz ignorieren und stark erscheinen müsse, um zu überleben. Inzwischen ist Carrie eine junge Frau. Immer wenn sie traurig ist, Zweifel hat oder sich unsicher fühlt, macht sie sich deshalb Vorwürfe und verschlimmert ihre negativen Emotionen noch durch den Glauben, kurz vor dem Zusammenbruch zu stehen. Dadurch, dass Carrie ihre Gefühle verleugnet, befindet sie sich in einem ständigen Widerstreit mit ihrem wahren Ich.

»Als ich fünf Jahre alt war, ist mein Vater gestorben, und ich war überzeugt davon, stark sein zu müssen – komme was wolle. Immer wenn ich mich irgendwie verletzlich fühle, bin ich ganz entsetzt. Ich befürchte dann, dass ich nicht das Zeug dazu habe, in der Welt zu überleben«, begriff sie.

Immer wenn Carrie sich von einem – wenn auch noch so geringen – Hindernis oder Rückschlag überfordert fühlt, wiederholt sich dieses Muster. Sie hat so große Angst davor, sich verletzlich zu zeigen, dass sie Beziehungen schon beim ersten Anzeichen echter Nähe beendet und davonläuft – und bestätigt sich dadurch immer wieder aufs Neue in ihrem Glauben, dem Leben nicht gewachsen zu sein.

An dieser Stelle möchte ich darauf hinweisen, dass auch Erwachsene mit sicherem Bindungsstil unter verborgenen Emotionen und Fehlvorstellungen aus ihrer Kindheit leiden. Nur weil man eine Beziehung führt, in der beide Partner füreinander da sind, offen miteinander reden und sich aufeinander verlassen können, ist man deshalb noch lange nicht gegen Stress und Sorgen in anderen Lebensbereichen – oder vielleicht sogar innerhalb dieser sicheren Partnerbeziehung – gefeit.

Ihr Bindungsstil	Ihre falschen Wahrheiten ...
Sicher	... kreisen normalerweise um persönliche Fehler und Schwächen, zum Beispiel: »Ich bin ein Hochstapler.« »Ich bin ein Verlierer.« »Ich bin oberflächlich.« »Ich bin ein Lügner.«
Ängstlich	... kreisen normalerweise um das Gefühl, missverstanden oder nichts wert zu sein: »Niemand versteht mich.« »Keiner mag mich.« »Ich bin nicht gut genug.« »Nie mache ich etwas richtig.« »Ich verdiene es nicht, glücklich zu sein.« »Ich bin kein liebenswerter Mensch.«
Vermeidend	... kreisen normalerweise um das Gefühl der Verletzlichkeit oder Bedeutungslosigkeit, zum Beispiel: »Ich wage es nicht, mich unter anderen Menschen hervorzutun.« »Wenn ich Schwächen zeige, werde ich plattgemacht.« »Es spielt keine Rolle, was ich tue.« »Es spielt keine Rolle, wie ich mich fühle.« »Es ist besser, wenn ich mir keine allzu großen Hoffnungen mache.«

Anhaltspunkt Nr. 3: Ihre damaligen Lebensumstände

Sie können sich nur dann aus dem Griff krankhafter Glaubens-sätze befreien, wenn Sie herausfinden, wie und wann sie entstan-den sind. Sie sollten also möglichst genau wissen, in welcher Le-benssituation sich Ihre falsche Vorstellung von sich selbst und der Welt herausgebildet hat.

Doch nun wollen wir erst mal eine kleine Pause einlegen. Sie haben nun schon eine Menge Arbeit geleistet, um herauszufinden, wie Sie in Ihre jetzige Lebenssituation hineingeraten sind. Sie müs-sen sich nicht nur über Ihre Ziele und Ambitionen (das, was Sie für sich und die Ihnen nahestehenden Menschen erreichen wol-len) klar werden, sondern auch über all den Seelenschmerz, den Sie bisher mit sich herumgeschleppt haben. Vor allem müssen Sie die Fehlvorstellungen von der Welt erkennen, die aus bestimmten Lebensumständen in Ihrer Vergangenheit entstanden sind, die Ihr Leben und Ihr Handeln aber jetzt nicht mehr zu bestimmen brau-chen. Schließlich sind Sie gerade im Begriff, sich von all diesen Fesseln zu befreien! Dank Ihrem Mut, meiner Erfahrung und Un-terstützung und unserer gemeinsamen Entschlossenheit können Sie nun einen klarsichtigen Blick in die Vergangenheit werfen und Ihre falsche Wahrheit bis zu ihren Ursprüngen zurückverfolgen.

Wurde Ihr Verhalten von einem oder mehreren der folgenden Lebensumstände beeinflusst? Fallen Ihnen noch nähere Details dazu ein?

1. Haben Sie in Ihrer Kindheit jemals gehört, wie Ihre Eltern sich gestritten haben? Worüber? Wo war das?

2. Haben Sie den Verlust eines Elternteils durch Tod oder Scheidung erlebt oder Angst davor gehabt? Wie hat Ihre Familie sich aufgrund dieses Verlusts verändert?

3. Waren Sie jemals allein in einem Zimmer, hatten Angst, und niemand kam, als Sie um Hilfe riefen? Unter welchen Umständen ist das passiert?

4. Haben Sie erlebt, dass ein Elternteil durch eine Krankheit zum Behinderten wurde? Was ist der Familie infolgedessen zugestoßen?

5. Haben Sie erlebt, dass ein Elternteil durch Drogen oder Alkohol handlungsunfähig wurde? Um was für eine Substanz und was für ein Missbrauchsmuster hat es sich dabei gehandelt? Wie hat sich das auf den Rest der Familie und auf Sie ausgewirkt?

6. Wurden Sie jemals von einer Autoritätsperson angeschrien? Wer war diese Person? Was ist damals passiert? Wie haben Sie darauf reagiert?

7. Sind Sie je von einem Elternteil oder einer Autoritätsperson kritisiert oder gedemütigt worden? Was hat die betreffende Person gesagt? Wann ist das passiert? Wie haben Sie darauf reagiert?

8. Sind Sie schon einmal durch das inkonsequente Verhalten eines Menschen verwirrt oder verunsichert worden? Wie hat sich diese Person damals verhalten? Inwiefern war ihr Verhalten inkonsequent? Wie haben Sie dieses Erlebnis interpretiert?

9. Haben Sie früher versucht zu dem Menschen zu werden, den Ihre Eltern sich wünschten? Was für Erwartungen hatten die Eltern an Sie? Inwiefern haben Sie diesen Erwar-

tungen nicht entsprochen? In welcher Hinsicht haben Sie sich daraufhin verändert?

10. Haben Sie sich in Ihrer Kindheit jemals ignoriert gefühlt, wenn Sie Ihre Gedanken oder Bedürfnisse zum Ausdruck brachten? Was war das für eine Meinung, für ein Gedanke oder Bedürfnis? Unter was für Umständen ist das passiert? Was haben Ihre Eltern damals gesagt bzw. nicht gesagt? Wie hat sich das auf Sie ausgewirkt?

11. Hatten Sie jemals das Gefühl, im Schatten eines Geschwisterteils zu stehen? Welches Geschwisterteils? Inwiefern standen Sie in seinem Schatten? Wurde darüber gesprochen? Wie haben Sie auf diese Situation reagiert?

12. Haben Sie schon einmal erlebt, wie das Leben eines Elternteils aus den Fugen geriet? Inwiefern? Wo ist das passiert? Wie sind Sie mit der Situation fertiggeworden?

13. Haben Sie jemals körperliche Misshandlung oder sexuellen Missbrauch erlebt? Wissen Sie noch, wann und wo das war, in welchem Alter Sie damals waren, oder können Sie sich noch an andere Details erinnern? Welchen Reim haben Sie sich auf dieses Erlebnis gemacht? An wen konnten Sie sich damals vertrauensvoll wenden? Was konnten Sie tun, um Trost und Unterstützung zu finden?

14. Wurden Sie jemals von einem Elternteil, einer Autoritätsperson oder einem Gleichaltrigen verspottet oder angegriffen? Würden Sie das, was damals geschah, als Beschimpfung oder Beleidigung bezeichnen? Erinnern Sie sich noch genau an die Worte, die damals gefallen sind? Konnten Sie irgendetwas tun, um die Situation zu verbessern? Wie haben Sie reagiert?

15. Hatten Sie schon einmal das Gefühl, anderen Menschen eine Last zu sein? Wem? Unter welchen Umständen? Wir haben Sie darauf reagiert? Was haben Sie getan?

WEGE ZUR SELBSTERKENNTNIS:
Gehen Sie Schritt für Schritt in die Vergangenheit zurück

Intensive negative Emotionen sind Hinweise darauf, wie Ihnen damals, als Ihre falsche Wahrheit entstanden ist, zumute war. Erwachsenen, die schon über 40 Jahre alt oder noch älter sind, fällt es vielleicht schwer, sich solche Kindheitserlebnisse ins Gedächtnis zurückzurufen. Aber Sie können sich bestimmt noch an etwas erinnern, was Ihnen letzte Woche oder letztes Jahr passiert ist und Ihnen das gleiche starke negative Gefühl eingeflößt hat. Normalerweise wiederholen sich bestimmte negative Emotionen in unserem Leben immer wieder – und wir speichern sie auch so. Also fangen Sie beim heutigen Tag an und arbeiten Sie sich dann langsam immer weiter rückwärts – wandern Sie Schritt für Schritt in die Vergangenheit zurück, so weit Sie können. Dabei geht man am besten folgendermaßen vor:

1. Suchen Sie sich ein ruhiges Plätzchen. Setzen Sie sich in einen bequemen Sessel und schließen Sie die Augen.
2. Sehen Sie die Bezeichnung Ihrer vorherrschenden intensiven Emotion vor Ihrem inneren Auge und vergegenwärtigen Sie sich die damit einhergehenden körperlichen Empfindungen.

3. Rufen Sie sich ins Gedächtnis zurück, wann Sie dieses Gefühl zum letzten Mal hatten. Was ist damals passiert? Mit wem waren Sie zusammen? Was haben Sie getan? Was haben Sie gedacht?

4. Und nun springen Sie – wie von Stein zu Stein in einem Bach – ein Stückchen weiter in die Vergangenheit zurück und vergegenwärtigen sich eine andere Situation, in der Sie das gleiche Gefühl hatten. Was haben Sie damals getan? Mit wem waren Sie zusammen? Was haben Sie gedacht?

5. Hangeln Sie sich an dieser Emotionskette immer weiter in die Vergangenheit zurück – so weit Sie können.

6. Sobald Sie das Gefühl haben, dass Ihre Erinnerung versagt, beenden Sie diese Übung und versuchen Sie die Kette am nächsten Tag wieder aufzugreifen – am besten um dieselbe Tageszeit und am selben ruhigen, ungestörten Ort.

7. Versuchen Sie einen Zusammenhang zwischen Ihrer vorherrschenden intensiven Emotion und der frühesten Begebenheit herzustellen, an die Sie sich noch erinnern können – auch wenn Ihr Gedächtnis nicht weiter zurückreicht als bis ins Teenageralter (aus dem Sie sicherlich noch genügend Erinnerungsmaterial haben).

8. Bringen Sie die intensive Emotion aus Ihrer Kindheit, auf die Sie auch im Erwachsenenalter immer noch sehr heftig reagieren, zu Papier. Dadurch werden weitere Erinnerungen in Ihnen wach, und Sie können die Zusammenhänge zwischen Ihren heutigen Problemen und Ihrer Vergangenheit besser verstehen. Je genauer Sie den Ursprung Ihrer falschen Wahrheit kennen, umso besser sind Sie dafür gerüstet, sich

aus den Fesseln dieser Wahrheit zu befreien. Füllen Sie nun bitte die Lücken im folgenden Absatz aus:

Als ich noch viel jünger war, fühlte ich mich sehr _____ *[intensive Emotion]. Meine erste Erinnerung an dieses Gefühl reicht bis ins Alter von ___ Jahren zurück. Damals habe ich Folgendes erlebt:* _____

_____

_____ *[Beschreiben Sie, was damals passiert ist]. Bis zum heutigen Tag erinnere ich mich an diese* _____ *[intensive Emotion], die mich irgendwie bis zum heutigen Tag begleitet hat. Auch in meinem jetzigen Leben wird dieses Gefühl noch hin und wieder ausgelöst, und solche Erlebnisse wühlen mich immer sehr stark auf. Egal ob andere Menschen wissen, verstehen oder glauben würden, dass ich mich tief innerlich so fühle – ich weiß, dass es so ist. Ich trage diese* _____ *[intensive Emotion] ständig mit mir herum, und sie prägt einen großen Teil meines Erlebens und Selbstverständnisses und meiner Erwartungen an das Leben.*

Einmal fragte ich eine Jugendliche: »Worin besteht Ihre früheste Erinnerung?« Sie antwortete: »Das weiß ich nicht. Ich habe keine früheste Erinnerung.« – »Und worin besteht Ihre zweitfrüheste Erinnerung?« Natürlich hatte sie eine solche Erinnerung und berichtete mir auch davon, und von diesem Ausgangspunkt haben wir dann gemeinsam weitergearbeitet.

Vielleicht brauchen Sie mehrere solche »Erinnerungssitzungen«, um so weit zurückzugehen, wie Sie gerne möchten. Und

vielleicht werden Sie sich auch nie an Erlebnisse erinnern, die vor
Ihrem fünften Lebensjahr stattgefunden haben. So etwas kommt
ziemlich häufig vor. Aber *irgendwelche* Erinnerungen werden auf
jeden Fall in Ihnen aufsteigen, wenn Sie immer weiter in die Vergangenheit zurückgehen. Ein Mann, der sich vor kurzem zu mir
in Behandlung begab, war über 30 Jahre lang ein starker Marihua-
na-Raucher gewesen, und sein Langzeitgedächtnis war dementsprechend beeinträchtigt. Dieser Mann berichtete mir: »Ich kann
mich nicht mehr genau daran erinnern, wo ich in meiner Kindheit gewohnt habe – weder an die Farbe des Hauses noch an die
Möbel oder die Straße. Aber ich weiß noch genau, was für ein
flaues Gefühl ich immer im Magen hatte, wenn ich aus dem Schul-
bus stieg und nach Hause gehen musste.« Ein anderer Patient erklärte mir: »Ich weiß nur noch, dass ich mir überall, wo ich war,
wie ein Alien vorkam. Zu Hause, in der Schule… Ich saß in der
Ecke und beobachtete meine Mitschüler, als gehörten sie einer anderen Spezies an als ich.«

Viele Patienten, Freunde und Kollege sagen: »Ich weiß nicht
mehr genau, welches Erlebnis aus meiner Kindheit zu meiner falschen Wahrheit geführt hat. Soll ich meine Eltern oder Geschwister danach fragen?« Doch jeder Mensch reagiert anders auf bestimmte Ereignisse. Also ist es womöglich Zeitverschwendung,
jemand anderen nach Ihren Kindheitserinnerungen zu fragen.
Doch wenn Sie Vertrauen zu dieser Person haben, helfen ihre Erinnerungen Ihrem Gedächtnis vielleicht doch auf die Sprünge.

Doch bevor Sie sich hilfesuchend an andere Menschen wenden, versuchen Sie lieber erst mal Ihre eigene Psyche »anzuzap-
fen«. Ich befrage die Leute oft in zwanglosen Situationen, um mir
ein Bild davon zu machen, wie ihre Kindheit war und wo sie ihren

Platz im Familienkreis sahen. Meine Lieblingsfragen lauten: »Worin besteht Ihre erste Erinnerung?« Und »Erzählen Sie mir etwas von Ihrer Kindheit und Ihrer Familie!« Stellen Sie sich einmal die untenstehenden Fragen, um sich selbst besser kennenzulernen! Nehmen Sie Ihre Antworten mithilfe einer Sprachmemo-App auf und spielen Sie sie dann wieder ab. Vielleicht werden Sie über Ihre Antworten staunen! Und manchmal werden Sie dabei vielleicht genau das zu hören bekommen, was Sie brauchen. Sie müssen nicht alle Fragen auf einmal beantworten. Beginnen Sie bei der ersten Frage und arbeiten Sie die Fragen auf der Liste dann in Ihrem eigenen Tempo der Reihe nach ab.

Worin besteht Ihre erste Erinnerung?

Erzählen Sie mir etwas von Ihrer Kindheit und Ihrer Familie.

Wie war Ihre Kindheit und Jugend?

Hatten Sie eine enge Beziehung zu Ihren Eltern?

Wer war in Ihrer Familie der Chef?

Welche Rolle haben Sie gespielt?

Was haben Ihre Eltern von Ihnen erwartet?

Was haben sie nicht toleriert?

Wie haben Sie reagiert, wenn Sie bestraft wurden?

Wie haben Sie reagiert, wenn andere Menschen wütend auf Sie waren?

Was hat Ihnen damals ein Gefühl der Sicherheit und Geborgenheit gegeben?

Was hat Ihnen Angst eingejagt?

ENTDECKUNG DER FALSCHEN WAHRHEIT

Bobby

Als der 53-jährige, unverheiratete Bobby – Inhaber eines Schallplattengeschäfts – zum ersten Mal zu mir kam, befand er sich in einer furchtbaren Zwickmühle. Einige seiner sogenannten Freunde, die er eingestellt hatte, damit sie ihm bei der Leitung seines Geschäfts und bei der Buchhaltung halfen, hatten ihn um eine Menge Geld betrogen, sodass er jetzt hoch verschuldet war. Durch die Therapie hoffte er herauszufinden, wie er in diesen Schlamassel hineingeraten war.

Bobby hatte keine leichte Kindheit gehabt. Sein Vater, ein Apotheker, war Alkoholiker gewesen, seine Mutter co-abhängig und unterwürfig, und seine Brüder – typische Fraternity-Studenten – hänselten ihn immer, weil er zu dick und ganz anders war als sie. Sie trieben leidenschaftlich gern Sport, liebten Actionfilme und tranken gerne Bier bis zum Umfallen. Bobby dagegen hatte schon immer für Kunst und Musik geschwärmt und nie so richtig in seine Familie hineingepasst, der alles Intellektuelle suspekt war. Schließlich entfloh er seinem ländlichen Zuhause und zog nach Boston, wo er in Clubs und in der Musikszene herumhing und sich unter den Menschen, die er dort kennenlernte, eine Art Ersatzfamilie suchte. Irgendwann fand er einen Job in einem Schallplattengeschäft, dessen Inhaber er später wurde. Dort – unter lauter begeisterten Schallplattenliebhabern – fühlte er sich endlich zu Hause.

»Diese Menschen wurden für mich zu der Familie, die ich nie gehabt hatte«, erklärte er mir. Doch leider wimmelte es in dieser neuen Familie nur so von selbstzerstörerischen Typen: Drogensüchtigen und Menschen, die notorisch pleite und arbeitslos waren und immer jemanden brauchten, der ihnen finanziell unter die Arme griff. Und natürlich half Bobby ihnen immer. Dass er so ein »guter Freund« war, hatte zu seiner jetzigen verzweifelten Situation beigetragen.

Bobby glaubte, seiner Familie endlich entronnen zu sein und in Boston eine Art Ersatzfamilie gefunden zu haben. Doch ich machte ihn darauf aufmerksam, dass er sich dort in Wirklichkeit ein ähnlich instabiles Umfeld geschaffen hatte wie in dem Zuhause seiner Kindheit – ein Umfeld aus lauter Süchtigen und anderen unseriösen Leuten, die zwar gerne seine Hilfe in Anspruch nahmen, aber nichts für *ihn* taten.

Lange Zeit hatte Bobby sein Problem der ständigen Kritik seines Vaters und seiner Brüder zugeschrieben, die ihm immer vorgeworfen hatten, dass er nicht so war wie sie. Doch im Grunde hatte er ein ganz anderes Problem: Seine verborgene Emotion war Hilflosigkeit. In seiner Familie hatte er nichts zu sagen gehabt, und seine neue »Familie« in dem Schallplattengeschäft hatte er erst recht nicht im Griff.

»Ich hatte Vertrauen zu meinen Freunden, weil sie genauso komische Vögel waren wie ich«, erklärt Bobby mir. Er hatte geglaubt, endlich gleichgesinnte Menschen gefunden zu haben. In Wirklichkeit waren diese Leute jedoch ganz anders als der gutmütige, hilfsbereite Bobby. Er war in die Falle eines typischen Alles-oder-nichts-Denkens hineingeraten: Wenn jemand die gleichen Interessen hat wie ich, muss er auch ähnliche Wertvorstellungen haben – dachte Bobby. Er sehnte sich so verzweifelt nach einem Gefühl der Verbundenheit mit anderen Menschen, dass er sich auf dubiose Typen einließ, die ihn letzten Endes betrogen.

»Als Kind war ich sehr einsam gewesen und emotional misshandelt worden. Ich hatte mich wie ein Fremder in der Welt gefühlt, unsicher und dauernd kritisiert. So war in mir die Überzeugung entstanden: Wenn ich niemanden finde, der genauso ist wie ich, werde ich nie wirklich geliebt werden und mich nie sicher und geborgen fühlen«, erklärte er mir.

Doch in Wirklichkeit hatte Bobby die Augen vor der Realität verschlossen und sich nur wieder einen neuen Kreis destruktiver Menschen gesucht, auf die er sich nicht verlassen konnte. Auch in seinen Partnerbeziehungen war das ein wiederkehrendes Muster: Alle seine Freundinnen erwiesen sich früher oder später als »komische Vögel«.

Inzwischen haben Sie sicherlich zumindest eine ungefähre Vorstellung davon gewonnen, was in Ihrer Vergangenheit passiert ist, oder haben zumindest einen Eindruck davon, unter welchen Lebensumständen Ihre falsche Wahrheit entstanden ist. Oder wenigstens wissen Sie jetzt, welche Emotion Sie besonders stark aus der Fassung bringt, haben Ihren Beziehungsstil kennengelernt und können sich an ein paar Ereignisse erinnern, die Ihre vorherrschenden negativen Gefühle ausgelöst haben. Schreiben Sie anhand der Anhaltspunkte, die Sie bisher sammeln konnten, nun in die untenstehenden Leerzeilen, was Ihrer Einschätzung nach zur Entstehung Ihrer falschen Wahrheit geführt hat. Schreiben Sie auch dazu, wie Sie und die Menschen in Ihrem Umfeld sich damals gefühlt und wie die Emotionen dieser Bezugspersonen sich auf Sie ausgewirkt haben.

Höchstwahrscheinlich ist meine falsche Wahrheit entstanden, als _____

_____

_____

_____

_____

_____.

Wie sieht es jetzt in Ihnen aus?

In dieser Phase Ihres Veränderungsprozesses werden Sie wahrscheinlich häufig folgende Emotionen erleben:

Zorn. Aus meiner Sicht überdeckt Zorn alle anderen Emotionen. Darunter liegen häufig Traurigkeit, Scham, Schuldgefühle und Ressentiments. Wenn Sie wütend werden, sobald bestimmte Erinnerungen in Ihnen aufsteigen, lauern auf einer tieferen Ebene Ihrer Psyche wahrscheinlich noch andere Gefühle. Versuchen Sie diesen Emotionen auf die Spur zu kommen.

Freudige Erregung. Wenn es bei Ihnen »klick« macht und Sie auf der Suche nach Ihrer verborgenen Emotion endlich einen

Schritt weiterkommen, werden Sie das zwangsläufig aufregend finden. Diese fieberhafte Erregung ist auf die Ausschüttung des »Wohlfühlhormons« Dopamin zurückzuführen, welches nun das Belohnungszentrum Ihres Gehirns überflutet. Wunderbar! Diese positive Verstärkung sorgt dafür, dass Sie am Ball bleiben.

Frustration. Wenn keine besonderen Erinnerungen in Ihnen aufsteigen, werden Sie das vielleicht als frustrierend empfinden. Aber solche Blockaden sind kein persönliches Versagen und es bedeutet auch nicht, dass Sie in irgendeiner Weise unzulänglich sind. Akzeptieren Sie einfach, dass Sie gerade eine schwierige Phase durchmachen. Halten Sie sich an die Zen-Philosophie: Ihnen wird schon alles von selbst klar werden, sobald Sie innerlich bereit dafür sind. Dieser Entwicklungsprozess braucht seine Zeit! Warten Sie einfach ab – die Erinnerungen werden schon kommen.

Ungeduld. Sie wollen endlich Antworten haben, und zwar *sofort*! Aber Erkenntnisse kommen nun mal nicht auf Bestellung. Sie lassen sich nicht erzwingen. Erinnerungen steigen am ehesten in uns auf, wenn wir zerstreut oder ein bisschen müde sind oder unter der Dusche stehen. Lassen Sie Ihr Unterbewusstsein einfach in Ruhe seine Arbeit erledigen! Wenn Sie bei der Suche nach Erinnerungen ins Stocken geraten, hören Sie damit auf. Die Erinnerungen werden schon ans Tageslicht kommen, wenn die Zeit dafür reif ist. Normalerweise passiert das gerade dann, wenn Sie am wenigsten damit rechnen.

TEIL II

SCHREIBEN SIE IHRE GESCHICHTE UM

Merzen Sie das destruktive alte Narrativ,
das in Ihrem Leben nun schon so lange zur selbsterfüllenden
Prophezeiung geworden ist, mit Stumpf und Stiel aus
und verfassen Sie ein neues Drehbuch für ein Leben,
das Sie bisher nicht für möglich gehalten hätten!

DENKEN SIE ÜBER IHRE ALTE GESCHICHTE NACH

Seit Beginn dieses Programms haben Sie eine ganze Menge darüber erfahren, wer Sie sind und wie Sie zu dem Menschen geworden sind, für den Sie sich halten. Sie sind der falschen Wahrheit auf die Spur gekommen, die Ihr Selbstbild bereits seit Ihrer Kindheit bestimmt und Ihre Beziehungen, Ihre berufliche Karriere und Ihre innere Basis beeinflusst. Wenn Sie sich immer noch nicht hundertprozentig über diese falsche Wahrheit klar geworden sind – kein Problem! Lassen Sie sich einfach weiterhin auf diesen inneren Entwicklungsprozess ein, so gut Sie können. Wenn die Zeit dafür reif ist, wird die Einsicht schon kommen.

Vielleicht lautet die unbewusste falsche Geschichte, die Sie sich immer wieder von Neuem erzählt haben, dass Sie wertlos oder minderwertig sind, keine Liebe oder keinen Erfolg verdient haben. Dass kein Mensch sich dafür interessiert, was Sie tun oder wie große Mühe Sie sich geben, oder dass Sie unwichtig sind. Oder vielleicht glauben Sie, dass negative Emotionen gefährlich sind und daher unterdrückt werden sollten. Dass die ganze Bürde

der Welt auf Ihren Schultern lastet, oder dass sofort die Hölle los-
bricht, wenn Sie nicht in jeder Hinsicht perfekt sind.

Mithilfe der Strategien, die ich Ihnen erklärt habe, konnten Sie
Ihre falsche Wahrheit erkennen und herausfinden, wie sie ent-
standen ist. Sie hatten dieses flaue Gefühl im Magen, das wichtige
Erkenntnisse stets begleitet – jenes beunruhigende und doch
gleichzeitig befriedigende Gefühl, etwas Wichtiges über sich und
Ihr Leben herausgefunden zu haben. Sie haben diese tief in ihrem
Inneren verborgene falsche Wahrheit ans Tageslicht gefördert,
Ihren »Einsichtsschalter« umgelegt und sich damit die Chance er-
öffnet, geheilt zu werden und Ihr Leben zu ändern.

In Schritt eins dieses Programms haben Sie erfahren, warum
Veränderungen uns so schwerfallen und dass es Einflussfaktoren
in Ihrer Psyche gibt, die sich gegen jede Veränderung wehren, dass
Sie jedoch mit ein bisschen Mut und Vertrauen Ihr Leiden lindern
und mehr Freude und Glück in Ihr Leben hineinbringen können.

In Schritt zwei habe ich Sie gebeten, über wiederkehrende
Denk- und Verhaltensmuster nachzudenken und sich die Existenz dieser Muster bewusstzumachen. Sie haben begriffen, dass
Ihr Unterbewusstsein alles steuert, was Sie sagen, fühlen und tun.
Mithilfe der in diesem Buch beschriebenen Bewusstwerdungs-
und Erkenntnisstrategien konnten Sie beschreiben, worin Ihre
falsche Wahrheit besteht.

In Schritt drei haben Sie Ihre vorherrschende intensive Emotion entdeckt und dieses Gefühl so weit zurückverfolgt, bis Ihnen
(zumindest ungefähr) klar wurde, unter welchen Umständen diese falsche Wahrheit aus Ihrer Kindheit entstanden ist.

Ihre falsche Wahrheit, Ihr unbewusstes Narrativ zu durchschauen, ist eine sehr einschneidende Erkenntnis. Sie werden

schon ein bisschen Zeit brauchen, um diese Erkenntnis auf sich wirken zu lassen und zu verarbeiten. Diesen wichtigen Schritt wollen wir in diesem Kapitel tun. Auch diesmal werde ich Sie wieder bitten, in Gedanken in die Vergangenheit zurückzugehen und sich an bestimmte Ereignisse zu erinnern, die gestern, letzte Woche, letztes Jahr oder vielleicht auch schon vor Jahrzehnten stattgefunden haben. Diesmal sollen Sie aus der neuen Perspektive, die Ihre Einsicht Ihnen gebracht hat, darüber nachdenken, wie diese Ereignisse sich auf Sie ausgewirkt haben. Falls Ihr Handeln Ihnen früher manchmal ein Rätsel war, werden Sie es nun besser verstehen können – denn jetzt kennen Sie diese unbewusste Überzeugung, von der Sie immer »wussten«, dass sie stimmt (obwohl sie in Wirklichkeit völlig falsch war). Wer zur Einsicht gekommen ist, kann auch seine Vergangenheit besser beurteilen. Jetzt werden Sie kristallklar erkennen, wie Ihre alte Geschichte – Ihre Vorstellung vom Leben und Ihre Erwartungen an die Zukunft – hinter den Kulissen stets die Fäden in der Hand gehalten hat.

Es erfordert schon ein bisschen Zeit, darüber nachzudenken, wie diese alte Geschichte Sie Ihr Leben lang beeinflusst hat. Doch dieses Nachdenken lohnt sich, denn dadurch wird sich Ihre Einsicht verfestigen. Sie wird von einem fragilen Konzept zu einer Realität werden, die nichts mehr ins Wanken bringen kann. Auf einem einzigen Aha-Erlebnis – so aufschlussreich es auch gewesen sein mag – kann man seine Zukunft nicht aufbauen. Man muss sich intensiv mit dieser neuen Erkenntnis beschäftigen, bis man sie in- und auswendig kennt. Zerren Sie Ihre falsche Wahrheit ans Tageslicht, damit Sie sie so klar und deutlich erkennen können wie eine Rosine in einer Schüssel Haferflocken!

All das können Sie nur erreichen, indem Sie in Ihre Vergangenheit zurückgehen und einige der schmerzhaften, enttäuschenden, peinlichen Augenblicke, an die Sie am liebsten nie wieder zurückdenken würden, noch einmal neu durchleben. Das kann zwar ziemlich unangenehm sein, es ist jedoch die einzige Möglichkeit, Ihre Einsicht zu verarbeiten. Dann werden Sie erkennen, warum Ihre Beziehungen bisher immer gescheitert sind und Ihre Jobs stets in einer Enttäuschung endeten – wie Ihr unbewusstes Narrativ Sie mit Ängsten gequält und zu selbstzerstörerischem Verhalten getrieben hat.

Diesen Schritt müssen Sie ein bisschen langsamer angehen lassen. Damit meine ich nicht, dass Sie *jedes Ereignis* aus Ihrer Vergangenheit analysieren und sich genau vor Augen halten müssen, wie Ihre falsche Wahrheit Ihr Handeln und Ihre zwischenmenschlichen Beziehungen bisher beeinflusst und Ihr ganzes Leben sabotiert hat. Sie brauchen sich einfach nur in einen meditativen Zustand zu versetzen und ein paar Wochen lang darüber nachzudenken. Vielleicht würden Sie diesen Schritt der Selbstbesinnung am liebsten im Eiltempo durchlaufen und gleich zum angenehmeren Teil dieses Programms übergehen: nämlich, ein neues Narrativ zu entwickeln und auszuprobieren, wie Sie damit zurechtkommen. Doch Sie dürfen jetzt nichts überstürzen. Das wäre kontraproduktiv. Bevor Sie zum nächsten Schritt übergehen können, sollten Sie die Ereignisse in Ihrem Leben erst einmal aus Ihrer neu gewonnenen Perspektive betrachten und spüren, wie aufregend oder gar schwindelerregend Ihre neue Erkenntnis ist. »Ich kann immer noch nicht glauben, wie klar mir jetzt plötzlich alles geworden ist!«, sagen meine Patienten immer wieder.

Nach einer drei- bis vierwöchigen Phase des Nachdenkens werden Sie feststellen, dass Ihre freudige Erregung allmählich nachlässt und einer nüchterneren Einstellung Platz macht. Wenn Sie diesen Punkt erreicht haben, wissen Sie, dass Sie für den nächsten Schritt bereit sind.

Was erwartet Sie in dieser Phase der Selbstbesinnung?

Während meiner 20-jährigen psychotherapeutischen Praxis habe ich festgestellt, dass Patienten diesem Schritt des Nachdenkens und der inneren Verarbeitung mit unterschiedlichen Gefühlen entgegensehen. Dabei fallen sie zu gleichen Teilen in folgende Kategorien:

Der mit diesem Prozess möglicherweise einhergehende seelische Schmerz **jagt ihnen Angst ein**, und sie fragen sich, ob sie das wirklich verkraften können, oder:

Sie sind skeptisch. Irgendwie können sie immer noch nicht so recht glauben, dass die falsche Wahrheit aus ihrer Kindheit wirklich so viele negative Erwartungen in ihnen geweckt hat und dass dieses unbewusste Narrativ ihr Leben auch im Erwachsenenalter immer noch bestimmt.

Wenn Sie Angst haben und am liebsten schon vor dem Schmerz davonlaufen würden, bevor Sie überhaupt mit diesem Schritt begonnen haben, muss ich Ihnen sagen: Bis zu einem gewissen Grad sind Ihre Sorgen durchaus berechtigt. Denn das Nachdenken über dieses Thema kann schon ziemlich schwierig und schmerzhaft sein. Doch glücklicherweise haben Sie ein wunderbares positives Motiv, das Ihnen diese schwierige Phase erleichtern wird: nämlich den beglückenden, für Sie völlig neuen Gedanken, dass das Leben nicht unbedingt schmerzhaft, traurig, einsam, bitter oder von Ängsten begleitet sein muss.

Sie *können* eine neue Erwartungshaltung entwickeln, die positive Ergebnisse garantiert. Auch wenn die in Ihrer Kindheit entstandenen Vorstellungen vom Leben Sie bisher blockiert haben, können Sie Ihr inneres Leben von Grund auf verändern. Doch solche positiven Veränderungen fallen einem nicht in den Schoß. Manchmal muss man sie sich schon mit einem gewissen Seelenschmerz erkaufen. Vielleicht glauben Sie aufgrund Ihrer Vergangenheit, dass es im Leben nur Leid und Schmerz gibt und Sie deshalb auch nichts anderes zu erwarten haben. Doch das stimmt nicht. Jenseits dieser Phase der Selbstbesinnung liegt so viel mehr – ein ganz neues Leben, in dem Sie von Ihren früheren Schmerzen und Verletzungen frei sein werden. Also atmen Sie einmal tief durch, denken Sie an den Preis, der Ihnen winkt und bringen Sie Ihre Ängste mit einem Motivationsmantra zum Schweigen.

Immer wenn Sie mit Angst und Schrecken
in die Zukunft schauen, sollten Sie sich sagen:
»das Leben muss nicht unbedingt so sein.«

Während meiner Ausbildung als Facharzt für Psychiatrie lernte ich einen Psychotherapeuten namens Leston Havens kennen, den ich sehr bewunderte. Leston war ein Lokalheld – außerhalb von Boston kannte ihn kaum jemand, doch jeder, der um dieselbe Zeit wie ich in dieser Stadt oder ihrer Umgebung zum Psychiater ausgebildet worden ist, erinnert sich bestimmt noch an seine Weisheit und Güte und sein unglaubliches Talent, Veränderungen bei anderen Menschen in Gang zu setzen.

»Zuallererst einmal sind wir Ärzte«, pflegte Leston zu sagen. »Die Psychotherapie ist eine medizinische Disziplin. Und wie viele andere medizinische Verfahren kann auch diese Therapie unangenehm sein. Deshalb müssen Sie das Gleiche tun wie jeder andere Arzt: Sie müssen Ihren Patienten ein Schmerzmittel verabreichen und Ihr Möglichstes tun, um ihnen diesen Prozess ein bisschen angenehmer zu machen.« Für einen Psychotherapeuten bedeutet das, warmherzig und liebevoll mit dem Patienten umzugehen, an seinem Schicksal Anteil zu nehmen, ihn zu unterstützen, auch ab und zu Gefühle zu zeigen und vielleicht sogar mit ein bisschen Humor an die Sache heranzugehen, damit er sich bei diesem inneren Wandlungsprozess so wohl wie möglich fühlt. Mit all diesen Verhaltensweisen kann ein Psychotherapeut seinem Patienten zeigen, dass sein Schicksal ihm am Herzen liegt. Dann fällt es dem Patienten gleich sehr viel leichter, einen Prozess zu durchlaufen, vor dem er vielleicht ein bisschen Angst hat, weil er ihn für schmerzhaft hält.

Lieb und nett zu sein gehört also auch zu den Aufgaben eines Psychotherapeuten. Damit kann man Menschen helfen, die ohne Liebe und Güte nie zu einer Einsicht gekommen wären oder bei denen das dann zumindest sehr viel länger gedauert hätte. Ich bin überzeugt davon: Wenn Sie dieses Buch langsam und sorgfältig durcharbeiten und auch zwischen den Zeilen lesen, um zu spüren, wie wichtig es dem Verfasser ist, Sie mit seinen Worten und Ideen emotional zu unterstützen, werden Sie diesen Veränderungsprozess gut überstehen und hinterher eine sehr viel positivere Einstellung zu sich selbst und Ihrem Leben haben. Sie werden sich innerlich so gestärkt fühlen, dass kein Schmerz, mit dem Sie während dieses Prozesses möglicherweise konfrontiert werden, Ihnen im Nachhinein zu schlimm erscheint. Denn schließlich ist das nur der Schmerz, den Sie sowieso schon immer kannten. In diesem Buch – und bei dieser Reise – geht es darum, sich von diesem Schmerz zu befreien.

Den **Skeptikern** unter Ihnen möchte ich Folgendes zu bedenken geben: Auch wenn Ihnen inzwischen bewusst geworden ist, dass Ihr Leben besser sein könnte, als es momentan ist, zweifeln Sie vielleicht trotzdem immer noch an der Prämisse, dass ein möglicherweise ganz unbedeutendes Kindheitserlebnis sich bis zum heutigen Tag negativ auf Ihr Leben ausgewirkt haben könnte. Ich habe von meinen Patienten schon unzählige Male den Satz gehört: »Ich kann da keinen Zusammenhang erkennen.«

Genau dazu ist diese Phase der Selbstbesinnung da: Sie soll Ihrer Psyche Zeit geben, diese Zusammenhänge herzustellen. Wenn Sie Ihre falsche Wahrheit kennen, brauchen Sie sich nur noch zu fragen: »Wie hat meine Überzeugung, dass ich ein Verlierer bin (oder worin auch immer Ihre falsche Wahrheit besteht), mein ganzes Leben beeinflusst?« Dann wird Ihr Unterbewusstsein Ihnen Hinweise dazu liefern, auch wenn Ihr bewusster Verstand das alles für völlig absurd hält. Vielleicht träumen Sie dann von jemandem, den Sie früher einmal gekannt haben, oder es steigt plötzlich eine Erinnerung in Ihnen auf. Diesen Traum oder diese Erinnerung sollten Sie genau unter die Lupe nehmen und sich überlegen, wie er bzw. sie mit Ihrer falschen Wahrheit zusammenhängen *könnte*. Lassen Sie sich einfach darauf ein, als wäre alles ein Spiel oder ein Rätsel. Fragen Sie sich: »Könnte dieses Ereignis tatsächlich eine besondere Bedeutung für mich haben? Worin könnte diese Bedeutung bestehen?« Bald werden Sie diese Gedankenspielereien wie aus dem Effeff beherrschen und merken, dass sie Ihnen wertvolle Erkenntnisse liefern.

DIE FALSCHE WAHRHEIT VERARBEITEN

Steve

Steves Lebenseinstellung lautete: »Jeder Tag ist wunderbar – bis der Augenblick kommt, in dem man sich am liebsten erschießen möchte.« Als er mir das in unserer ersten Sitzung sagte, verzog sich sein Gesicht zu einem breiten Lächeln.

In seiner typischen aufgekratzten Art beschrieb Steve mir eine Kindheit, die von ungeheurem Stress geprägt gewesen war. Seine Mutter – eine Hausfrau – war Alkoholikerin und begab sich oft auf tagelange Sauftouren. Dann kümmerte sie sich nicht um den Haushalt, und Steve und seine jüngere Schwester mussten selber zusehen, wo sie etwas zu essen herbekamen. »Ich habe schon als kleines Kind kochen gelernt«, lachte er und zeigte mir eine verblasste Brandwunde am Unterarm. »Meine Narben beweisen es!« Obwohl er kaum richtig für sich selbst sorgen konnte, fühlte er sich sehr stark für seine kleine Schwester verantwortlich. »Einmal sprachen meine Schwester und ich mit meinem Vater über das Problem. ›Du solltest dich von Mami scheiden lassen‹, sagten wir. Denn wir wünschten uns eine Mutter, wie alle anderen Kinder sie auch hatten: eine, die Kekse buk, statt den ganzen Nachmittag auf der Couch zu verschlafen. Aber Vater vertröstete uns dann immer wieder, so schlimm sei das doch gar nicht – wir müssten uns eben damit abfinden.«

Da Steve an einem undiagnostizierten ADHS litt, konnte er kaum stillsitzen, und es fiel ihm schwer, sich auf eine Aufgabe oder aufs Lernen zu konzentrieren. Als er acht Jahre alt war, wurde er von ein paar älteren Jungen sexuell belästigt. »Sie haben mich nach dem Unterricht im Schulhof in eine Ecke gedrängt. Zum Glück ist das nur ein einziges Mal passiert, und ich sah keinen Sinn darin, es irgendjemandem zu erzählen. Es ist eben einfach passiert. Meine Mutter wäre damit sowieso überfordert gewesen, und mein Vater wäre vor Scham gestorben. Und wenn ich es den Lehrern gesagt hätte, hätten die Jungs mich windelweich geschlagen. Mit der Zeit bin ich darüber weggekommen.«

Und so beschrieb Steve mir ein Kindheitserlebnis nach dem anderen, über das er hatte »wegkommen« müssen. Er hatte jahrelang unter extremem Stress gestanden und all diese Belastungen nur überlebt, indem er sie sich schönredete. Seine falsche Wahrheit lautete: »Es wird schon alles wieder gut«, und daraus war das unbewusste Narrativ entstanden: »Wenn ich so tue, als sei das alles gar nicht so schlimm, und meinen Kummer, meine Angst und meine Traurigkeit ignoriere, gehen die Probleme schon wieder weg.« Doch in Wirklichkeit war sein Leben alles andere als »gut«, und das Negative verschwand nicht einfach, nur aus dem Grund, weil er es ignorierte. Die »Überlebensphilosophie« aus seiner Kindheit manifestierte sich im Erwachsenenalter in der Trennung von seiner Frau, seiner Arbeitslosigkeit und Drogensucht.

Steve stand meinem Vorschlag, über seine falsche Wahrheit nachzudenken, skeptisch gegenüber. »Meine Kindheit war beschissen, und mein Leben als Erwachsener ist genauso beschissen. Das habe ich inzwischen schon kapiert. Darüber brauche ich doch nicht mehr weiter nachzudenken.«

Aber etwas auf bewusster, rationaler Ebene zu »kapieren«, reicht nicht aus. Der Sinn dieser Phase der Selbstbesinnung besteht darin, Verstandesmäßiges (das, was man *weiß*) und Emotionales (das, was man *fühlt*) miteinander zu verbinden und eine emotionale Verbindungslinie von der Vergangenheit zur Gegenwart zu ziehen. Um Emotionen wirklich richtig verstehen zu können, muss man sie noch einmal neu durchleben. Steves Neigung, sich einfach mit einem Lachen darüber hinwegzusetzen, war lediglich eine Form des Ignorierens.

Anfangs fiel es Steve wirklich schwer, diesen Prozess ernst zu nehmen, und wir mussten lange daran arbeiten. Seine Skepsis war nur ein dünner Schutzschild, den er aus Angst erschaffen hatte. Fortschritte konnte er nur machen, indem er sich für diesen Prozess der Selbstbesinnung öffnete.

Erfolgsrezept

Um mit diesem Selbstbesinnungsprozess auch wirklich Erfolg zu haben, sollten Sie sich an folgende einfache Empfehlungen halten:

SELBE ZEIT, SELBER ORT

Therapiesitzungen finden jede Woche um dieselbe Zeit und am selben Ort statt. Haben Sie sich schon einmal gefragt, warum? Das ist nicht einfach nur praktisch, sondern hat auch noch einen anderen Grund: Die immer gleichen Begleitumstände erleichtern den Heilungsprozess.

Selbe Zeit. Mit der Zeit stellt Ihr Unterbewusstsein sich darauf ein, dass Sie sich jeden Mittwoch um drei Uhr nachmittags mit Ihren Emotionen beschäftigen werden, und bereitet sich darauf vor, indem es Erinnerungen in Ihnen aufsteigen lässt, die Sie dann in diese »Therapiesitzung« mitnehmen können. Oft erzählen meine Patienten mir Dinge wie: »Als ich heute auf dem Weg zu Ihnen in der U-Bahn saß, ist mir etwas eingefallen ...« oder »Ich hatte schon seit Jahren nicht mehr an diese Geschichte gedacht, doch gestern Abend ist sie mir plötzlich wieder in den Sinn gekommen ...«

Wenn Sie beginnen, über Ihre falsche Wahrheit nachzudenken, sollten Sie daher auch Ihre »Eigentherapiesitzungen« immer auf dieselbe Zeit legen. Planen Sie ein- bis zweimal pro Woche eine halbe (oder höchstens eine) Stunde ein, in der Sie ungestört nachdenken können. Tragen Sie diese Zeiten in Ihren Kalender ein und nehmen Sie sich fest vor, sich daran zu halten wie an richtige

Arzttermine. Die meisten Ärzte haben Anreize dafür, die Termine mit ihren Patienten nicht abzusagen. Zum Beispiel berechnen sie die Behandlungskosten auch dann, wenn der Patient nicht auftaucht. Doch im therapeutischen Kontext sind solche Anreize nicht unbedingt sinnvoll. Man kann immer logische Erklärungen dafür finden, warum man etwas tut oder sein lässt – vor allem, wenn man Angst vor diesem Vorhaben hat oder ihm skeptisch gegenübersteht. *Sagen Sie Ihre Termine mit sich selbst nicht ab!* Wenn Sie sich dabei ertappen, dass Sie immer wieder Ausreden dafür finden, diese Zeiten der Selbstbesinnung zu »schwänzen«, motivieren Sie sich mit dem Mantra »Mein Leben könnte viel besser sein« dazu, sie einzuhalten.

Wann würden diese Zeiten der Selbstbesinnung am besten in Ihren Terminplan hineinpassen?

Umkringeln Sie ein oder zwei Wochentage.

Montag   Dienstag   Mittwoch   Donnerstag   Freitag   Samstag   Sonntag

Umkringeln Sie eine Anfangszeit.

6.00 Uhr	6.30 Uhr	7.00 Uhr	7.30 Uhr	8.00 Uhr
8.30 Uhr	9.00 Uhr	9.30 Uhr	10.00 Uhr	10.30 Uhr
11.00 Uhr	11.30 Uhr	12.00 Uhr	12.30 Uhr	13.00 Uhr
13.30 Uhr	14.00 Uhr	14.30 Uhr	15.00 Uhr	15.30 Uhr
16.00 Uhr	16.30 Uhr	17.00 Uhr	17.30 Uhr	18.00 Uhr
18.30 Uhr	19.00 Uhr	19.30 Uhr	20.00 Uhr	20.30 Uhr
21.00 Uhr	21.30 Uhr	22.00 Uhr	22.30 Uhr	23.00 Uhr

Nehmen Sie sich fest vor, sich an diesen Tag und diese Uhrzeit zu halten. Mit der Zeit werden Sie dieses Zeitfenster automatisch mit der Auseinandersetzung mit Ihren Emotionen assoziieren. Wenn sich irgendetwas an Ihrem Leben verändern sollte und Sie Ihren Zeitplan unbedingt revidieren müssen, dann tun Sie es. Aber achten Sie darauf, dass auch Ihre neuen »Selbstbesinnungssitzungen« möglichst immer um dieselbe Zeit stattfinden.

Selber Ort. Die Praxistür eines Psychotherapeuten ist so etwas wie ein Tor zwischen zwei Welten: der bewussten Welt der logischen Denk- und Entscheidungsprozesse und der unbewussten Welt der Träume, Emotionen und Erinnerungen. Es ist nicht so, dass Sie das »wirkliche Leben« hinter sich lassen, wenn Sie durch diese Tür gehen. Sie betreten damit eher ein Paralleluniversum, in dem Sie zwar immer noch zu Ihrer gewohnten Welt gehören, sich aber – zumindest für die nächsten ein bis zwei Stunden – woanders aufhalten.

Die meisten psychotherapeutischen Praxen vermitteln eine Atmosphäre der Professionalität und wollen den Patienten ein Gefühl der Sicherheit und Geborgenheit geben. Ich habe meine Praxis so eingerichtet, das sie eine gewisse Wärme und Gastfreundlichkeit ausstrahlt: mit holzgetäfelten Wänden, Bodenleuchten, die gedämpftes Licht verströmen, und gerahmten Drucken mit abstrakten Motiven. Die Einrichtung wirkt angenehm, fällt aber nicht so ins Auge, dass der Patient seine Aufmerksamkeit womöglich mehr auf die Möbelstücke richtet als auf seine eigene Psyche.

Das Umfeld für Ihre Selbstbesinnungszeiten sollte ruhig, frei von Ablenkungen (Kindern, Computern, Fernsehgerät oder Smartphone) und neutral sein. Denn wenn Sie diesen Ort mit Kummer oder seelischen Belastungen assoziieren, werden Sie dort vielleicht nicht konstruktiv nachdenken können. Wenn Sie eine unglückliche Ehe führen, sollten Sie für diese kleinen »Auszeiten« der Selbstbesinnung also beispielsweise nicht Ihr Schlafzimmer wählen. Und wenn Ihre Arbeit mit großem Stress einhergeht, ist Ihr Home Office nicht der richtige Ort dafür. Am besten eignet sich ein ruhiges Plätzchen – beispielsweise ein Park, eine Bücherei, ein stilles Café oder ein Gästezimmer. Ein Freund von mir hat einmal im Scherz gesagt, als seine Kinder noch klein waren, hätte er sich schon auf der Toilette im Keller einschließen müssen, um ein bisschen Ruhe zu finden.

Wenn die Toilette im Keller für Sie tatsächlich der ideale Ort zum Nachdenken ist – hervorragend! Größe und Einrichtung spielen keine Rolle. Die Hauptsache ist, dass es sich um einen neutralen, von Ablenkungen freien Ort handelt.

Wo sollen Ihre 30-minütigen »Selbstbesinnungssitzungen« stattfinden?

Vielleicht halten Sie mich jetzt für einen Pedanten, weil ich so genau auf solche Details achte. Doch ich würde Sie nicht bitten, sich auf eine genaue Uhrzeit und einen genauen Ort festzulegen, wenn das für diesen Prozess nicht so wichtig wäre. Genau wie Ihr Körper sich darauf einstellt, zu bestimmten Zeiten etwas zu essen zu bekommen, soll auch Ihre Psyche sich an feste Zeiten der Selbstbesinnung gewöhnen. Schließlich bekommen Sie ja auch morgens, mittags und abends immer um die gleiche Zeit Hunger. Die Auseinandersetzung mit Ihren Emotionen wird Ihnen leichter und besser gelingen, wenn Sie sich dabei ebenfalls an feste Zeiten halten.

Natürlich werden auch zu anderen Zeiten und an anderen Orten Gedanken und Gefühle – vielleicht sogar Teile einer tieferen Erkenntnis – in Ihnen aufsteigen. Notieren Sie sich diese Dinge einfach in einem Notizbuch oder elektronischen Tagebuch oder verwenden Sie dafür eine Sprachmemo-App. Natürlich sollten Sie diese Notizen zu Beginn Ihrer nächsten regulären Selbstbesinnungssitzung genau durchgehen und darüber nachdenken.

Ein paar Anregungen zum Nachdenken

Inzwischen haben Sie sich auf eine bestimmte »Selbstbesinnungszeit« festgelegt und befinden sich an dem Ort, den Sie sich dafür ausgesucht haben.

Was nun?

Selbstbesinnung ist mehr, als seine Gedanken einfach nur in die Vergangenheit zurückwandern zu lassen. Selbstbesinnung bedeutet, über Ihre Gedanken und Empfindungen nachzudenken und zu erkennen, wie Ihre alte Geschichte, Ihre falsche Wahrheit Ihr Leben geprägt hat.

Um sich darüber klarzuwerden, sollten Sie sich ein paar Fragen stellen und diese offen und ehrlich beantworten. Als Nächstes nehmen Sie jede Ihrer Antworten genau unter die Lupe und fragen sich, wie sie mit Ihrer falschen Wahrheit zusammenhängt. Fragen Sie sich: »Inwiefern bestätigt dieses Ereignis, dieser Ge-

danke oder diese Erinnerung mich in einer Idee, die ich immer
für wahr gehalten habe, obwohl sie es in Wirklichkeit gar nicht
ist?«

DENKANSTOSS NR. 1:
WIE WAR ES, IN IHRER FAMILIE AUFZUWACHSEN?

Antwort: _____

_____

_____

_____

Immer wenn ich mich mit einem neuen Patienten unterhalte,
beginne ich mit einer kurzen Bestandsaufnahme seiner jetzigen
Situation. Hat er eine klare Vorstellung von dem Problem, bei
dessen Lösung ich ihm helfen soll? Weiß er etwas über seine
Vergangenheit, oder hat er bereits irgendwelche Erkenntnisse
darüber gewonnen? Ich muss erst mal einen ungefähren Eindruck von meinem Patienten gewinnen. Also reden wir ein paar
Minuten lang über seine Kindheit.

Um mir einen Überblick über seine Lebensgeschichte zu verschaffen, frage ich ihn: »Wo wurden Sie geboren, wo sind Sie aufgewachsen? Wie war Ihr Elternhaus? Wer hat dort gewohnt? Wie
war Ihre Mutter? Ihr Vater? Wie waren Ihre Geschwister?« Und
dann stelle ich die nächste, scheinbar harmlose Frage, die aber in
Wirklichkeit ungeheuer wichtig ist: »Erzählen Sie mir, wie es war,
in Ihrer Familie aufzuwachsen.«

Daraufhin hält der Patient meistens erst einmal kurz inne. Vielleicht hält er das für eine dumme Frage, weil er nicht weiß, womit

er anfangen soll. Schließlich gibt es darüber so viel zu erzählen –
wie soll er da eine Entscheidung treffen? Was für eine Geschichte
soll er mir erzählen? Doch früher oder später wird der Patient *irgendetwas* sagen und höchstwahrscheinlich glauben, dass es sich
dabei um etwas ganz Willkürliches, Unbedeutendes handelt.

Doch das Erstaunliche dabei ist, dass diese Antwort *niemals*
willkürlich ist. Ganz im Gegenteil: Sie ist sogar sehr wichtig und
führt mich mit ziemlicher Sicherheit direkt zu seiner falschen
Wahrheit. Hier ein paar Beispiele dafür, was meine Patienten mir
auf diese Frage geantwortet haben:

»Eine typische spießige Mittelklasse-Kindheit. Nur dass ich
das schwarze Schaf in der Familie war, nie richtig dazugehört
habe und immer in Schwierigkeiten war.«

»Meine Kindheit war schon okay, aber meine Eltern waren
fast nie da.«

»Bei uns ging es zu wie in einem Bienenstock. Immer viele
Menschen und jede Menge Aktivität. Ich war einfach nur eine
von vielen Bienen.«

Ich hake dann bei dem Körnchen falscher Wahrheit in der Aussage meines Patienten nach. »Erzählen Sie mir mehr davon«,
sage ich, und schon sind wir mitten im Gespräch. Von da an
wird die Sache sehr schnell interessant.

Aber natürlich gibt es einen großen Unterschied zwischen meiner Arbeit mit einem neuen Patienten und Ihrer ohne psychothe-
rapeutische Anleitung praktizierten Selbstbesinnung: Denn Sie

kennen Ihre falsche Wahrheit ja bereits. Man kann sich das ungefähr so vorstellen wie eine Klassenarbeit in Mathematik, nur
haben Sie die Auflösung bereits vor sich liegen, wissen also genau,
in welche Richtung Sie bei der Bearbeitung der Aufgabe gehen
müssen. Es ist viel einfacher, über eine bereits bekannte falsche
Wahrheit nachzudenken, als herauszufinden, worin diese falsche
Wahrheit besteht.

DIE FALSCHE WAHRHEIT VERARBEITEN

Claudia

Ursprünglich hatte ich gedacht, dass Claudia von ihrer Mutter vernachlässigt worden war, denn solche Kinder leiden
immer unter einem Gefühl der Hoffnungslosigkeit. Aber
seltsamerweise können überfürsorgliche Eltern manchmal
genau die gleichen Auswirkungen auf ein Kind haben. Niemandem lag Claudias Glück mehr am Herzen als ihrer Mutter. Genau das hat dazu geführt, dass diese Frau später vom
Rest der Menschheit bitter enttäuscht war. Seit dem Tod ihrer Mutter ist sie noch isolierter als vorher.

Claudias falsche Wahrheit lautet: »Ich werde immer enttäuscht werden.« Als sie feststellte, dass ihre Partner den
Maßstäben, die sie an eine Beziehung anlegte, nie gerecht
wurden und die Männer, denen sie ihre kostbare Zeit wid-
mete, sich längst nicht so sehr für diese Beziehung engagier-
ten wie sie selbst, entwickelte sie das unbewusste Narrativ:
»Ich werde mein Bestes geben (so wie meine Mutter es mich
mit ihrem Vorbild gelehrt hat) und meine Mitmenschen dadurch dazu inspirieren, ebenfalls ihr Bestes zu tun.« Kein

Wunder, dass sie irgendwann müde und ausgelaugt war, sich einsam und oft sogar hoffnungslos fühlte. Denn welche Beziehung konnte ihren Erwartungen schon gerecht werden?

Als Claudia über die Auswirkungen ihrer falschen Wahrheit nachdachte, wurde ihr klar, dass ihre Freunde, Bekannten, Kollegen und Liebespartner der hohen Messlatte, die sie an Beziehungen anlegte, und ihrer fast schon gnadenlosen Selbstaufopferung kaum gerecht werden konnten. Als Claudia noch einmal neu durchlebte, wie ihre hohen Erwartungen ihr das reale Leben vergällt hatten, war diese Phase der Selbstbesinnung für sie schmerzhaft und tröstlich zugleich. Mit ihrer Erwartungshaltung hatte sie manche Menschen abgeschreckt und andere auf die Idee gebracht, sie auszunutzen – zum Beispiel ihre Schwester, die zu den »Nehmertypen« gehörte und Claudia während der langen Krankheit ihrer Mutter den größten Teil der Pflegetätigkeit überlassen hatte. Durch unsere therapeutische Beziehung erfuhr diese Frau die Fürsorge und das Verständnis, das sie brauchte, um ihre hohen Erwartungen an sich und andere Menschen zu revidieren.

DENKANSTOSS NR. 2:
WIE SAH EIN TYPISCHER TAG IN IHRER KINDHEIT AUS?

Antwort: _____

_____

_____

_____

Sich in groben Zügen einen typischen Tagesablauf in Ihrem Elternhaus zu vergegenwärtigen, kann Ihnen ebenfalls wichtige Erkenntnisse liefern. Diese Frage ist vielleicht schon ein bisschen schwieriger zu beantworten, weil die Erinnerung vieler Menschen nicht so weit zurückreicht. Also fixieren Sie sich bei dieser Beschreibung nicht auf bestimmte Fakten! Lassen Sie Ihre Gedanken einfach umherschweifen und stellen Sie sich Ihr häusliches Leben und Ihren Tagesablauf vom Vorschulalter bis zur dritten Volksschulklasse vor.

Fragen Sie sich dabei: »Wie ist meine falsche Wahrheit damals entstanden?« und »Was glaubte ich in Anbetracht dieser Lebensumstände in meiner Kindheit über das Leben gelernt zu haben?« Kurz gesagt: Wie ist dieser Mensch, dessen Leben im Alter von vier bis acht Jahren Sie sich gerade vergegenwärtigt haben, zum Erwachsenen geworden? Welche Last haben Sie damals mit sich herumgetragen, die auch heute noch auf Ihren Schultern liegt? Verwirrung? Scham? Selbstzweifel? Den Eindruck, nicht dazuzugehören? Ein Gefühl der Unzulänglichkeit? Versuchen Sie sich nicht nur an negative, sondern auch an positive Erlebnisse zu erinnern – Zeiten, in denen Sie sich glücklich und geborgen gefühlt haben. Wie hängen die Erinnerungen, die jetzt in Ihnen aufsteigen, mit Ihrer falschen Wahrheit zusammen?

Wie haben Sie sich gefühlt, wenn Sie von der Schule nach Hause kamen, mit Ihrer Familie beim Abendessen saßen oder mit anderen Kindern zusammen waren? Wenn Sie sich damals einsam oder verletzlich fühlten oder Angst hatten, versuchen Sie einen Zusammenhang zwischen diesen Empfindungen und Ihrer falschen Wahrheit zu finden. Alle Erinnerungen, die jetzt aus dem Unterbewusstsein in Ihnen aufsteigen, haben eine Bedeutung.

Versuchen Sie mithilfe Ihres bewussten, rationalen Verstandes herauszufinden, welche Relevanz diese Erinnerungen für Ihre jetzige Fragestellung haben.

DENKANSTOSS NR. 3:
WIE WAR IHR LEBEN, NACHDEM SIE IHR ELTERNHAUS VERLASSEN HATTEN?

Antwort: _____

_____

_____

_____

Manchen Menschen fällt es leichter, bei diesem Selbstbesinnungsprozess auf Erinnerungen aus ihrer jüngeren Vergangenheit zurückzugreifen. Also versetzen Sie sich einmal in die Emotionen zurück, die Sie als junger Erwachsener hatten. Wann haben Sie Ihr Elternhaus verlassen? Was für ein Gefühl war es, auf eigenen Füßen zu stehen? Wie haben Sie diese Umstellung bewältigt? Wie war es, von Ihrer Familie getrennt zu leben?

Vielleicht werden Sie jetzt sagen: »Großartig! Endlich war ich frei!« Das Problem ist nur: Die meisten Menschen bringen Denk- und Verhaltensmuster aus ihrem Elternhaus in ihr neues, »freies« Leben mit. Wie lief Ihr Leben an der Universität oder am Arbeitsplatz ab, nachdem Sie Ihr Elternhaus verlassen hatten? Haben Sie auch in diesem neuen Umfeld immer noch bestimmte negative Denk- und Verhaltensmuster aus Ihrer Kindheit beibehalten?

Litten Sie beispielsweise immer noch unter Ängsten oder Selbsthass, obwohl Sie jetzt nicht mehr mit dem Elternteil zusammenwohnten, der Sie vorher immer kritisiert oder vernachlässigt hatte? Bestanden Ihre destruktiven Verhaltensweisen und negativen inneren Dialoge auch dann weiter, als Sie nicht mehr in dem Umfeld lebten, in dem sie entstanden waren? Erinnern Sie sich noch an meine Patientin mit dem Gewichtsproblem und dem negativen Körperbild? Als diese Frau über ihre negativen inneren Dialoge nachdachte, wurde ihr klar, dass das immer noch die Stimme ihrer Mutter war, die ihr im Kopf herumging. Diesen Ballast schleppte sie jahrzehntelang mit sich herum, obwohl sie inzwischen kilometerweit von ihrem Elternhaus entfernt wohnte.

Die Emotionen und inneren Botschaften,
die auch nach dem Verlassen Ihres Elternhauses bestehen
bleiben, haben etwas mit Ihrer falschen Wahrheit zu tun.

Im jungen Erwachsenenalter schließt man viele neue Bekanntschaften und geht jede Menge neuer Beziehungen ein. Manche davon sind positiv und kreativ, andere negativ und destruktiv. Zu was für Leuten haben *Sie* sich in diesem Alter hingezogen gefühlt? Waren Sie oft mit melodramatischen Menschen und emotionalen Vampiren zusammen? Mit Nehmer- oder Ausnutzertypen oder Leuten, die ihre Mitmenschen quälten und schikanierten? Oder waren Sie hauptsächlich von warmherzigen, liebevollen, glücklichen Menschen umgeben? Von guten Vorbildern und Persönlichkeiten, die Sie inspirierten? Inwiefern hat Ihr damaliges soziales Umfeld Sie in Ihren negativsten – und positivsten – Vorstellungen von sich selbst bestätigt? Haben sich

bestimmte Beziehungsmuster bei Ihnen immer wiederholt? Erkennen Sie in diesen Mustern einen Zusammenhang zu Ihrer
Kindheit und Jugend?

Denken Sie daran zurück, was für ein Mensch Sie als junger
Erwachsener waren – was für ein Leben Sie damals geführt haben.
Denn inzwischen sind Sie zwar älter geworden und haben sich
verändert, doch der Ballast, den Sie mit sich herumschleppen, ist
immer noch derselbe wie damals. Hatten Sie mit 20 Jahren das
Gefühl, eine Niete zu sein, oder strotzten Sie nur so vor Selbstbewusstsein? War Ihnen immer irgendetwas peinlich, waren Sie
frustriert und von Zweifeln geplagt oder voller Hoffnung und
freudiger Erregung? Vielleicht kommt Ihnen das alles jetzt nicht
mehr so wichtig vor. Wenn Sie jedoch darüber nachdenken, welche Themen in Ihrem damaligen Leben eine wichtige Rolle gespielt haben, können Sie Querverbindungen zu Ihrer falschen
Wahrheit entdecken. Also konzentrieren Sie sich auf die Gefühle,
die bei Ihnen damals im Vordergrund standen!

Die falsche Wahrheit einer meiner Patientinnen lautete: »Ich
bin kein liebenswerter Mensch.« Der Vater dieser Frau hatte sich
nie für seine Familie interessiert und war nur selten zu Hause gewesen, und so war in ihr das unbewusste Narrativ entstanden:
»Wenn ich nach Liebe suche, werde ich sowieso nur zurückgewiesen. Also versuche ich es lieber erst gar nicht.« Und so stürzte sie
sich in eine unpassende Beziehung nach der anderen. Viele ihrer
Partner waren älter oder passten aus anderen Gründen nicht zu
ihr. Das bestätigte sie in der Wahrheit, an die sie schon immer geglaubt hatte. »Früher hatte ich immer den Verdacht, an einem
›Vaterkomplex‹ zu leiden«, erklärte sie mir. »Doch inzwischen ist
mir klar, dass ich gar nicht nach einem Mann suchte, um die Liebe

zu bekommen, die ich bis dahin versäumt hatte. Ich habe einfach immer nur den Teufelskreis aus Sehnsucht nach Liebe und Ablehnung wiederholt, in dem ich aufgewachsen war und der mir immer noch ein tröstliches Gefühl vermittelte – trotz des Kummers, den mir diese gescheiterten Beziehungen immer wieder bereiteten. Ich muss wohl schon ein ziemlich verkorkster Mensch sein.«

Doch inzwischen war ihr dieser Teufelskreis *bewusst*. Jetzt hatte sie wenigstens eine Chance, diese Muster zu durchbrechen und andere Erfahrungen zu machen. Oft musste diese Frau weinen, wenn sie die Kränkungen aus ihrer Vergangenheit in Gedanken noch einmal durchlebte. Doch nach einem Monat war an die Stelle ihres Verlustgefühls ein ganz neues Gefühl innerer Stärke getreten. Jetzt fühlte sie sich für den Kampf mit ihren Dämonen gerüstet.

SCHAUEN SIE GENAU HIN! Oft wissen meine Patienten gar nicht so genau, was sie in dieser Reflexionsphase eigentlich entdecken sollen. Dann komme ich manchmal auf den Film »Und täglich grüßt das Murmeltier« zu sprechen. Welche Gefühle haben Sie in Beziehungen und anderen Lebensbereichen, die man sich selbst aussuchen kann, immer wieder aufs Neue durchlebt, obwohl sie schlimm für Sie waren? Einsichtsbegabte Menschen erkennen solche Muster. Ihr Ziel während dieser Reflexionsphase besteht darin, sich mit dem Gedanken anzufreunden, dass Sie Ihre früheren Erlebnisse und Empfindungen aus der Kindheit, dem Teenager- und Erwachsenenalter jetzt aus einer ganz neuen Perspektive betrachten. Denn jetzt ist Ihnen klar geworden, dass

Sie immer wieder die gleiche alte Geschichte wiederholen. Und genau das sollen Sie in dieser Phase der Selbstbesinnung erkennen, spüren und sich immer wieder bewusst machen.

DIE FALSCHE WAHRHEIT VERARBEITEN

Leo

Leo kam wegen seines Jähzorns zu mir. Er bekam wegen jeder Kleinigkeit furchtbare Wutanfälle, schrie seine Freunde und Familienangehörigen an und brauchte hinterher immer tagelang, um sich wieder zu beruhigen.

In der Therapie fanden wir heraus, dass seine Eltern sich stets geweigert hatten, seine Leistungen anzuerkennen oder ihn dafür zu loben, und zwar von frühester Kindheit an (als er gehen und sprechen lernte) über das Jugendalter (akademische Erfolge) bis hin zu seinem jetzigen Leben (Beförderungen). Dadurch hatte Leo die falsche Wahrheit »Nichts, was ich tue, ist gut genug« und das unbewusste Narrativ entwickelt: »Wenn ich mich noch mehr anstrenge, bekomme ich vielleicht die Anerkennung, nach der ich mich so sehr sehne.« Egal wie erfolgreich er war oder wie sehr seine Leistungen in seinem beruflichen Umfeld anerkannt wurden – er hatte immer noch das Gefühl, als sei das alles nicht genug. Diese Unsicherheit manifestierte sich bei ihm in Form von Jähzorn.

Diese Erkenntnis begann Leo nun zu verarbeiten und Zusammenhänge zwischen seinen Wutausbrüchen und dem von seiner Kindheit herrührenden Gefühl der Unzulänglichkeit herzustellen. Und als extrem ehrgeiziger, leistungsorientierter Mensch stürzte er sich mit solchem Feuereifer in diesen Prozess der Selbstbesinnung hinein, als handle es sich dabei um ein neues berufliches Projekt.

»Ich habe eine interessante Parallele zwischen meinen Wutanfällen als Kind und ähnlichen späteren Ausbrüchen entdeckt, vor allem gegenüber meinen Freunden an der Universität«, erklärte er mir. »Ich geriet immer dann in Rage, wenn ich mich gerade ignoriert oder missachtet gefühlt oder man mir keinen Respekt für irgendeine Leistung erwiesen hatte, auf die ich stolz war – auch wenn es sich dabei nur um eine Kleinigkeit handelte.« Er beschrieb mir einen Wutanfall, den er als kleiner Junge bekommen hatte. Ein Freund war zum Spielen zu ihm gekommen, hatte aber keine Lust zu den Spielen, die Leo für sie beide vorbereitet hatte. Statt einen Kompromiss einzugehen, regte Leo sich daraufhin furchtbar auf und machte seine eigenen Spielzeuge kaputt. »Das war eine extrem überzogene Reaktion – und genau so habe ich mein Leben lang reagiert. Als ich meinem Vater neulich von meiner Beförderung erzählte und er mir nicht dazu gratulierte, spürte ich, wie diese alte Wut wieder in mir aufstieg. Wenn in diesem Moment irgendwo eine Lego-Eisenbahn herumgelegen wäre, hätte ich sie bestimmt kurz und klein geschlagen.«

Leo empfand es gar nicht als schmerzhaft, diesen Zusammenhang zwischen Wut und fehlendem Lob herzustellen. Ganz im Gegenteil: Er war außer sich vor Freude, endlich zu einer Erkenntnis gelangt zu sein, und konnte es gar nicht mehr erwarten, sich von seiner falschen Wahrheit und seinem Jähzorn zu befreien. Doch ich schärfte ihm ein, wie wichtig es für ihn war, diese Erkenntnis erst einmal richtig zu verarbeiten, bevor er den nächsten Schritt in Angriff nahm, und versprach ihm, ihn auch gebührend für seine Bemühungen zu loben.

WEGE ZUR SELBSTERKENNTNIS:
Freie Assoziation

Vielleicht kommt es Ihnen so vor, als würden Sie mit all dieser Selbstbesinnung und Imagination lediglich eine Fiktion Ihres eigenen Lebens erschaffen. Doch das stimmt nicht. Denken Sie daran: Ihr Unterbewusstsein erinnert sich an alles. Auch das, was Ihnen lediglich wie eine Ausgeburt Ihrer Fantasie vorkommt, hat irgendeine Basis in der Realität. Schließlich kommen diese Gedanken ja aus Ihrem Kopf. Was Ihnen jetzt so alles einfällt, kann ein Mischmasch aus Erinnerungen, Filmen, Büchern und alten Geschichten sein, die man sich in Ihrer Familie schon seit einer Ewigkeit erzählt – doch die Emotionen, die hinter diesen Visionen stecken, sind nur allzu real.

Um Ihre Imagination als Weg zur Erkenntnis zu nutzen, sollten Sie es einmal mit einer von dem Schweizer Psychiater C. G. Jung entwickelten psychologischen Technik namens freie Assoziation versuchen: Der Therapeut sagt ein Wort, und der Patient reagiert darauf mit dem ersten Wort, das ihm dazu einfällt – egal wie irrelevant, absurd oder albern es ihm erscheinen mag. Dahinter steht eine interessante Theorie: Wenn wir Wörter von ihrem Kontext befreien und darauf reagieren, ohne unsere Reaktionen in irgendeiner Weise zu filtern oder uns Zeit für bewusstes, rationales Nachdenken zu lassen, offenbart sich unser Unterbewusstsein.

Experimentieren Sie einmal mit der untenstehenden Liste aus 100 Wörtern, die Jung selbst immer wieder verwendete, um Assoziationen in seinen Patienten zu wecken.[10] Lassen Sie sich einfach auf dieses kleine Spiel ein – selbst wenn nur fünf dieser Wörter eine intensive Emotion oder ungewöhnliche Reaktion in Ihnen hervorrufen, der nachzugehen sich lohnt.

Kopf	wütend	Flugblatt
grün	Nadel	verachten
Wasser	schwimmen	Finger
singen	Reise	teuer
tot	blau	Vogel
lang	Lampe	fallen
Schiff	sündigen	Buch
bezahlen	Brot	ungerecht
Fenster	reich	Frosch
freundlich	Baum	sich trennen
kochen	stechen	Hunger
fragen	Mitleid	weiß
kalt	gelb	Kind
Stamm	Berg	sich kümmern um
tanzen	sterben	Bleistift
Dorf	Salz	traurig
See	neu	Pflaume
krank	Sitte	heiraten
stolz	beten	Haus
kochen	Geld	lieb
Tinte	dumm	Glas

streiten	Kuh	rein
Pelz	Freund	Tür
groß	Glück	wählen
Mohrrübe	Lüge	Heu
malen	Benehmen	zufrieden
Teil	eng	Spott
alt	Bruder	schlafen
Blume	Angst haben	Monat
schlagen	Storch	nett
Schachtel	falsch	Frau
wild	Besorgnis	missbrauchen
Familie	küssen	
waschen	Braut	

Eine direktere, aufschlussreichere Vorgehensweise würde darin bestehen, jeden Tag zehn Minuten lang etwas auf ein Blatt Papier zu kritzeln oder in einen Computer zu tippen, ohne etwas an Ihrer Rechtschreibung oder Grammatik zu korrigieren. Sie sollen einfach nur alles zu Papier zu bringen, was Ihnen einfällt, ohne bewusstes Nachdenken und ohne Ihre Gedanken zu filtern – keinen Blick zurückwerfen, sondern Ihren Eingebungen einfach freien Lauf lassen. Zum Schluss lesen Sie das, was Sie geschrieben haben, noch einmal durch und versuchen herauszufinden, was es mit Ihrer falschen Wahrheit zu tun haben könnte.

So etwas macht man am besten gleich morgens nach dem Aufstehen. Sie können sogar einen Notizblock neben Ihr Bett legen und in diesem Stil des freien Schreibens Ihre Träume – oder das, was Sie davon noch wissen – zu Papier bringen. Träume sind wie Filme Ihres Unterbewusstseins, die Ihnen etwas Wichtiges sagen

wollen – vor allem an Ihren regelmäßigen »Selbstbesinnungsta-
gen«. Notieren Sie sich diese Erinnerungen an Ihre Träume blitzschnell, innerhalb von fünf Minuten nach dem Aufwachen, und
lesen Sie diese Notizen später während Ihrer »Sitzung« durch.

SCHAUEN SIE GENAU HIN! Freie Assoziation lässt sich nicht
erzwingen. So etwas passiert zwar ständig, doch den meisten
Menschen fällt es gar nicht auf. Wenn plötzlich irgendwelche
scheinbar willkürlichen Gedanken in Ihnen aufsteigen, so hängen diese wahrscheinlich mit Ihrer Selbstbesinnungsarbeit zusammen. Vielleicht werden Sie diesen Zusammenhang nicht
gleich erkennen. Denken Sie genau darüber nach, dann wird er
Ihnen einfallen. Angenommen, Sie haben gerade eine Selbstbesinnungssitzung hinter sich und lassen dann Ihren Tag angehen.
Einige Zeit später fällt Ihnen ganz unerwartet irgendetwas ein,
was gar nichts mit Ihrer jetzigen Tätigkeit – Auto fahren, essen,
an einer Konferenz teilnehmen usw. – zu tun hat. Das könnte
eine verspätete freie Assoziation zu den Gedanken sein, die Ihnen während Ihrer Selbstbesinnungssitzung durch den Kopf gegangen sind. Achten Sie auf solche scheinbar neuen Gedanken – »neu« nicht in dem Sinn, dass Sie sie noch nie hatten,
sondern als mögliche Hinweise auf Ihre falsche Wahrheit, die Ihr
Verständnis vertiefen und Ihren Denkhorizont erweitern können.

Selbstbesinnung hat nichts
mit Geschichtenerzählen zu tun

Vor kurzem diskutierte ich mit einer Freundin über das Thema Selbstbesinnung. Dabei kam sie auf ein Hindernis zu sprechen, das uns häufig davon abhält. »Mit über dreißig war ich eine Zeitlang bei einem Psychotherapeuten in Behandlung. Ich weiß noch, wie wir alles, was in meinem Leben passiert ist, immer wieder durchkauten«, sagte sie. »Die Gespräche mit meinen Freunden, meinen Vorgesetzten, meiner Mutter – bis hin zum Tonfall und zur Satzmelodie. Ich war so sehr damit beschäftigt, alle Details genau zu beschreiben, dass ich gar nicht mehr weiß, ob es mir überhaupt gelungen ist, einen Zusammenhang zwischen meiner jetzigen Realität und meinen früheren falschen Glaubenssätzen herzustellen. Mein Therapeut ließ mich einfach immer weitererzählen und fragte nur ab und zu: ›Wie war Ihnen dabei *zumute*?‹ Wir sprachen viel über die Beziehung zu meiner Mutter. Auch da ging es immer nur um Begebenheiten aus der letzten Woche. Wir konzentrierten uns ausschließlich auf aktuelle Ereignisse. Wahrscheinlich hat es mir schon irgendwie geholfen, jemanden zu haben, mit dem ich reden konnte. Aber besondere Erkenntnisse habe ich dabei nicht gewonnen.«

Mir ist schon öfter aufgefallen, dass manche Patienten fest entschlossen zu sein scheinen, nur über ihre jetzige Situation zu sprechen – und darüber berichten sie auch tatsächlich oft sehr ausführlich. Immer dreht sich alles nur um ihre jetzigen Probleme. Sobald ich jedoch mit ihnen ein bisschen tiefer gehen, über ihre Emotionen sprechen und Zusammenhänge zwischen Vergangenheit und Gegenwart herstellen möchte, um hinter ihre falsche

Wahrheit zu kommen (denn nur so findet man heraus, welche Glaubenssätze hinter negativen Denk- und Verhaltensmustern stecken), stoße ich auf eine Mauer des Widerstands.

Doch bei der Psychotherapie und der Selbstbesinnung geht es nicht um Ihr Tagesbefinden, sondern darum, zu verstehen und noch einmal neu zu erleben, wie Ihre alte Geschichte sich wie ein roter Faden durch Ihr ganzes Leben hindurchgezogen hat. Wenn meine Patienten sich zu sehr in den Details ihres Alltagslebens verlieren, weise ich sie darauf hin, dass es bei der Selbstbesinnung um die großen Zusammenhänge geht: Ihnen muss klarwerden, dass sie mit ihren jetzigen Verhaltensmustern unbewusst und ungewollt immer wieder das Drehbuch ihrer falschen Wahrheit aus der Vergangenheit durchspielen.

Wenn Sie sich regelmäßig in dieser Praxis der Selbstbesinnung üben, werden Sie sich daran gewöhnen, während dieser Sitzungen die Gegenwart beiseitezuschieben und in Ihre Vergangenheit einzutauchen. Nach zwei bis drei Wochen werden Sie das wahrscheinlich schon ganz automatisch tun. Das ist ein gutes Zeichen dafür, dass Sie auf dem richtigen Weg sind.

Während meiner Facharztausbildung an der University of California in San Francisco lernte ich eine klinische Fachspezialistin namens Barbara Tescher kennen, die dieses ständige »Er hat gesagt, sie hat gesagt«, mit dem die Menschen alles, was in ihrer Partnerbeziehung und ihrem Familienleben abläuft, immer wieder durchkauen, im Lauf ihrer jahrzehntelangen Arbeit mit Patienten schon tausende Male gehört hatte. Dann schüttelte sie einfach nur den Kopf und sagte: »Es ist immer wieder der gleiche alte Bus, der um die Ecke kommt – egal was für eine Farbe er hat.« Wenn Sie nicht erkennen, welche falsche Wahrheit sich in Ihren

Denk- und Verhaltensmustern manifestiert, wird dieser Bus auch weiterhin immer wieder um die Ecke kommen und all diese vertrauten Gefühle in Ihnen wecken. Sie werden immer wieder einsteigen. Doch wenn Sie den Bus als das erkennen, was er ist, können Sie sagen: »Nein danke, diesmal nicht« und klug genug sein, ihn vorbeifahren zu lassen.

WEGE ZUR SELBSTERKENNTNIS:
Die Experiencing Scale

Psychiater beurteilen die Fähigkeit ihrer Patienten zu Selbsterkenntnis, Verständnis und Einsicht zu Beginn der Therapie und ihre Fortschritte während der Therapie anhand der Experiencing Scale.[11] Diese Skala teilt die Art, wie ein Patient Ereignisse und Gefühle wahrnimmt, in sieben verschiedene Stufen (siehe unten) ein. Begreift er wirklich auf einer tieferen Ebene, was da passiert, oder bleibt er in seinem Verständnis völlig an der Oberfläche? Einsicht ist wie ein Sprung ins kalte Wasser. Wenn Sie über Ereignisse aus der Vergangenheit nachdenken, sollten Sie Ihre Gedanken, Ihr Herz und Ihr Bauchgefühl so lange erforschen, bis Sie auf Stufe sechs angelangt sind. (Mit Stufe sieben werden wir uns im nächsten Kapitel beschäftigen.) Um auf der Ebene Ihrer tiefsten Emotionen zu Selbsterkenntnis fähig zu sein, müssen Sie lernen, sich auf dieser Leiter der Experiencing Scale immer weiter nach oben zu bewegen:

1. **Sie können über Ereignisse und Ideen sprechen.** Zum Beispiel: »Mein Freund hat mit einer anderen Frau geschlafen.«

2. **Sie können über sich selbst sprechen, ohne dabei Gefühle zum Ausdruck zu bringen.** »Mein Freund hat mich betrogen.«

3. **Sie können Gefühle äußern – aber nur im Hinblick auf rein äußerliche Dinge.** »Ich war wütend und entsetzt, als ich den BH einer anderen Frau in meinem Bett fand.«

4. **Sie können direkt über Ihre Emotionen und Ihre Selbstwahrnehmung sprechen.** »Mein Zorn ist nur eine Maske, hinter der sich mein Gefühl der Unsicherheit und Unzulänglichkeit verbirgt.«

5. **Sie können Ihr inneres Erleben analysieren und in Worte fassen.** »Aufgrund der falschen Wahrheit ›Ich bin nicht liebenswert‹ aus meiner Kindheit habe ich mir vielleicht absichtlich einen Mann ausgesucht, der mich verletzen wird.«

6. **Sie verstehen Hintergründe Ihrer Reaktionen, die Ihnen vorher nicht bewusst waren.** »Jetzt weiß ich, dass ich mich wegen der ständigen harten Kritik meiner Mutter als nicht liebenswert empfunden habe.«

7. **Sie nutzen Ihre neuen Erkenntnisse, um Probleme bereits in dem Augenblick zu erkennen, in dem sie auftreten.** »Vielleicht fühle ich mich zu grausamen Menschen hingezogen, weil ich in meiner Kindheit so viel Ablehnung erfahren habe. Doch ich kann lernen, dieses Muster rechtzeitig zu erkennen und Männern aus dem Weg zu gehen, von denen ich weiß, dass sie mich schlecht behandeln werden.«

Diese sieben Stufen sind die Leiter, auf deren Sprossen Sie sich immer weiter hocharbeiten müssen, um zu einem tieferen und umfassenderen Verständnis Ihrer selbst, Ihrer falschen Wahrheit und Ihrer Erwartungshaltung gegenüber der Welt zu gelangen. Wenn Sie von einem oberflächlichen Verständnis zu tieferen Erkenntnissen und einer neuen Interpretation Ihrer Erlebnisse gelangen, können Sie sich und Ihr Leben verändern.

Wenn Sie auf den untersten, oberflächlichen Sprossen dieser Leiter verharren, werden Sie wahrscheinlich ziemlich frustriert sein, weil Sie dann zwar einen kleinen Teil Ihres Problems verstehen, dieses Verständnis aber nicht ausreicht, um etwas daran zu ändern. Viele Patienten gewinnen in der Therapie ein gewisses Verständnis dafür, was sie so unglücklich macht – aber sie sind trotzdem immer noch unglücklich. Dann brechen sie die Therapie oder die Auseinandersetzung mit ihren Gefühlen ab, weil sie glauben, dass das ja doch alles nichts bringt. Doch wenn sie damit bis zu einer tieferen Ebene ihres Gefühlslebens vorstoßen könnten, würde es sehr wohl etwas bringen: Denn auf dieser Ebene kann man echte Veränderungen bewirken. Lassen Sie diesen Prozess der Selbsterkenntnis einfach zu: Arbeiten Sie sich Stufe für Stufe an dieser Leiter hoch und glauben Sie daran, dass Ihnen das etwas bringt – egal ob Ihnen dieser Nutzen während Ihrer Arbeit bewusst wird oder nicht.

DIE FALSCHE WAHRHEIT VERARBEITEN

Carrie

Carrie kam zu mir in die Praxis, nachdem sie eine schlimme Trennung durchgemacht hatte. In unserer ersten Sitzung sprachen wir darüber, wie der Krebstod ihres Vaters (damals war sie fünf Jahre alt gewesen) und die falsche Wahrheit »Ich muss stark sein« (der verwitweten Mutter zuliebe) sich auf ihr Leben im Erwachsenenalter ausgewirkt hatten. Aus dieser falschen Wahrheit war das unbewusste Narrativ entstanden: »Wenn ich Schwäche zeige, bedeutet das, dass ich nicht in der Lage bin, mit dem Leben fertigzuwerden.« Aufgrund ihrer Angst davor, verletzlich zu wirken, ging Carrie schwierigen Situationen (zum Beispiel, wenn sie sich eine neue Stellung suchen oder sich einem Liebespartner innerlich öffnen sollte) entweder von vornherein aus dem Weg oder sabotierte sie.

Die Vorstellung, einen Zusammenhang zwischen den Ängsten ihrer Kindheit und ihrem passiven Verhalten im Erwachsenenalter herzustellen, jagte Carrie solche Angst ein, dass sie vor Schreck förmlich gelähmt war. »Das kann ich nicht«, sagte sie. »Es fällt mir zu schwer, darüber nachzudenken.« Während ihrer Phase der Selbstbesinnung erlitt Carrie einen schweren Autounfall. Wäre sie damals nicht angeschnallt gewesen, so hätte dieser Unfall sie vielleicht das Leben gekostet. Doch zum Glück brach sie sich dabei nur eine Rippe und verstauchte sich den Knöchel. Danach war sie erst mal eine Zeitlang außer Gefecht gesetzt und musste die beiden Dinge erleben, vor denen sie am meisten Angst hatte: Schwäche und Hilfebedürftigkeit.

Sie rief mich an und beklagte sich darüber, dass sie keine Lebensmittel im Haus habe. Als ich ihr daraufhin vorschlug, Freunde um Hilfe zu bitten, sagte sie: »Ich habe noch niemandem etwas davon erzählt. Wenn ich das bei Facebook einstelle oder herumtelefoniere und die Leute mir daraufhin keine Hilfe anbieten, fühle ich mich nur noch erbärmlicher als vorher.« Nach einigem Drängen rief Carrie schließlich ihre Nachbarin an, die für sie einkaufen ging und ihr so lange Gesellschaft leistete, bis ihre Familie kam und sich um sie kümmerte, bis ihr Knöchel und ihre Rippe wieder geheilt waren.

Durch diese Begebenheit wurde Carrie nur allzu klar, dass sie durch ihre Angst davor, schwach zu erscheinen, eigentlich erst recht schwach (hungrig und unglücklich) wurde, und dass es sie im wahrsten Sinn des Wortes stärker machte, um Hilfe zu bitten. Dieses Erlebnis zwang sie, sich die lebensbedrohlichen Auswirkungen ihrer falschen Wahrheit einzugestehen. Ihre Genesungszeit brachte ihr viel mehr als bloße körperliche Heilung: Jetzt war Carrie bereit, tiefer in ihre Vergangenheit einzutauchen und die notwendigen Zusammenhänge herzustellen. »Irgendwie war dieser Autounfall doch zu etwas nütze«, sagte sie. »Dadurch ist mir manches klarer geworden. Da ich nicht laufen konnte, hatte ich viel Zeit zum Herumsitzen und Nachdenken.«

Selbstfürsorge

Während einer Therapie befinden sich normalerweise zwei Personen im Zimmer – Patient und Arzt –, bei der Selbstbesinnung dagegen nur eine einzige: Sie.

Irgendwann werden Sie einem guten Freund oder Ihrem Partner von dieser Reise erzählen. Vorläufig sollten Sie jedoch so viel wie möglich auf eigene Faust herausfinden. Wahrscheinlich kennen Sie den Grund dafür bereits: Vielleicht tragen die Menschen, die in Ihrem Leben eine Rolle spielen, zur Manifestation Ihrer alten Geschichte bei. Der Sinn dieser Selbstbesinnungsphase besteht darin, das Drehbuch, das Sie schon so lange ausagieren, möglichst genau kennenzulernen und herauszufinden, auf welche Weise es sich in Ihrem Leben wiederholt hat. Der erste Mensch, mit dem Sie gerne darüber sprechen würden, ist vielleicht jemand, der in Ihrem Drehbuch eine wichtige Rolle spielt. Aber es kann sein, dass dieser Mensch sich innerlich gegen Ihre Erkenntnisse wehrt oder nichts davon wissen will – vor allem dann, wenn Ihnen klarwird, dass Sie etwas an Ihrem Drehbuch (und damit auch an der Rolle, die diese Person darin spielt) ändern müssen. In den nächsten Kapiteln werde ich Ihnen konkrete Empfehlungen dazu geben, wie Sie Ihre persönlichen Erkenntnisse mit Ihnen nahestehenden Menschen besprechen sollen. Doch bis dahin sollten Sie diesen Weg lieber allein (bzw. unter meiner Anleitung) gehen und sich dabei so gut wie möglich selbst emotional unterstützen.

VERZEIHEN SIE SICH SELBST

Während dieser Phase der Selbstbesinnung, in der Ihnen erst richtig klarwird, dass Ihre falsche Wahrheit Sie und Ihr Leben bisher völlig im Griff hatte, werden Sie sich vielleicht stärker für die Probleme in Ihrem Leben verantwortlich fühlen. Reue und Schuldgefühle sind häufige »Nebenwirkungen« einer erfolgreichen Selbstbesinnung. Vielleicht haben Sie jetzt das Gefühl, Jahre Ihres Lebens mit einer Lüge vergeudet zu haben, oder glauben, dass es zu spät ist, um das alles noch in Ordnung zu bringen. Diese Erkenntnis der lebenslangen negativen Auswirkungen Ihrer falschen Wahrheit kann eine Metareaktion in Ihnen auslösen, zum Beispiel: »Was für ein Verlierer muss ich gewesen sein, dass ich mich all die Jahre für einen Verlierer gehalten habe!«

Es kann schon sein, dass Sie es bereuen werden, so viele Jahre mit Ihrer falschen Wahrheit vergeudet zu haben, wenn Sie eine gesündere Lebenseinstellung entwickeln. Aber es ist nie zu spät, um etwas an Ihrem Erleben und der Qualität Ihrer Beziehungen zu den Menschen zu verändern, die das Glück haben, Sie kennenzulernen! Schließlich können wir an der Vergangenheit nichts mehr ändern. Wir können sie nur verstehen und uns verzeihen. Doch an unserer *Zukunft* können wir eine ganze Menge ändern, wenn wir uns klarmachen, dass es niemals zu spät ist, einen besseren, glücklicheren Lebensweg einzuschlagen.

Ein 69-jähriger Mann kam zum ersten Mal mit 59 Jahren in meine Praxis, nachdem sein Alkoholkonsum außer Kontrolle geraten war. Er hatte schon mehrere Krankenhausaufenthalte und Entziehungskuren hinter sich, hatte aber nie zu den Anonymen Alkoholikern gehen wollen. Schließlich wurde er an mich verwiesen, und ich habe ihm in den letzten zehn Jahren dabei geholfen, trocken zu bleiben.

Gemeinsam fanden wir heraus, dass das Trinken für diesen Mann eine Art Selbstmedikation war, um seine vielen Ängste zu betäuben. Diese Ängste rührten von seinem Gefühl der Unzulänglichkeit her, weil er nicht viel Geld verdiente und auch kein großer Industrieboss geworden war (wie seine Eltern es von ihm erwartet hatten). Seine falsche Wahrheit lautete: »Ich habe nichts zu bieten und enttäusche meine Mitmenschen nur.«

Und dabei hatte dieser Mann anderen Menschen in Wirklichkeit sehr viel zu bieten: Er war seit seinem 22. Lebensjahr mit derselben wunderbaren Frau verheiratet. Sie hatten zwar keine Kinder, aber seine Nichten und Neffen liebten ihn. Er hatte jahrelang zweimal pro Woche ehrenamtlich in einem Obdachlosenheim gearbeitet. Immer wenn er in meine Praxis kommt, genieße ich seine Gegenwart – und das geht auch allen anderen Menschen so. Nur ihm selbst war nicht klar, wie er das Leben seiner Familie, seiner Freunde und völlig fremder Menschen bereicherte, oder zumindest glaubte er nicht daran. Er hielt sich einfach für einen Verlierertypen, der nicht viel leistete – und zusätzlich schämte er sich auch noch dafür, dass er sich fast zu Tode trank.

In der Therapie arbeiteten wir daran, ihn vom Alkohol fernzuhalten und ihm klarzumachen, dass seine falsche Wahrheit nicht stimmte. Bisher hatte er immer nur gesehen, wie wenig er in seinem Leben leistete, und nicht, wie er auf andere Menschen wirkte. Doch inzwischen ist ihm klar, wie sehr seine Mitmenschen ihn schätzen, und er ist ganz zufrieden mit seinem Leben, denn er kann das Leben anderer Menschen auf eine Art und Weise bereichern, die – um es in seinen Worten auszudrücken – »meine Existenz auf diesem Planeten rechtfertigt«.

In unserer letzten Sitzung sagte er: »Ich ärgere mich so über mich selbst.«

»Um Himmels willen – fallen Sie etwa wieder in Ihre alten Emotionen zurück? Wir haben doch jetzt so lange an diesem Thema gearbeitet. Sie brauchen nicht mehr in dieses negative alte Selbstbild zu verfallen. Das ist doch inzwischen längst Schnee von gestern, und außerdem wissen Sie, dass es ohnehin falsch war, oder etwa nicht?«

»Nein, das ist nicht das Problem. *Das* habe ich inzwischen verstanden.«

»Was für ein Problem haben Sie denn dann?«, fragte ich ihn.

»Es ärgert mich so, dass ich erst im Alter von sechzig Jahren trocken geworden bin. Inzwischen gehe ich schon auf die siebzig zu. Warum konnte ich Sie nicht kennenlernen, als ich noch ein junger Mann war?«

Daraufhin unterhielt ich mich mit diesem Mann darüber, dass er tatsächlich etliche Jahre seines Lebens in einem Nebel aus Ängsten und Alkohol vergeudet hatte. Aber seine Gegenwart sieht anders aus. Das Leben geht weiter, und er ist fest entschlossen, von jetzt an mehr daraus zu machen.

SCHAUEN SIE GENAU HIN! Jeder Mensch hat irgendwelche Probleme, an denen er arbeiten und die er überwinden muss. Doch andererseits lernen wir auch etwas aus schwierigen Zeiten: Wir sammeln Erfahrungen, und uns wird klar, worauf es uns im Leben wirklich ankommt. Die Vergangenheit ist vergangen. Es spielt keine Rolle, warum Sie so lange gebraucht haben, um Ihre falschen Vorstellungen aus der Kindheit zu überwinden. Vielleicht hat Ihnen bisher einfach die nötige Reife oder emotionale Bandbreite dazu gefehlt. Bereuen Sie nicht, dass Ihnen diese Einsicht nicht schon früher gekommen ist! Seien Sie lieber froh darüber, dass es Ihnen jetzt und hier gelingt, das Ruder Ihres Lebens herumzureißen.

SELBSTLIEBE

Egal was Sie getan oder geglaubt haben und worin die falsche Wahrheit aus Ihrer Kindheit bestand – es gab auf jeden Fall einen triftigen Grund dafür. Sie haben diese alte Geschichte erschaffen, weil Sie sie damals brauchten, um seelische Schmerzen und Verwirrungen zu überleben, mit denen Sie anders nicht fertiggeworden wären. Schließlich waren Sie noch ein Kind. Doch nun sind Sie erwachsen und können sich diese falschen Vorstellungen vom Leben verzeihen. Jetzt können Sie einen neuen, erfolgreichen Weg finden zu lieben, zu arbeiten, einen Beitrag zum Wohl der Menschheit zu leisten und auch ohne dieses unbewusste alte Narrativ zu einem erfüllten Leben zu finden. Vertrauen Sie auf diesen Veränderungsprozess, wagen Sie diesen Sprung ins kalte Wasser und glauben Sie daran, dass das Leben mehr zu bieten hat, als Ihre bisherige begrenzte Erfahrung Ihnen gezeigt hat. Inzwischen haben Sie daran gearbeitet, unbewusste Denk- und Verhaltensmuster zu überwinden. Sie haben neue Wege erkundet in der Hoffnung, dass die Welt konstruktiver und liebevoller auf Sie reagieren kann als bisher. Glauben Sie daran, dass es ein anderes Lebensdrehbuch für Sie geben kann. Diese Veränderung ist tatsächlich möglich – sehen Sie ihr mit Spannung und freudiger Erwartung entgegen!

Wenn Sie sich selbst Liebe und Verständnis entgegenbringen, werden Sie sich bei diesem inneren Wandlungsprozess wohler fühlen und leichter vorwärtskommen. Egal ob Sie Ihre Vergangenheit, Ihre Gegenwart oder Ihre Zukunft kritisch unter die Lupe nehmen – denken Sie deshalb nicht schlecht von sich selbst! Halten Sie sich vor Augen, dass alles, was in Ihrem Leben passiert ist, zum damaligen Zeitpunkt durchaus sinnvoll war. Es war genau das, was Sie damals brauchten. Sie konnten nichts anderes tun. Sie wussten ja gar nicht, welche unterbewusste Dynamik Ihr Verhalten steuerte. Sie haben Fehler gemacht, sich mit Ihrem Handeln selbst geschadet – und wussten nicht einmal, warum.

All das liegt daran, dass Sie nicht unter optimalen Lebensumständen aufgewachsen sind. Sie haben einfach nur versucht in der Welt, in die Sie hineingeboren worden waren, zu überleben. Doch jetzt sind Sie nicht mehr in dieser Welt gefangen, sondern können sich Ihre eigene Welt erschaffen. Ihre früheren »Sünden« sind nicht darauf zurückzuführen, dass Sie ein schlechter Mensch oder ein Idiot waren. Sie können die Vergangenheit nicht auslöschen. Aber Sie können sie jetzt mithilfe Ihrer neuen Einsicht besser verstehen und in Zukunft klüger und sinnvoller handeln.

Lieben Sie sich selbst dafür,
dass Sie so hart daran arbeiten,
der Mensch zu werden, der Sie sein möchten.

Also gehen Sie liebevoll und mitfühlend mit sich um – vor allem, wenn Sie sich vergegenwärtigen, was für ein Mensch Sie früher waren. Bemühen Sie sich um eine positive Einstellung – denken Sie: »Ich bin etwas Besonderes« –, wenn Sie sich mit Problemen aus Ihrer Vergangenheit auseinandersetzen. Mit so einer Einstellung werden schwierige Verarbeitungsprozesse erträglich, ja vielleicht sogar zum Vergnügen.

Aber Sie brauchen sich nicht nur durch meine ermutigenden Worte trösten zu lassen, sondern können auch zu Ihrer eigenen

Unterstützungsperson, Ihrem eigenen Cheerleader werden. Gehen Sie genauso gütig, warmherzig und humorvoll mit sich um, wie ein Arzt es tun würde.

WEGE ZUR SELBSTERKENNTNIS:
Gönnen Sie sich ein paar Streicheleinheiten! .

Wie schafft man es, in dieser Zeit der Selbstbesinnung liebevoll und fürsorglich mit sich selbst umzugehen? Ralph Waldo Emerson hat einmal gesagt: »Frage und Antwort sind eins.« Also überlegen Sie, was Sie trösten könnte, und gönnen Sie sich möglichst viele dieser kleinen Seelentröster – ob das nun leckeres Essen, Sport, Sex oder eine kleine Auszeit im Garten ist oder gesellige Abende mit Freunden. Hier ein paar »Streicheleinheiten für die Seele«, die Ihnen diesen schwierigen Selbstbesinnungsprozess erleichtern könnten:

1. Gönnen Sie sich jede Nacht mindestens sieben Stunden Schlaf. Laut einer neuen Studie von Wissenschaftlern der University of California in Berkeley reagieren wir in ausgeschlafenem Zustand emotional weniger heftig, als wenn wir zu wenig geschlafen haben.[12] Und nicht nur das: Der REM-Schlaf – die Schlafphase, in der wir träumen – verlangsamt die elektrische Aktivität des Gehirns, und das wirkt beruhigend. »Es ist wissenschaftlich erwiesen, dass Schlafmangel die emotionale Reaktivität verstärkt«, hat der Schlafexperte Dr. Michael Breus mir verraten. »Gerade in emotional turbulenten Zeiten« – zum Beispiel, wenn Sie

ein paar Wochen lang über Ihre falsche Wahrheit nachdenken – »braucht man genügend Ruhe und Erholung.«

2. Nehmen Sie sich möglichst jeden Tag ein paar Minuten
Zeit für eine Atemmeditation, die die Gedanken klärt. Ich
praktiziere zu diesem Zweck die sogenannte *Quadrat-Atmung*. (Anleitungen dazu finden Sie auf Seite 380.)

3. Hören Sie Ihre Lieblingsmusik. Gönnen Sie sich jeden Tag
ein paar Songs, die Sie innerlich ins Gleichgewicht bringen
und glücklich machen.

4. Verbringen Sie Zeit in der Natur – unter freiem Himmel
oder am Ufer eines Gewässers.

5. Spielen Sie mit einem lieben Haustier.

6. Nehmen Sie ein langes heißes Bad oder gönnen Sie sich
eine ausgiebige heiße Dusche und machen Sie sanfte Dehn-
übungen.

7. Machen Sie ein paar Yogaübungen, halten Sie die Positionen ein bisschen länger als sonst und konzentrieren Sie
sich dabei auf Ihre Atmung.

8. Kochen Sie sich einen Kräutertee und genießen Sie ihn.

9. Denken Sie an Zeiten zurück, in denen Sie mit Menschen
zusammen waren, mit denen Sie sich eng verbunden fühlten. Schwelgen Sie in schönen Erinnerungen.

10. Glauben Sie daran, dass dieser Veränderungsprozess Ihnen
gelingen wird, und versuchen Sie zwei- bis dreimal pro Tag
ein paar Minuten lang positiv zu denken.

Wie gesagt: Schritt vier kostet schon ein bisschen Zeit. Sie haben
in diesen drei bis vier Wochen der Selbstbesinnung jede Woche
ein bis zwei feste Nachdenkzeiten eingeplant, um sich ins Ge-

dächtnis zurückzurufen, wie Ihre falsche Wahrheit sich in Ihrem Leben ständig wiederholt hat. Während dieser Sitzungen haben Sie mit ein paar hilfreichen psychologischen Techniken gearbeitet: Sie haben sich Fragen gestellt, sich jeden Morgen gleich nach dem Aufwachen ein paar Notizen gemacht und mithilfe des Prinzips der freien Assoziation wichtige Erinnerungen aus Ihrem Unterbewusstsein aufsteigen lassen. Dabei ist Ihnen bewusst geworden, wie hartnäckig Ihre falsche Wahrheit war. Immer wenn Sie eine schwierige Phase durchmachten, war diese falsche Wahrheit sofort zur Stelle und erschwerte Ihnen das Leben noch mehr. Immer wenn Sie einen Fehler begingen oder irgendetwas taten, was Sie hinterher bereuen würden, lauerte Ihre falsche Wahrheit im Hintergrund. Anhand der Experiencing Scale haben Sie eine wichtige Erfahrung gemacht: Je höher Sie die Leiter der Erkenntnis hinaufklettern, desto mehr bringt Ihnen dieser Prozess der Selbstbesinnung.

Und nicht zuletzt haben Sie sich in Schritt vier unseres Programms die ungeheuer wichtige Praxis der Selbstliebe und Selbstfürsorge angewöhnt. Seien Sie in dieser schwierigen Zeit, in der Sie mehr darüber herausfinden, wer Sie sind, Ihr eigener bester Freund! Selbstliebe ist das beste Wohlfühlrezept, das es gibt.

Wie sieht es jetzt in Ihnen aus?

In dieser Phase der Selbstbesinnung werden Sie vielleicht öfter Folgendes empfinden:

Scham und Selbstvorwürfe. Diese beiden Gefühle treten in dieser Phase der inneren Wandlung oft in Kombination miteinander auf: Sie schämen sich für Ihr früheres Verhalten und machen sich deshalb Vorwürfe. Doch in Wirklichkeit haben Sie damals nur getan, was Sie tun mussten. Ihre Vorstellungen von sich und der Welt haben Sie dazu gezwungen. Natürlich ist jeder Mensch selbst für sein Handeln verantwortlich. Aber Sie wurden von Ihrer unbewussten falschen Wahrheit zu diesem Verhalten getrieben, und diese »Wahrheit« wurde Ihnen zu einem Zeitpunkt eingepflanzt, als Sie sich noch nicht dagegen wehren konnten. An der Vergangenheit können Sie nichts mehr ändern. Jetzt kommt es darauf an, sich um eine Veränderung zu bemühen.

Entschlossenheit. Wenn Sie Ihre falsche Wahrheit genau kennen, sind Sie emotional so gefestigt, dass Sie mit dem nächsten Schritt dieses Programms beginnen können.

Freudige Erregung. Endlich ergibt alles einen Sinn! Das Licht der Erkenntnis überstrahlt Ihr Leben. Die Zusammenhänge zwischen Ihrer Vergangenheit und Ihrer Gegenwart zu erkennen, kann Sie in einen Zustand der Euphorie versetzen.

Frustration. In dieser Phase der Selbstbesinnung müssen Sie schwierige Erlebnisse und Emotionen noch einmal neu durchleben und darüber nachdenken. In so einer Situation ist es völlig normal, hin und wieder frustriert zu sein. Vielleicht kommt es Ihnen so vor, als gehe es Ihnen durch diesen Veränderungsprozess nicht besser, sondern eher schlechter als vorher. Ich schärfe meinen Patienten immer ein: Wenn es Ihnen schlechter geht, ist das ein Zeichen für Ihren inneren Genesungsprozess – ein Zeichen dafür, dass Sie jetzt endlich an die Arbeit gegangen sind, die erledigt werden muss. Sie haben diese Erinnerungen und Gefühle lange genug verdrängt. Jetzt müssen Sie sie ans Tageslicht des Bewusstseins bringen, um davon geheilt werden können. Das ist nur eine vorübergehende Phase – sie dauert nicht länger als ein paar Wochen. Also stehen Sie sie durch und halten Sie sich dabei stets vor Augen: Wenn es mir in den nächsten paar Wochen schlecht geht, bedeutet das, dass ich auf dem richtigen Weg bin.

VERARBEITEN SIE IHRE ALTE GESCHICHTE

In Ihrem Kopf geht nicht nur viel mehr vor, als Ihnen bisher bewusst war – Ihnen stehen jetzt auch ganz andere und sehr viel interessantere Lebenserfahrungen bevor. Auf Sie wartet eine ganze Welt neuer Möglichkeiten, die Sie sich bisher nie hätten träumen lassen! Um ein neues Leben anfangen zu können, müssen Sie sich von Ihrer alten Geschichte verabschieden, Ihre alten Vorstellungen relativieren und Ihre Lebenseinstellung ein für alle Mal verändern.

Bisher sollten Sie einfach nur in sich hineinschauen, um Zugang zu Ihrer Vergangenheit und Ihrem Unterbewusstsein zu gewinnen. Als Nächstes werde ich Sie bitten, Ihr Augenmerk nach außen und in die Gegenwart hinein zu richten. Jetzt werden Sie konkrete Veränderungen an Ihren bewussten Alltagsgedanken vornehmen, und dadurch werden sich auch Ihre Sichtweise des Lebens und Ihre Beziehungen zu anderen Menschen verändern.

Doch damit diese Einsicht in eine Veränderung münden kann, müssen Sie das bisher Gelernte zunächst einmal verarbeiten. Diese Verarbeitung, die in der Psychotherapie eine wichtige Rolle spielt, besteht aus zwei Phasen. In Phase eins *erkennen Sie Ihre inneren Blockaden*: Sie machen sich die falsche Wahrheit aus Ihrer Kindheit bewusst, und Ihnen wird klar, wie diese Fehlvorstellung Ihr Leben beeinflusst hat und zur selbsterfüllenden Prophezeiung geworden ist. Mit anderen Worten: Sie gelangen zu einer Einsicht.

An dieser Einsicht haben Sie in den letzten vier Schritten gearbeitet, und wenn Sie damit erfolgreich waren, haben Sie Ihre inneren Blockaden inzwischen längst erkannt. Sie kennen Ihre falsche Wahrheit, haben sie bis zu ihrem Ursprung zurückverfolgt und wochenlang darüber nachgedacht. Dadurch ist Ihnen klargeworden, was Sie früher blockiert hat und Ihnen auch heute immer noch im Weg steht.

Zu dieser harten Arbeit, die hinter Ihnen liegt, möchte ich Ihnen nun zunächst einmal gratulieren! Sie haben den Schalter umgelegt und das Licht der Erkenntnis in Ihrem Inneren zum Leuchten gebracht. Jetzt können Sie mit Phase zwei der Verarbeitung weitermachen: nämlich, *Ihre inneren Blockaden zu überwinden* oder Ihrem Leben mithilfe des Wissens, das Sie inzwischen erworben haben, eine neue Richtung zu geben. In dieser Phase werden Sie die Basis für ein neues Leben schaffen, indem Sie Ihre Sichtweise ändern und sich immer wieder an Ihre Absicht erinnern, sich in Ihrem Denken und Handeln von nun an von dieser Einsicht leiten zu lassen. Um Widerstände zu überwinden und im Leben weiterzukommen, müssen Sie achtsam sein und alles, was Ihnen Tag für Tag und Minute für Minute begegnet, bewusst wahrnehmen und erleben. Konzentrieren Sie sich auf das Warum Ihres Handelns und Ihrer Gefühle.

Ich habe dieses Konzept der Verarbeitung während meiner Ausbildung zum Psychiater lange Zeit nicht verstanden. Dr. Amini – der Mann, der uns damals aufforderte zu erklären, wie Einsicht sich anfühlt (wie ein »flaues Gefühl in der Magengrube«) – hat mir klargemacht, dass Einsicht nicht automatisch zu einer Veränderung führt. Die Entdeckung der falschen Wahrheit ist ein Ereignis von solcher Tragweite, dass ich früher davon ausging, schon allein diese Erkenntnis müsse das Leben eines Menschen zwangsläufig in neue Bahnen lenken. Doch Dr. Amini hat mir immer wieder eingeschärft, dass Einsicht allein nicht ausreicht: »Man muss diese Einsicht auch *verarbeiten*.« Es genügt nicht, einfach nur über seine alte Geschichte nachzudenken, wie Sie es im vorigen Kapitel getan haben. Sie müssen das Scheinwerferlicht Ihrer Einsicht ganz gezielt in die dunklen, geheimnisvollen Ecken und Winkel Ihrer Psyche richten.

Vielleicht liegt es an meiner Erziehung, dass ich dieses psychologische Konzept der Verarbeitung damals während meiner Facharztausbildung für Psychiatrie nicht so richtig verstehen und würdigen konnte. Meine Mutter war eine sehr erfinderische, entschlossene Frau. Wenn sie etwas wollte, ging sie davon aus, dass ihr Wunsch oder ihre Absicht bereits genug waren, um das gewünschte Ergebnis zu erzielen. In manchen Fällen erreichte sie tatsächlich sofort, was sie wollte – in anderen nie. Mir als Kind kam es damals so vor, als würden alle ihre Ideen auf wunderbare Weise Realität werden. Manchmal führten sie aber auch einfach nur dazu, dass sie sich gereizt und verärgert im Badezimmer verkroch. Wie auch immer diese Situationen ausgingen – ich hatte als Kind nie den mühsamen Prozess miterlebt, bei dem man sich bewusst und gezielt von Punkt A nach Punkt B und dann über C und G bis Punkt Z vorarbeitet. Ich musste erst aus meinem eigenen Leben und meinen eigenen inneren Kämpfen im Erwachse-

nenalter (und aus den Lehren von Dr. Amini) lernen, dass Veränderung mehr ist, als einfach nur zum Telefonhörer zu greifen
oder einen Freund um Hilfe zu bitten. Veränderung ist ein Prozess, den man sich Schritt für Schritt selbst erarbeiten muss.

Ihr Unterbewusstsein hilft Ihnen bei diesem Verarbeitungsprozess, indem es dafür sorgt, dass immer wieder scheinbar zufällige
Gedanken und Erinnerungen in Ihnen aufsteigen. Achten Sie genau auf diese Eingebungen, wenn Sie zu verstehen versuchen, warum Sie etwas Bestimmtes empfunden, gesagt oder getan haben!
Denn sie haben *immer* eine Bedeutung. Das Gleiche gilt übrigens
auch für Ihre Träume und Tagträume: Auch sie sind Eingebungen
Ihres Unterbewusstseins. Haben Sie schon einmal nach einer Idee
oder Problemlösung gesucht, und Ihnen ist beim besten Willen
nichts eingefallen? Vielleicht haben Sie den Gedanken daran dann
frustriert beiseitegeschoben – und konnten das Problem nach einem kleinen Nickerchen, einer Dusche oder einem langen, erhol-
samen Nachtschlaf mühelos lösen? Das haben Sie Ihrem Unterbewusstsein zu verdanken. Ein Teil der Verarbeitung Ihrer
Einsicht findet statt, während Sie träumen, sich in einem meditativen Zustand oder einer Art Trance befinden (zum Beispiel,
wenn Sie abends vor dem Fernseher vor sich hindösen oder ge-
dankenverloren aufs Meer hinausschauen). Helfen Sie Ihrem Unterbewusstsein bei der Arbeit, indem Sie viel schlafen und jeden
Tag ein paar Minuten lang meditieren.

Den Großteil des Verarbeitungsprozesses wird jedoch Ihr Bewusstsein für Sie erledigen. Schließlich handelt es sich dabei um
einen Denkprozess. Manchmal werden Sie das vielleicht als frustrierend empfinden: Es ist, als stünden Sie in einem dichten Wald
aus lauter Mammutbäumen, aus dem Sie nicht herausfinden. Viel-

leicht würden Sie für immer in diesem Wald gefangen bleiben,
wenn Sie nicht ein ungeheuer wertvolles Werkzeug besäßen: Einsicht. Das Wissen um Ihre falsche Wahrheit, die Erkenntnis, dass
Ihre Erwartungen selbsterfüllende Prophezeiungen waren, und
der Glaube daran, dass Ihre alte Geschichte Sie und Ihre Beziehung zur Welt nicht mehr länger zu definieren braucht, werden
Ihnen den Weg aus dem Wald zeigen.

Wohlgemerkt: Sie *werden* Ihnen den Weg zeigen. Denn noch
haben Sie den Ausweg nicht gefunden. Also lassen Sie das Scheinwerferlicht Ihrer Einsicht an und leuchten Sie damit alle dunklen
Schatten aus. Lenken Sie den Strahl dieses Scheinwerfers auf Ihrem Weg durch den Wald in alle Richtungen und beleuchten Sie
damit all Ihre Situationen, Beziehungen und Reaktionen. Vor allem die Emotionen und Erlebnisse, die Ihnen bekannt vorkommen, sollten Sie kritisch unter die Lupe nehmen, um herauszufinden, was dahintersteckt, und Ihr Scheinwerferlicht dann auf
einen neuen, anderen Weg richten. (Denken Sie daran: Wenn ein
Erlebnis Ihnen bekannt vorkommt, bedeutet das, dass Sie diesen
steinigen Weg schon öfter gegangen sind und dabei alte Denk-
und Verhaltensmuster wiederholen.) Richten Sie Ihren Scheinwerfer in alle Ecken und Winkel hinein, bis der ganze Wald hell
erleuchtet ist. Dann wird an die Stelle Ihres ängstlichen In-die-
Enge-getrieben-Seins ein neues Gefühl der Freiheit und Hoffnung
treten, und Sie werden es gar nicht mehr erwarten können, endlich zu entdecken, was oberhalb der Baumgrenze liegt.

Um es mit den Worten von Leonard Cohen in seinem Song
»Anthem« zu sagen: »Es ist ein Riss in allem, durch den das Licht
hereinfällt.« Beim psychischen Verarbeitungsprozess ist dieses
Licht die Einsicht, die Sie von innen heraus erleuchtet, und der

Riss ist Ihre Erkenntnis der falschen Wahrheit, in der Sie sich früher gefangen gefühlt haben. Durch diesen Riss fällt das Licht nach draußen, um Ihnen den Weg in eine bessere Zukunft zu erhellen.

Als Arzt kann ich Ihnen sagen, dass dieses Licht
in Ihrem Inneren unbedingt heraus muss.

Ich halte sehr viel vom Meditieren auf (ziemlich lange) Mantras. Hier ein gutes Mantra für die Verarbeitung Ihrer falschen Wahrheit: »Vor langer Zeit habe ich eine Geschichte über mich und meine Beziehung zur Welt verfasst, die ich tröstlich fand, weil ich sie für richtig hielt. Diese Geschichte hat sich in meinem Leben seither in den verschiedensten Versionen wiederholt. Jetzt ist es an der Zeit, einen Schlussstrich unter diese Geschichte zu ziehen und mit einem neuen Lebensdrehbuch zu beginnen. Ich vertraue darauf, dass dieses Programm der Heilung durch Erkenntnis mich aus der Gefangenschaft meiner alten Geschichte befreien kann, wenn ich meine neuen Erkenntnisse richtig verarbeite.«

Das ist schwierig, aber nicht unmöglich.

Seine inneren Blockaden zu erkennen, ist eine spannende Entdeckungsreise, bei der man seiner Psyche ihre Geheimnisse entreißt. Diese Blockaden zu *überwinden*, ist dagegen richtig harte Arbeit. Das ist der Teil meines Programms, bei dem man »die Ärmel hochkrempeln« muss – das mutige, schweißtreibende Verarbeiten der Details, die brennende Glut der Erkenntnis, die die Reste Ihrer traurigen Vergangenheit zum Schmelzen bringt und

Sie in die Freiheit der Gegenwart entlässt. Nun beginnt Phase zwei
der Verarbeitung Ihrer falschen Wahrheit, in der Sie mithilfe Ihrer
Einsicht eine Veränderung herbeiführen – in der Sie sich endgültig von Ihrer alten Geschichte losreißen.

Dazu müssen Sie schon eine ganze Menge an neuem Wissen
und neuen Erkenntnissen in sich aufnehmen, das gebe ich zu.
Was Sie sich da vorgenommen haben, ist kein Wochenendausflug,
sondern eine anstrengende Entdeckungsreise. Es erfordert großes
Engagement und viel Zeit – mehrere Wochen bis Monate –, Ihre
alte Geschichte richtig zu verarbeiten, dem Wald zu entrinnen
und sich in neues, unbekanntes Terrain hineinzuwagen. Nehmen
Sie sich fest vor, sich jede Woche ein bisschen Zeit zum Nachdenken darüber zu nehmen, wie Ihre alte Geschichte Ihr Leben beeinflusst hat. Halten Sie sich an diese regelmäßigen »Verabredungen mit sich selbst«! Nutzen Sie diese Zeit, um noch intensiver
über dieses Thema nachzudenken als im vorigen Schritt, und lenken Sie Ihr Augenmerk dabei immer stärker von der Vergangenheit weg auf die Gegenwart.

Glauben Sie mir: Diese Arbeit lohnt sich. Denn je engagierter
Sie sich auf diesen Verarbeitungsprozess einlassen, umso mehr
wird das Licht Ihrer Einsicht Ihr Leben erhellen. Und dann werden Sie die kleinen und größeren Krisen Ihres täglichen Lebens
sehr viel leichter überwinden können. Einsicht ist der Schlüssel zu
dem bisher unentdeckten und ungenutzten Potenzial, das in Ihnen schlummert. Mit dieser Einsicht werden Sie kein gewöhnliches Leben mehr führen, sondern ein außergewöhnliches.

Sie sind der Held Ihres eigenen Lebens

Was haben Perseus und Jason – die Helden der griechischen Mythologie – mit Luke Skywalker, Wagners Siegfried, Samweis Gamdschie aus *Der Herr der Ringe*, Jesus und Buddha zu tun? Eine ganze Menge – denn sie haben alle eine sehr ähnliche Geschichte erlebt. Der amerikanische Buchautor und Professor Joseph Campbell bietet in seinem bahnbrechenden Werk aus dem Jahr 1949, *The Hero with a Thousand Faces (Der Held in tausend Gestalten)*, einen Überblick über verschiedene Heldenmythen und -legenden und spannt dabei einen weiten Bogen über viele Kulturen und Religionen hinweg. Aus seiner Sicht umfasst die klassische »Heldenreise« zwölf verschiedene Phasen, die ich hier kurz beschreiben möchte:

1. **Die gewöhnliche Welt.** Die Gestalt des Helden wird eingeführt. Eigentlich führt er ein ganz normales Leben, doch es gibt einen inneren oder äußeren Konflikt, der ihn innerlich zerfrisst.

2. **Aufruf zum Abenteuer.** Der Held erfährt, dass er sein normales Leben um einer gerechten Sache willen verlassen und seine eigenen Wege gehen muss.

3. **Widerstand gegen den Ruf.** Irgendetwas hält ihn davon ab, diesem Ruf zu folgen – entweder Angst vor dem Unbekannten oder ein Mensch, der nicht möchte, dass er sich den ihm drohenden Gefahren stellt.

4. **Begegnung mit einem Mentor.** Schließlich macht der Held sich aber doch auf den Weg und begegnet dabei sofort einem geheimnisvollen Fremden, der ihm gute Ratschläge

gibt, ihn auf den bevorstehenden Weg vorbereitet und mit Waffen ausrüstet.

5. **Überschreiten der Schwelle.** Nachdem der Held die gewöhnliche Welt verlassen und ein unbekanntes (häufig magisches) Reich betreten hat, muss er sich eine neue Lebensweise zu eigen machen.

6. **Prüfungen, Freunde und Feinde.** In der außergewöhnlichen Welt begegnet der Held Ungeheuern, löst Rätsel, trifft auf Verbündete und Feinde.

7. **Annäherung.** Der Held und seine Freunde gehen in der außergewöhnlichen Welt einer wichtigen Prüfung (noch mehr Ungeheuer und Rätsel) entgegen.

8. **Bewährungsprobe.** Während dieser entscheidenden Prüfung wird der Held mit seinen schlimmsten Ängsten konfrontiert. Dabei erleidet er normalerweise einen Verlust, oder jemand stirbt, und er lernt aus diesem Erlebnis etwas Wichtiges über das Leben.

9. **Belohnung.** Nachdem der Held die Bewährungsprobe überstanden hat, erhält er zur Belohnung ein Geschenk oder einen Schatz und wird nun wieder von einer neuen Angst verfolgt: nämlich der Furcht davor, diesen Schatz zu verlieren.

10. **Rückweg.** In Begleitung seiner noch lebenden Freunde oder allein macht der Held sich mit seinem Schatz auf den Weg zurück in die gewöhnliche Welt (seine Heimat). Seine Feinde sind hinter ihm her.

11. **Wiederauferstehung.** Kurz vor der Rückkehr in die Heimat kämpft der Held noch einmal mit seinen Feinden und verliert dabei normalerweise noch einen weiteren Freund,

geht jedoch siegreich aus dem Kampf hervor und löst alle Konflikte.

12. **Rückkehr.** Der Held kehrt nach Hause zurück und verändert mithilfe seines Schatzes die Welt.

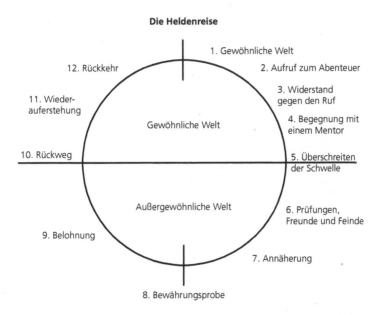

Die Heldenreise

1. Gewöhnliche Welt
2. Aufruf zum Abenteuer
3. Widerstand gegen den Ruf
4. Begegnung mit einem Mentor
5. Überschreiten der Schwelle
6. Prüfungen, Freunde und Feinde
7. Annäherung
8. Bewährungsprobe
9. Belohnung
10. Rückweg
11. Wiederauferstehung
12. Rückkehr

Gewöhnliche Welt

Außergewöhnliche Welt

Mein Programm entspricht dieser Heldenreise erstaunlich genau. Sie sind der Held Ihres eigenen Lebens, und Sie befinden sich auf einer Suche. Als Sie die Reise in Ihr eigenes Inneres antraten, wussten Sie noch nicht, wer Sie sind. Doch dann machen Sie sich auf in unbekannte Welten (Verarbeitung) und bekommen dabei Hilfe von einem Mentor (oder vielleicht auch nur von einem bescheidenen Buchautor). Sie müssen Ihre Drachen (falsche Wahrheit, alte Geschichte) besiegen und nehmen die Belohnung (neues Wissen, tiefgreifende neue Erkenntnis) mit nach Hause, um ein besserer Mensch zu werden und gleichzeitig auch Ihre Familie, Ihr Volk und die ganze Welt zu verbessern. Eines der bekanntesten Zitate aus Campbells Buch *The Hero with a Thousand Faces* lautet: »Wo wir nur Abscheuliches zu finden glaubten, werden wir einen Gott finden. Wo wir damit rechneten, uns gegenseitig zu erschlagen, erschlagen wir in Wirklichkeit uns selbst. Wo wir in die Welt hinauszureisen glaubten, gelangen wir ins Zentrum unserer eigenen Existenz. Wo wir allein zu sein glaubten, werden wir mit der ganzen Welt zusammen sein.«[13]

Eine andere Interpretation der Heldenreise, die meinem Programm sogar noch genauer entspricht, stammt von dem Hollywood-Drehbuchautor Christopher Vogler. In seinem ebenfalls zum Bestseller gewordenen Buch – einer Anleitung für Drehbuchautoren mit dem Titel *The Writer's Journey (Die Odyssee des Drehbuchschreibers)* – stützt Vogler sich auf Joseph Campbells Werk. Auch die innere Reise *seines* Helden besteht aus zwölf verschiedenen Phasen. Diese Phasen möchte ich nun kurz beschreiben und erläutern, inwiefern diese emotionale Odyssee dem Prozess entspricht, den Sie gerade durchmachen:

1. **Eingeschränktes Problembewusstsein.** Sie haben keine Ahnung von Ihrer falschen Wahrheit, ja Sie wissen nicht einmal etwas von ihrer Existenz. Aber Ihnen ist klar, dass Sie unglücklich sind.

2. **Bewusstwerden der Notwendigkeit einer Veränderung.** Ihr Leben wird immer schlimmer. Sie befinden sich in ei-

ner kontinuierlichen Abwärtsspirale aus negativen Denk- und Verhaltensmustern.

3. **Widerstand gegen die Veränderung.** Auch wenn Ihr Leben noch so schmerzlich ist – Sie finden trotzdem Trost in dem, was Ihnen vertraut ist, und haben Angst davor, sich in eine unbekannte Welt hinauszuwagen.

4. **Überwindung der Angst.** Sie tauchen in Ihr Unterbewusstsein ein, erkennen Ihre falsche Wahrheit und beleuchten Ihr Fehlverhalten aus der Perspektive Ihrer neuen Einsicht. Dadurch lässt Ihre Angst vor dem Unbekannten nach.

5. **Bemühen um eine Veränderung.** Sie halten regelmäßige Selbstbesinnungssitzungen ab, in denen Sie sich mit Ihrer Vergangenheit auseinandersetzen und Ihren inneren Widerstand dagegen überwinden, sich von dieser Vergangenheit zu befreien.

6. **Experimentieren mit neuen Lebensumständen.** Nachdem Sie Ihre alte Geschichte verarbeitet haben, entwickeln Sie eine neue Geschichte und erproben sie, um festzustellen, ob dieses neue »Lebensdrehbuch« auch wirklich zutreffend ist und Sie weiterbringt.

7. **Vorbereitung auf eine große Veränderung.** Diese Erprobung Ihrer neuen Geschichte beginnt mit kleinen Tests, die allmählich immer schwieriger werden, je mehr Zutrauen Sie zu Ihrer neuen Identität gewinnen.

8. **Große Veränderung.** Sie sehen sich und Ihr Leben mit anderen Augen.

9. **Akzeptieren der neuen Geschichte.** Sie glauben daran, dass dieses neue Ich Ihrer wahren Persönlichkeit entspricht.

10. **Neue Bewährungsprobe für die neue Geschichte.** In Ihrem Leben passiert etwas, was Ihr neues Weltbild in Frage stellt. Doch dank Ihrer Einsicht gelingt es Ihnen, auf dem richtigen Weg zu bleiben.

11. **Gefahren in letzter Minute.** Das Leben ist unberechenbar: Ihnen begegnen neue Prüfungen und Herausforderungen, die Sie aber nicht von Ihrem Weg abbringen.

12. **Meisterschaft.** Inzwischen ist Ihr neues Narrativ und Ihr neues Selbstbild zur zweiten Natur geworden. Sie sind jetzt ein anderer Mensch.

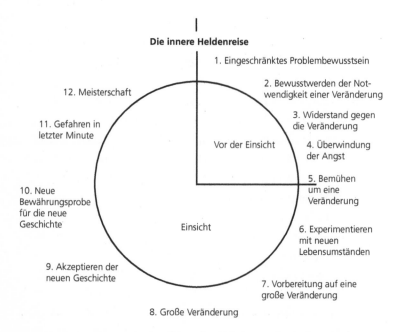

Die innere Heldenreise

1. Eingeschränktes Problembewusstsein

2. Bewusstwerden der Notwendigkeit einer Veränderung

12. Meisterschaft

3. Widerstand gegen die Veränderung

11. Gefahren in letzter Minute

Vor der Einsicht

4. Überwindung der Angst

5. Bemühen um eine Veränderung

10. Neue Bewährungsprobe für die neue Geschichte

Einsicht

6. Experimentieren mit neuen Lebensumständen

9. Akzeptieren der neuen Geschichte

7. Vorbereitung auf eine große Veränderung

8. Große Veränderung

SCHAUEN SIE GENAU HIN! Schauen Sie sich die Abbildung der inneren Heldenreise einmal genau an und achten Sie auf den größenmäßigen Unterschied zwischen der Phase vor und der Phase nach der Einsicht. Ich habe ja bereits erwähnt, wie viel reicher ein von Einsicht geprägtes Leben ist – und diese Grafik veranschaulicht das sehr gut. Der Horizont Ihrer Welt wird sich auf eine Art und Weise erweitern, die Sie sich jetzt noch gar nicht vorstellen können. Auf Ihrer Entdeckungsreise werden Sie neue Orte kennenlernen, von deren Existenz Sie bisher nichts ahnten. Zurzeit befinden Sie sich in Voglers fünfter Phase (Bemühen um eine Veränderung) – das heißt, Sie stehen kurz davor, etwas Entscheidendes an Ihrem Leben zu ändern. Doch bevor Sie in Ihr neues Ich hineinschlüpfen können, müssen Sie Ihre alten Blockaden erst einmal hundertprozentig überwinden. In diesem Prozess stecken Sie gerade: Sie werfen die letzten Überbleibsel der Zeit ab, die Sie in emotionaler Dunkelheit verbracht haben. Immer wenn Ihnen Zweifel kommen, ob Sie auch wirklich Fortschritte machen, sollten Sie sich vor Augen halten, dass es nur einen Weg zur Befreiung von Leid und zu einer gesunden, glücklichen Existenz gibt: Und dieser Weg führt vorwärts. Es gibt kein Zurück. Sobald man das Licht der Einsicht einmal eingeschaltet hat, lässt es sich nicht mehr ausschalten.

Drei wichtige Voraussetzungen für eine Veränderung

Um Ihre inneren Blockaden zu überwinden und eine echte, dauerhafte Veränderung in Ihrem Selbstbild und Ihrem Verhalten zu bewirken, benötigen Sie neue emotionale Fähigkeiten (so wie der griechisch Held Perseus Schild, Schwert und Helm brauchte), die Sie auf Ihre Reise in ein neues Leben mitnehmen können.

1. INNERE DISTANZ

Ein beliebtes psychotherapeutisches Motto, das wir uns immer wieder vor Augen halten sollten, lautet: »Die Person ist nicht das Problem. Das *Problem* ist das Problem.« Sie sind mit einer falschen Wahrheit (dem »Problem«) aufgewachsen – mit einer Geschichte über sich selbst, die Sie sich immer wieder eingeredet haben und die Sie geprägt hat. Doch diese falsche Wahrheit ist nicht mit Ihnen (der »Person«) identisch.

Also externalisieren Sie das Problem, indem Sie es aus einer realistischen Perspektive betrachten. Machen Sie sich klar, dass Sie nicht aus Ihrer Depression oder Angststörung, Ihrem zu niedrigen Selbstwertgefühl oder Ihrer Sucht bestehen. Sie müssen nicht immer wieder auf dieselbe Art und Weise auf bestimmte Gefühle reagieren. Es gibt auch noch andere Denk- und Verhaltensmuster als die, von denen Ihr Leben bisher geprägt war.

Sie sind nicht mit Ihren Gefühlen identisch.
Vielleicht wurde Ihr Verhalten bisher
von bestimmten Emotionen gesteuert.
Doch das muss nicht so bleiben.

Angenommen, Sie stehen beruflich unter extremem Druck, der Sie innerlich lähmt, wütend oder traurig macht. Stellen Sie sich vor, wie Sie mit einem Riesenschritt aus Ihrem Körper heraustreten und Ihre Reaktion auf diesen Stress beobachten. Sagen Sie sich: »Ich muss nicht unbedingt so reagieren. Ich brauche mich nicht _____ zu fühlen.« (Tragen Sie in die Leerzeile die Emotion ein, die Sie gerade im Griff hat.) Stellen Sie sich dieses Gefühl als eine von Ihrem Ich getrennte Entität vor, die Sie aus Ihrem Körper und Ihrem Denken entfernen können. Sehen Sie vor Ihrem inneren Auge, wie Sie neben dieser Emotion stehen, und führen Sie Ihr Alltagsleben fort, ohne dass diese Emotion von innen heraus Ihr Verhalten steuert.

Wenn ich in der Cafeteria Schlange stehe, eigentlich schon längst in meiner Praxis sein müsste und irgendjemand vor mir eine Ewigkeit braucht, um seinen Kaffee zu bestellen, fange auch ich an, ungeduldig und ärgerlich zu werden. Dann spüre ich förmlich, wie mein Blutdruck steigt und ich meine Wut am liebsten an diesem vor mir stehenden Menschen auslassen würde. Doch dann distanziere ich mich von diesem Gefühl. Ich betrachte meinen Ärger und meinen Zorn aus einer gewissen Distanz und sage mir: »Ich muss mich nicht unbedingt so fühlen.« Als Nächstes tue ich irgendetwas Konstruktives: Zum Beispiel gehe ich in Gedanken den vor mir liegenden Arbeitstag durch oder hole mein Smartphone heraus und beantworte E-Mails.

Eine andere hilfreiche Metapher für diese innere Distanz ist das, was Psychotherapeuten als *bewusste Selbstobjektivierung* bezeichnen. In Ihren bisherigen Selbstbesinnungssitzungen sollten Sie Erlebnisse und Ereignisse aus der Vergangenheit noch einmal neu durchleben. Jetzt sollen Sie in diesen Erinnerungen keine aktive Rolle mehr spielen, sondern lediglich objektiver Beobachter sein. Sie sind jetzt nicht mehr *ich*, sondern *er* oder *sie* und denken nicht mehr an *meine Mama*, sondern an *eine Mutter*. Betrachten Sie das Szenario aus der Perspektive einer außenstehenden Person.

Wenn man hinter der Kamera steht oder im Publikum sitzt, erlebt man eine Szene ganz anders als auf der Bühne. Erstens betrachten Sie Ihre Mitmenschen jetzt nicht mehr aus der begrenzten Perspektive Ihrer eigenen Augen und Ihres eigenen Empfindens. Sie können alle Menschen – auch sich selbst – beobachten und ihre Motive und Reaktionen aus diesem Blickwinkel ganz anders wahrnehmen und verstehen. Wenn Sie Ihre Erlebnisse aus der Sicht einer außenstehenden Person betrachten, können Sie Ihren Tag leichter durchstehen und entwickeln ein ganz anderes, differenzierteres Verständnis der Ereignisse.

Und nun schauen Sie aus dieser Perspektive einmal in Ihre Vergangenheit zurück und beobachten, wie Ihre Eltern sich damals verhalten haben. Dann werden Sie deren Handeln vielleicht zum ersten Mal in Ihrem Leben wirklich verstehen und nicht mehr nur daran denken, wie es sich auf Sie ausgewirkt hat. Im Buddhismus bezeichnet man es als *den mittleren Weg gehen*, wenn man sich innerlich von Dramen oder Konflikten distanziert. Sie ergreifen keine Partei – es geht nicht um Sie im Kampf gegen Ihre Eltern oder Lebensumstände –, sondern Sie beobachten einfach alles ganz neutral. Nur in dieser Haltung objektiver Distanzierung kann man sich von seinem Seelenschmerz befreien.

Als ich auf diese Weise Abstand zu meiner alten Geschichte gewann, konnte ich akzeptieren, dass meine Mutter damals mit ihren eigenen starken Emotionen zu kämpfen hatte, was wiederum für meinen Vater schwer zu ertragen gewesen war. Ich verstand, warum er zu ihr (und damit auch zu mir) auf Distanz gehen musste. Er versuchte sich damals gerade ein neues Leben aufzubauen und wusste einfach nicht, wie man seiner Aufgabe als Vater besser gerecht wird. Und ich habe mich damals unbewusst bemüht, das Leid meiner Eltern nicht noch zu verschlimmern, indem ich ihnen zusätzlich auch noch meinen eigenen Kummer aufbürdete. Nachdem mir das aus der objektiven Perspektive einer außenstehenden Person klar geworden war, konnte ich akzeptieren, dass meine Eltern damals in einer schwierigen Situation Ihr Bestes getan haben – genau wie ich.

2. AKZEPTANZ

Eine meiner Patientinnen musste sich mit einer besonders schmerzlichen falschen Wahrheit auseinandersetzen: Sie war als kleines Mädchen von ihrem Vater sexuell missbraucht worden. Diesen Missbrauch hatte sie nur durch den Glauben überstanden, dass sie ihre geliebte Mutter damit vor der gleichen Misshandlung beschützte. Als sie sich dann später von ihrer alten Geschichte distanzierte und ihr Leben aus der Perspektive einer außenstehenden Person betrachtete, wurde ihr klar, dass ihre Mutter – die Frau, die sie so sehr verehrte – von dem Missbrauch gewusst haben musste. Meine Patientin hatte sich eingebildet, ihre Mutter zu retten. Doch in Wirklichkeit hätte ihre Mutter *sie* retten sollen.

Einsicht kann einem den Boden unter den Füßen wegziehen: Ihrem Gedankengebäude, das früher einen Sinn für Sie ergeben hat, wird nun plötzlich das Fundament entzogen. So etwas kann einen schon ziemlich aus der Fassung bringen. Das Gedankengebäude meiner Patientin, die ihre Mutter für eine Heilige gehalten hatte, wurde zerstört. Wie sammelt man die Scherben eines zerstörten Lebenskonstrukts auf?

Die Antwort lautet: Sie brauchen diese Scherben gar nicht aufzusammeln. Lassen Sie sie ruhig liegen und akzeptieren Sie, dass Ihre alte Geschichte sich nicht reparieren lässt. Sie brauchen sich nicht zu verbiegen, nur um dieses Gedankengebäude intakt zu halten. Ihr Leben ist nun einmal nicht das, wofür Sie es gehalten haben. Also hören Sie auf, sich an Lügen zu klammern und sich gegen die Realität zu wehren. Akzeptieren Sie die Wahrheit und treten Sie in Ihre neue, unbekannte Welt ein.

Manche Patienten möchten ihrer falschen Wahrheit nicht in die Augen sehen, sondern würden stattdessen am liebsten wieder ihre alten Scheuklappen aufsetzen. Ich weiß noch, wie ein anderer Patient – ein Alkoholiker – einmal zu mir sagte: »Wie gern würde ich wieder in diesen Zustand seliger Unwissenheit zurückkehren! Als ich noch nicht Bescheid wusste, ging es mir besser.«

»Sie meinen die Vergangenheit, in der Sie morgens in der Gosse aufgewacht und dann zu Ihrer Frau nach Hause gegangen sind, um ihr zu sagen, dass Sie wieder einmal Ihren Job verloren hatten?«

»Das natürlich nicht.«

Sobald Sie der Realität zum ersten Mal ins Auge gesehen haben, wird die selige Unwissenheit Ihnen zwar vielleicht immer noch verlockend erscheinen, aber es gibt keinen Weg mehr zurück. Wenn Sie akzeptieren, dass das Leben nicht so ist, wie Sie gedacht hatten, können Sie Ihre Blockaden leichter überwinden und schneller zu einem neuen Menschen werden.

Als meine Patientin akzeptierte, dass sie die einzige zwischenmenschliche Beziehung in ihrem Leben, die ihr heilig gewesen war, mythologisiert hatte, litt sie zunächst sehr und hatte eine große Wut auf ihre Mutter. Doch dann begann sie ihre Kindheit aus der Perspektive einer anderen Person zu betrachten – nämlich ihrer Mutter – und kam zu einer wichtigen Erkenntnis: »Auch sie war ein Opfer meines Vaters«, erklärte sie mir. »Meine Mama hat getan, was sie konnte, um zu überleben. Ihr fiel einfach nichts Besseres ein, als wegzuschauen, wenn er mich missbrauchte. Das ist zwar ekelhaft und erbärmlich, aber ich muss akzeptieren, dass sie nun einmal so war.«

Menschen sind schwach. Diese Schwäche ist das Wichtigste, was Sie an jemandem, der Ihnen Unrecht getan hat – oder auch an sich selber mit all Ihren Unzulänglichkeiten –, akzeptieren müssen. Um das menschliche Verhalten in seiner ganzen bemitleidenswerten Komplexität verstehen zu können, müssen Sie Ihre Mitmenschen aus mehreren verschiedenen Perspektiven zugleich betrachten. Betrachten Sie menschliche Emotionen als Edelstein, bei dem jede Facette für ein anderes Gefühl steht. Auf den ersten Blick sieht man vielleicht nur ein oder zwei Seiten eines Menschen, deren Glanz einem besonders in die Augen springt. Wie wäre es, wenn Sie drei, vier oder acht Seiten sehen würden – und zwar gleichzeitig?

Eine solche differenzierte Sichtweise ist der Unterschied zwischen einem Mann, der sagt: »Entweder ich liebe meine Frau, *oder* ich bin stinkwütend auf sie«, und einem Mann, der sagt: »Ich kann meine Frau lieben *und doch gleichzeitig* stinkwütend auf sie sein«.

Meine Patientin hat gelernt, viele Emotionen ihrer Mutter – Schuld- und Schamgefühle, Angst, Liebe und Depressionen – zu akzeptieren und gleichzeitig zu verstehen, wie kompliziert die Situation damals war. Der Schlüssel zum Erfolg besteht darin, Emotionen nicht miteinander zu vermischen, sondern wie Teile eines Puzzlespiels zusammenzusetzen, um die großen Zusammenhänge zu verstehen. »Sie hat sich nun einmal so verhalten, und sie hat mich geliebt«, sagte meine Patientin. Gleichzeitig konnte sie das Fundament für eine neue Sichtweise des Lebens schaffen, indem sie sich darüber klarwurde, was für ein Mensch sie ist (einsichtig und verständnisvoll) und was sie nicht ist (ein ständiges Opfer).

Zu dieser Akzeptanz gelangt man, indem man von der eindimensionalen eigenen Sichtweise auf die mehrdimensionale Perspektive einer außenstehenden Person umsteigt. Denn wenn man etwas nur auf eine einzige Art und Weise versteht, versteht man es eigentlich gar nicht richtig.

3. VERGEBUNG

Sie haben inzwischen schon daran gearbeitet, sich selbst zu verzeihen. Nun sollten Sie in einem umfassenderen Sinn mit dem Thema Verzeihung experimentieren: Vergeben Sie auch anderen Menschen, Ihren Lebensumständen und den Gefühlen, die Sie immer wieder quälen.

Vergeben und Vergessen ist *keine* gesunde Einstellung. Es hat keinen Sinn, etwas vergessen zu wollen, da Ihr Unterbewusstsein nun einmal nicht alles vergessen kann und will. All Ihre Gefühle und Erinnerungen sind in diesem riesigen Lager Ihrer Psyche gespeichert, und je mehr Sie versuchen negative Erlebnisse und Emotionen zu verdrängen, umso stärker sickern diese Erlebnisse und Emotionen in Form ungesunder Denk- und Verhaltensmuster und Beziehungen in Ihr Leben hinein. Einsicht bedeutet, die dunklen Ecken und Winkel Ihrer Psyche mit dem Licht der Einsicht zu erhellen. Der Versuch, Gefühle zu vergessen oder zu verbergen, ist genau das Gegenteil davon.

Vergeben und Erinnern ist schon sehr viel sinnvoller. Aber auch diese Einstellung hat ihre Tücken. Auch wenn es auf den ersten Blick klug erscheint, sich von seinem Zorn und seinen Ressentiments zu verabschieden, dem Übeltäter aber gleichzeitig trotzdem immer noch vorzuwerfen, dass er diese Situation geschaffen hat, ist die Devise *Vergeben und Erinnern* das beste Rezept für nachtragendes Verhalten. Und wie es in einem alten Sprichwort so schön heißt: Jemandem etwas nachzutragen ist so, wie wenn man Gift trinkt und hofft, dass der andere Mensch daran stirbt.

Ich rate meinen Patienten zu einer anderen Sichtweise des Verzeihens – und diese Sichtweise ist eine weitere Möglichkeit, zwischen Problem und Person zu unterscheiden. Verzeihen Sie alles Negative, das mit Ihrer alten Geschichte einhergeht – einschließlich des Fehlverhaltens Ihrer Eltern und anderer Menschen – oder trennen Sie diese negativen Aspekte zumindest von Ihrem jetzigen Leben ab. Damit meine ich nicht, dass Sie Menschen, die Ihnen wehgetan oder geschadet haben, einfach ungeschoren davonkommen lassen sollen. Manche Eltern tun wirklich unverzeihliche Dinge. Doch Sie können zumindest versuchen, sich von der Bitterkeit und den Ressentiments zu befreien, die Sie diesen Menschen entgegenbringen. Visualisieren Sie, wie alle negativen Assoziationen aus Ihrem Körper herausfließen und in den Äther aufsteigen. Das ist ein wunderbares, starkes und intensives Erlebnis, das Sie öfter wiederholen sollten.

Vergebung ist die endgültige Befreiung von früherem Seelen-schmerz – der letzte Schritt, den Sie nach innerer Distanzierung und Akzeptanz noch gehen müssen. Sie tragen nicht die Schuld an Ihren ungesunden Fehlvorstellungen. Schließlich waren Sie damals noch klein. Sie haben einfach nur das getan, was Sie tun mussten, um sich sicher zu fühlen und irgendwie zu überleben. Verzeihen Sie sich und auch den anderen Menschen, die dafür verantwortlich sind, dass Sie dieses destruktive unbewusste Nar-rativ erschaffen haben. Lassen Sie diese negativen Assoziationen los. Sie brauchen sie jetzt nicht mehr. Sie gehören nicht zu Ihrer neuen Geschichte. Sie müssen kein Bestandteil Ihres neuen Le-bens sein.

DIE FALSCHE WAHRHEIT VERARBEITEN

Skylar

Skylar, die bulimische Schauspielerin, die als Escort-Girl ar-beitete, zweifelte zunächst daran, dass eine Psychotherapie ihr helfen würde. Sie wollte nicht akzeptieren, dass die Aus-einandersetzung mit ihren Gefühlen ihr etwas bringen könnte. Doch nachdem sie nun einmal beschlossen hatte, ihre Erlebnisse und Emotionen zu verarbeiten (»nur so als Experiment«), konnten wir Zusammenhänge zwischen ihrer falschen Wahrheit und den jetzigen Lebensumständen her-stellen, die sie sich ausgesucht hatte.

Ihr Beruf bestand darin, »Sugar-Baby« für viel ältere Männer zu sein. Dieses Arrangement sah so aus, dass sie Sex mit ihnen hatte und dafür Schmuck oder Geld »geschenkt« bekam. Skylars Erinnerungen und Emotionen waren so tief in ihrem Unterbewusstsein vergraben, dass sie völlig vergessen hatte, was damals nach dem Missbrauch durch ihren Großvater mütterlicherseits geschehen war: Der hatte ihr nämlich auch öfter kleine Geschenke gemacht oder Zehn-Dollar-Noten in die Hand gedrückt. »›Geh und kauf dir was Süßes‹, sagte er dann immer zu mir«, erzählte sie, »und jetzt bin ich ein Sugar-Baby.« Skylar ging diesem Beruf also keineswegs nur nach, um ihre Studiengebühren und Rechnungen bezahlen zu können, wie sie lange Zeit behauptet hatte. In Wirklichkeit steckte viel mehr dahinter.

Allmählich wurde Skylar klar, dass sie diese Muster erkennen und sich ihre Hintergründe bewusstmachen musste: Ein Teil ihrer Persönlichkeit wiederholte das Trauma, das sie damals erlebt hatte, immer wieder aufs Neue. Ein älterer Mann war ihr sexuell zu nahe getreten, und jetzt gab sie wieder den sexuellen Avancen anderer älterer Männer nach. Die Hypothese der Control-Mastery-Theorie würde lauten, dass Skylar ihre falsche Wahrheit immer wieder neu auf die Probe stellte: Denn dadurch bestätigte sie sich in ihrem Glauben, dass tatsächlich alle Männer Mistkerle sind, denen man nicht trauen darf, und hoffte doch gleichzeitig unbewusst, diese Überzeugung widerlegen zu können und vielleicht doch eines Tages jemandem zu begegnen, der sich als anständig und vertrauenswürdig erwies.

Aber es steckte noch mehr dahinter, und auch darauf wies ich sie hin: Dadurch, dass Skylar als Escort-Girl tätig war, das Ganze also nur als »Job« betrachtete, konnte sie sich von ihren Gefühlen abkoppeln und musste sich nicht näher damit auseinandersetzen. Die Bulimie, unter der sie schon so lange litt, war wahrscheinlich ein Symptom des Stresses, der ihr entweder gar nicht richtig bewusst geworden war oder den sie nicht bewältigen konnte. Ihr Misstrauen, das von ihrer falschen Wahrheit herrührte, war gleichzeitig auch der Grund dafür, dass sie in Bezug auf Freundschaften so wählerisch war und sich normalerweise Freunde aussuchte, die genauso zynisch und menschenverachtend waren wie sie.

Schließlich gelang es Skylar, zwei und zwei zusammenzuzählen: Sie begriff, dass ihr Kindheitstrauma ihr ganzes emotionales, soziales, berufliches und persönliches Leben geprägt hatte und auch für ihr gesundheitliches Problem verantwortlich war.

Im Rahmen dieses Verarbeitungsprozesses konfrontierte Skylar ihre Eltern mit dem, was ihr Großvater ihr angetan hatte. (Aus therapeutischer Sicht ist eine Konfrontation nicht einfach nur ein Streit, sondern besteht darin, die Realität einer Situation und des Verhaltens anderer Menschen offen und ehrlich zur Sprache zu bringen.) Ihr Vater hatte keine Ahnung von dem Missbrauch gehabt. Aber ihre Mutter gab überraschenderweise zu, im gleichen Alter ebenfalls von diesem Mann sexuell missbraucht worden zu sein. Allerdings hatte sie stets die Augen vor dem Gedanken verschlossen, dass er auch Skylar missbrauchen könnte.

Über diese Geschichte sprechen und sie sowohl aus der Perspektive der Mutter als auch aus der Sichtweise der Tochter betrachten zu können, war ein großer Durchbruch für die Familie. Obwohl Skylar erst einmal einen gewissen Zorn auf ihre Mutter verarbeiten musste, hatten doch beide das Gefühl, dass es besser ist, die Karten offen auf den Tisch zu legen, als die traurige Wahrheit in sich hineinzufressen. Jetzt gestand Skylar ihren Eltern auch, dass sie als Escort-Girl arbeitete. Das waren für alle Beteiligten sehr schwierige Monate der Enthüllung. Doch mein Programm »Die Heilung liegt in dir« beruht nun einmal darauf, die Wahrheit zu sagen und lieber eine kurze Phase des Schmerzes durchzumachen, um dafür später dauerhaft von dieser Last befreit und glücklich zu sein.

SCHAUEN SIE GENAU HIN! Vielleicht ist Ihnen der rote Faden aufgefallen, der sich durch alle drei Elemente von Veränderungsprozessen hindurchzieht: Einfühlungsvermögen. Um sich von einem Geschehen distanzieren, es akzeptieren und verzeihen zu können, müssen Sie es aus der Perspektive einer außenstehenden Person betrachten und sich in diese Person hineinversetzen. Einfühlungsvermögen kann Ihnen übrigens auch zu einem besseren Verständnis Ihres eigenen Verhaltens verhelfen, indem Sie sich gewissermaßen in sich selbst hineinversetzen. Denken Sie daran: Wenn man etwas nur aus einem einzigen Blickwinkel versteht, versteht man es eigentlich gar nicht richtig. Sie müssen die emotionalen Aspekte von Ursache und Wirkung aus mehreren verschiedenen Perspektiven begreifen. Mit diesem erweiterten Denkhorizont können Sie Ihre Lebenssituation neu bewerten. Wenn Sie lernen, sich besser in sich und andere Menschen hineinzufühlen, wird das Licht Ihrer Einsicht noch heller scheinen.

VERÄNDERUNGSSTRATEGIE:
Empathy Map

Bevor Sie zur Einsicht kamen, gähnte vielleicht ein tiefer Abgrund zwischen Ihren Absichten (»Ich will nicht mehr trinken/meine Frau betrügen/die Nerven verlieren«) und Ihrem Handeln – denn in Wirklichkeit passierte es eben leider doch immer wieder, dass Sie zu viel Alkohol tranken, Ihre Frau betrogen oder die Nerven verloren. Durch Einfühlungsvermögen können Sie schneller zur Einsicht gelangen und die Diskrepanz zwischen Ihren Wünschen, Worten und Handlungen überbrücken.

Die Empathy Map wurde von dem Managementberater Scott Matthews für Werbe- und Marketingexperten entwickelt, die daraus lernen sollten, die Hoffnungen, Ängste und Wünsche ihrer Kunden und Klienten besser zu verstehen. Dahinter steht die Theorie, dass man mehr Produkte verkaufen kann, wenn es einem gelingt, einen emotionalen Kontakt zu den Verbrauchern herzustellen.

Doch auch für unsere persönliche Weiterentwicklung kann eine Empathy Map sinnvoll sein: Denn sie hilft uns, innerlich stärker zu werden und unseren Widerstand gegen Veränderungen zu überwinden. Da es sich hierbei um eine Aufgabe handelt, für die Sie Ihren rationalen Verstand benötigen, können Sie sie aus der Perspektive einer dritten Person und in einer Haltung der Objektivität bearbeiten.

Bei dieser »Landkarte« (Map) handelt es sich um ein Viereck, das in vier Quadranten unterteilt ist: *Denken, Sehen, Fühlen* und *Tun*. Als Thema oder Überschrift wählen Sie eine bestimmte Situation oder Beziehung, die Sie gern analysieren möchten. Sie können diese Überschrift zum Beispiel folgendermaßen formulieren:

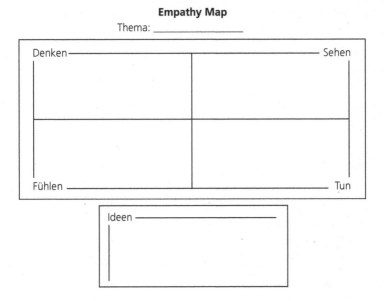

»Meine beruflichen Leistungen«, »Gespräche mit mir unbekannten Menschen« – oder welcher Frage auch immer Sie gerne auf den Grund kommen würden. In dem Kästchen *Ideen* notieren Sie sich alle Erkenntnisse, die Ihnen bei dieser Arbeit kommen. Es ist wichtig, dabei die distanzierte Perspektive einer außenstehenden Person beizubehalten, sodass Sie die Zusammenhänge Ihres Problems mit Ihrer falschen Wahrheit zwar erkennen, sich dafür aber nicht tadeln oder gar verurteilen.

In dem Kästchen *Denken* notieren Sie sich, wie Sie bewusst über die betreffende Situation oder Person denken.

Im Kästchen *Sehen* beschreiben Sie in Stichworten Ihre objektiven Beobachtungen, und in die Rubrik *Fühlen* schreiben Sie alle

Emotionen, die beim Gedanken an das Problem in Ihnen aufsteigen – vor allem solche, die mit Ihrer falschen Wahrheit zusammenhängen. (Eine Beispielliste solcher Emotionen finden Sie auf
Seite 128.)

Im Kästchen *Tun* beschreiben Sie Ihr Verhalten: das, was Sie in
letzter Zeit getan haben, aber auch wiederkehrende frühere Verhaltensmuster.

Angenommen, Ihr Thema lautet: »Riesenkrach mit meinem
Mann über Hausarbeiten«. In das Kästchen *Denken* könnten Sie
zum Beispiel hineinschreiben: »Mein Mann ist ein fauler Hund,
der überhaupt keinen Beitrag zur Hausarbeit leistet.« Ins Kästchen *Sehen* schreiben Sie vielleicht: »Schmutziges Geschirr, So-
cken auf dem Fußboden, Mann liegt auf der Couch.« In der Rubrik *Fühlen* schildern Sie, wie Sie sich fühlen: »wütend, verletzt,
nicht gewürdigt, ignoriert.« Ins Kästchen *Tun* schreiben Sie:
»schreien, brüllen, weinen«, und unter *Ideen* bringen Sie das alles
mit Ihrer falschen Wahrheit in Verbindung: »Meine bessere Hälfte
reaktiviert in mir die falsche Wahrheit: ›Keiner kümmert sich um
mich.‹ Ich durchlebe wieder mal meine alte Geschichte: ›Egal was
ich tue – ich bekomme ja doch nie das, was ich will‹ – und das
versetzt mich wieder in meine Kindheit zurück, mit einer narziss-
tischen Mutter und einem Vater, der nie für mich da war.«

Um einen noch tieferen Einblick in die Situation zu gewinnen,
könnten Sie zusätzlich auch noch eine Empathy Map für Ihren
Mann ausfüllen, indem Sie sich überlegen, wie *er* die Situation
sieht und empfindet, oder ihn auffordern, die Map selbst auszu-
füllen, und Ihre Einträge dann miteinander vergleichen. Vielleicht
zeigt sich dann, dass Ihr Mann tatsächlich ein Schlamper und
Faulpelz ist. Vielleicht kann er aber auch einfach nicht nachemp-

finden, wie Sie reagieren, wenn Ihre falsche Wahrheit »Keiner kümmert sich um mich« reaktiviert wird. Wahrscheinlich hat er selbst ebenfalls einen oder mehrere wunde Punkte und reagiert überzogen, wenn man ihn auf diesem »falschen Fuß« erwischt.

Mithilfe dieser Übung werden Sie sehr schnell herausfinden, was »hinter den Kulissen« der eigentlichen Ereignisse passiert. Statt den »Riesenkrach« durch Ihr Verhalten noch zu verschlimmern (oder sich überhaupt erst darauf einzulassen), können Sie die Situation mithilfe der Empathy Map von allen Seiten (auch vom Innenleben der betroffenen Personen her) beleuchten und einen Dialog einleiten, der die Probleme löst und Ihre Beziehung zu Ihren Mitmenschen stärkt.

Beweisen Sie sich, dass Sie im Unrecht sind!

Vor Ihrer Einsicht war Ihr Leben ein ständiger Versuch, sich immer wieder in dem Glauben an Ihre falsche Wahrheit zu bestätigen. Warum ist es so schwierig, sich von solchen alten Geschichten zu befreien? Das liegt vor allem an unserem typisch menschlichen Bedürfnis, »Recht zu haben«. Sie hatten schon immer eine bestimmte Vorstellung von sich selbst, haben Ihre Erwartungen an diesem Selbstbild ausgerichtet und unbewusst dafür gesorgt, dass diese Erwartungen dann auch eintrafen. Die meisten Menschen sind erstaunlich begabt, wenn es darum geht, Wege zur Bestätigung ihrer falschen Wahrheit zu finden. Als Arzt kann ich nur immer wieder den Kopf darüber schütteln, zu welch selbstzerstörerischem Verhalten Menschen in der Lage sind, nur damit ihre Erlebnisse ihren Erwartungen entsprechen. So kann es beispielsweise durchaus passieren, dass eine Frau, die unter Verfolgungswahn leidet und sich ständig in Gefahr wähnt, sich tatsächlich in gefährliche Situationen begibt, die sie in ihren Ängsten bestätigen.

Wenn Sie Ihre Vergangenheit nun mithilfe Ihrer Einsicht und der mehrdimensionalen Perspektive einer außenstehenden Person verarbeiten, sollten Sie alles daransetzen zu beweisen, dass Sie *Unrecht* haben. Bisher haben Sie immer damit gerechnet, mit Ihren Projekten krachend zu scheitern. Dank Ihrer unbewussten Selbstsabotage ist das dann auch tatsächlich passiert. Doch das war früher. Von nun an können Sie etwas am Ausgang solcher Situationen ändern, auch wenn es Ihnen bisher noch nicht gelungen ist, Ihre negative Erwartungshaltung zu revidieren.

Rechnen Sie ruhig mit dem Schlimmsten.
Aber tun Sie trotzdem, was Sie können,
damit die Situation anders ausgeht, als Sie erwarten.

Einer meiner Patienten hatte vor langer Zeit einmal einen Autounfall und humpelte seitdem ein bisschen. Wegen dieses kleinen Schönheitsfehlers litt er unter große Hemmungen und ging davon aus, dass keine Frau etwas von ihm wissen wollte. Und deshalb duschte und rasierte er sich natürlich auch nicht, bevor er zu einer Verabredung ging. Er trug schmutzige, unvorteilhafte Kleidung und verhielt sich mürrisch und abweisend. Mit anderen Worten: Er nutzte alle Waffen, die zur Verfügung standen, um dafür zu sorgen, dass die Frauen ihn zurückwiesen. Und wenn er dann zu mir in die Praxis kam, sagte er: »Sehen Sie? Ich habe Ihnen ja gleich gesagt, dass dieses Rendezvous in einer Katastrophe enden würde. Warum soll ich Rasierwasser benutzen und einen Anzug anziehen, wenn die Frauen mich am Ende doch sowieso zum Teufel jagen?«

Doch dann beschlossen wir, es einmal mit einem verrückten Experiment zu versuchen: Zu seiner nächsten Verabredung sollte mein Patient frisch rasiert und in sauberem Anzug erscheinen, lächeln und höflich sein. Bestand womöglich die Chance, dass seine negativen Erwartungen dann nicht eintreffen würden? Das mussten wir abwarten. Widerwillig erklärte er sich mit dem Experiment einverstanden – aber nur, um mir zu beweisen, dass *ich* Unrecht hatte. Bei unserer nächsten Sitzung berichtete er mir: »Na ja, sie hat gesagt, dass ich für sie nicht mehr als ein netter Kumpel bin. Aber wir haben einen netten Abend miteinander verbracht, und als ich das Restaurant verließ, war ich eigentlich ganz zufrieden mit mir. Der Abend war zwar kein hundertprozentiger Erfolg, aber wenigstens auch keine totale Katastrophe.« Diese Verabredung hat meinem Patienten bewiesen, dass es außer einer »Katastrophe« auch noch unzählige andere Möglichkeiten gibt, wie so ein Date verlaufen kann. Im Lauf des nächsten Monats begann sein Erwartungshorizont im Hinblick auf Verabredungen mit Frauen sich allmählich zu verändern.

Nicht die falsche Wahrheit aus Ihrer Kindheit entscheidet, wie Ihr Leben verläuft, sondern Sie selbst. Vorläufig brauchen Sie nur zu akzeptieren, dass Ihre Vorstellungen vom Leben vielleicht totaler Quatsch sind. Es kann sehr hilfreich sein, eine Unterstützungsperson – zum Beispiel einen Freund oder Psychotherapeuten – in Ihrem Leben zu haben, die Sie dazu ermutigt, Ihre falschen Prämissen zu widerlegen. Aber das muss nicht unbedingt sein. Schon allein der Gedanke »Vielleicht gehe ich von falschen Vorstellungen aus!« kann zu einer echten Veränderung führen. Wenn Sie sich an die Empfehlungen in diesem Buch halten, können Sie den Mut finden, sich das Gegenteil zu beweisen, und sich in dem Gedanken bestärken, dass Ihre falsche Wahrheit nicht unbedingt Ihr Schicksal sein muss, auch wenn sie sich noch so hartnäckig in Ihrem Kopf festgesetzt hat.

Lassen Sie sich von dieser Idee in einen Zustand freudiger Erregung versetzen! Schöpfen Sie Kraft daraus und kommen Sie endlich ein bisschen in Schwung. Hauen Sie auf die Pauke. Tun Sie, was Sie können, um sich so richtig dafür zu begeistern. Springen Sie in der Wohnung herum wie ein Hampelmann oder fangen Sie an zu tanzen. Sie sollten richtig aufgeregt sein! Denn jetzt beginnt der *gute* Teil Ihres Lebens.

DIE FALSCHE WAHRHEIT VERARBEITEN

Daria

Daria wuchs in San Francisco auf und hatte dort viele Angehörige und Klassenkameraden. Doch da sie Film- und Fernsehproduzentin werden wollte, bot es sich für sie an, nach Los Angeles zu ziehen. Obwohl sie mir in unseren Therapiesitzungen immer wieder versicherte, dass sie lohnende berufliche und persönliche Beziehungen zu Menschen eingehen wollte, die sie nicht enttäuschen würden, bestätigte sie sich mit diesem Umzug in eine fremde Stadt doch nur in ihrer falschen Wahrheit, dass sie ganz allein auf sich gestellt war und kein Mensch sie verstand. In L.A. gab es zwar jede

Menge interessanter Berufschancen für sie. Andererseits stand diese Stadt auch in dem Ruf, dass die Menschen dort egoistisch und von Ehrgeiz zerfressen sind und Konkurrenten einander rücksichtslos bekämpfen.

Und tatsächlich: Kaum war Daria in Los Angeles angekommen und hatte sich auf die Suche nach interessanten Jobs und neuen Freunden begeben, war sie auch schon wieder einsam und enttäuscht. Denn sie hatte die unangenehme Angewohnheit, Menschen mit ihrer brutalen Ehrlichkeit und ihren bohrenden Fragen vor den Kopf zu stoßen. Zwar erklärte sie mir, sie wolle damit nur die oberflächlichen Fassaden ihrer Mitmenschen durchbrechen. In Wirklichkeit aktivierte sie das aus ihrer Kindheit herrührende Gefühl, missverstanden zu werden, dadurch immer wieder neu. Mit jedem Gespräch, das sie führte, bestätigte Daria sich in ihrer falschen Wahrheit. Als sie sich wieder einmal über diese kurzlebigen Freundschaften und Beziehungen zu Menschen beklagte, denen eigentlich gar nichts an ihr lag, fragte ich sie, warum sie sich denn dann überhaupt auf solche Kontakte einlasse.

»Weil ich immer wieder hoffe, mit meiner Einschätzung Unrecht zu haben«, antwortete sie.

Aber es ist ein großer Unterschied, ob man einfach nur *hofft*, Unrecht zu haben, oder sich auch wirklich darum *bemüht*, andere Erfahrungen zu machen. Hoffnung ist etwas Passives. Daria hatte nichts an ihrem Verhalten oder ihrer Denkweise geändert und schuf somit immer wieder neue Situationen, in denen sich herausstellte, dass sie mit ihrer

Sichtweise Recht hatte. Wenn es ihr wirklich wichtig gewesen wäre, Unrecht zu haben, hätte sie zumindest einmal versucht, ihr Verhalten zu ändern – und dann hätte sich ihr Leben auch anders entwickelt.

In der Therapie entwickelte Daria eine realistischere Einstellung und lernte, sich kritische Fragen zu stellen: »Was erwarte ich, und was passiert tatsächlich?« Oder »Was hat dieser Mensch getan, um mein Vertrauen oder Misstrauen zu verdienen?« Sie lernte, dass ihre Mitmenschen ihr Vertrauen langsam und allmählich erwerben mussten, indem sie zwischen ihren Dates mit den Männern kommunizierte, ihre Kontakte weiterpflegte, Fehler zugab, Verantwortung übernahm und sich liebevoll um sich selbst kümmerte. Und sie lernte auch, sich vor Menschen zu hüten, die große Versprechungen machen, sich aber dann nicht daran halten.

SCHAUEN SIE GENAU HIN! Bei diesem fünften Schritt ziehen wir eine klare Trennlinie zwischen Ihrem Leben vor und nach der Erkenntnis Ihrer falschen Wahrheit, verarbeiten Ihre Vergangenheit und überlegen uns, was in Zukunft anders sein kann und wird. Bevor Sie zur Einsicht kamen, haben Sie sich vielleicht einfach auf bestimmte Dinge eingelassen, auch wenn Sie wussten, dass nichts Gutes dabei herauskommen würde – nur um sich das zweifelhafte Vergnügen zu gönnen, im Recht zu sein. Doch nachdem Sie zur Einsicht gekommen sind, lassen Sie Ihr Leben nicht mehr einfach so weiterlaufen wie bisher. Wenn Sie alles tun, um sich in Ihren Erwartungen zu bestätigen, kann das eigentlich nur zu einer Katastrophe führen. Stattdessen sollten Sie Ihre Entscheidungen von allen Seiten kritisch beleuchten und sich fragen: »Was erwarte ich? Was für andere Entwicklungen der Situation sind möglich? Wie kann ich mein gewohntes Verhalten so verändern, dass meine negativen Erwartungen nicht eintreffen?« Machen Sie sich Ihre gewohnten Denk- und Verhaltensmuster bewusst und versuchen Sie sich irgendwie anders zu verhalten als bisher. Gewöhnen Sie sich an vorauszudenken, und tun Sie, was Sie können, um sich zu beweisen, dass Sie Unrecht haben.

Wie kann man etwas verändern?

Die Verarbeitung Ihrer falschen Wahrheit ist ein kontinuierlicher Prozess, bei dem Sie die Welt dank Ihrer Einsicht mit neuen Augen sehen. Sobald Ihnen klar wird: »Oh Mann, einige meiner Probleme habe ich mir ja tatsächlich selbst eingebrockt, nur um zu beweisen, dass ich Recht hatte«, beginnen Sie daran zu glauben, dass Ihr Leben nicht unbedingt immer so weitergehen muss. Dann lockert sich der erbarmungslose Griff Ihrer falschen Wahrheit, und Sie können Ihr Leben endlich selbst in die Hand nehmen.

Und das ist ein enormer Durchbruch. In der Therapie leuchten die Augen meiner Patienten in diesem Moment immer auf. Manchmal wird ihre Begeisterung allerdings durch ein Phänomen gedämpft, das ich als *Angst des Fischs vor dem Trockenen* bezeichne. Schließlich waren Sie Ihr Leben lang an bestimmte

Denk- und Verhaltensmuster gewöhnt – und jetzt sollen Sie statt eines Fischs plötzlich ein Vogel sein? Wie sollen Sie denn lernen, zu fliegen und Luft zu atmen? Schließlich sind Schwimmen und Wasser das Einzige, was Sie kennen. Anfangs wird Ihnen das Fliegen vielleicht tatsächlich komisch vorkommen, doch bald wird es sich so anfühlen, als seien Sie schon mit Flügeln zur Welt gekommen.

Nehmen Sie sich nun einmal ein paar Sekunden Zeit, um sich vor Augen zu halten, wie viele Veränderungen Sie während dieser Entdeckungsreise schon durchgemacht und was für emotionale Fähigkeiten Sie dabei erworben haben – zum Beispiel innere Distanz, Akzeptanz, Vergebung und Einfühlungsvermögen. Sie haben gelernt, dass es falsch sein kann, Recht zu haben, und dass Blockaden sich überwinden lassen. Sie stecken mitten in einem großen inneren Wandlungsprozess und sind jetzt endlich bereit dazu, mit größeren, schnelleren Schritten vorwärtszukommen.

Die Vorstellung, ein neues Leben in einer neuen Welt zu führen, kann schon ziemlich beängstigend sein. Kämpfen Sie gegen diese Ängste an, indem Sie sich vor Augen halten, dass Sie sich auch früher schon verändert haben – zum Beispiel damals in Ihrer Kindheit, als Ihre falsche Wahrheit entstanden ist und Sie sich an eine neue Realität anpassten – wenn auch auf kontraproduktive Art und Weise. Auch jetzt werden Sie sich wieder auf etwas Neues einstellen. Diesmal ist das ein gesunder, positiver Veränderungsprozess, und mit Ihrem erwachsenen Verstand und dem Vertrauen darauf, dass Sie heute und in Zukunft eine neue Geschichte schreiben und ein glückliches, erfolgreiches Leben führen können, sind Sie bestens für diese Veränderung gerüstet.

1. SCHRITT IN EIN NEUES LEBEN:
   SITUATIONEN KRITISCH BELEUCHTEN

Sie können diesen Veränderungsprozess beschleunigen, indem Sie vertraute Situationen im Licht Ihres neuen Bewusstseins betrachten und versuchen, anders an sie heranzugehen als bisher. Angenommen, Sie hatten letzte Woche bei der Arbeit einen Nervenzusammenbruch. Der Chef hatte Sie zu sich bestellt, um mit Ihnen zu besprechen, wie Sie ein Projekt, das schiefgelaufen war, wieder in Ordnung bringen könnten. Daraufhin waren Sie nicht nur deprimiert, weil Sie Ihren Chef enttäuscht hatten und die ganze Arbeit noch einmal machen mussten, sondern fühlten sich *wie am Boden zerstört*. Diese intensive Emotion hängt mit Ihrer krankhaften Überzeugung zusammen: »Auch wenn ich mir noch so große Mühe gebe – ich versage ja doch immer wieder.«

Je unglücklicher Sie sind, mit umso größerer Wahrscheinlichkeit hat Ihre Reaktion etwas mit Ihrer falschen Wahrheit zu tun.

Immer wenn Sie spüren, dass Sie sehr intensiv auf etwas reagieren, sollten Sie innehalten und sich fragen: »Inwiefern bestätigt diese Situation mich in etwas, was ich schon immer für wahr gehalten habe? Inwieweit habe ich sie selbst herbeigeführt, um zu beweisen, dass meine falsche Wahrheit stimmt? Ist das ein Verhaltensmuster, das ich an mir selbst nur allzu gut kenne?«

Wenn Ihre innere Stimme daraufhin laut »Scheiße!« schreit – umso besser: Denn sobald Ihnen der Zusammenhang klarwird, können Sie daran arbeiten. Nehmen Sie sich fünf Minuten Zeit, um die Situation kritisch zu durchleuchten. Dann versuchen Sie Ihre alte Geschichte zu widerlegen, indem Sie diesmal alles anders machen als bisher.

Einfach ausgedrückt, sollten Sie sich an das alte Sprichwort *Erst denken – dann handeln* halten. (Wenn dieser Satz doch nur im *Diagnostic and Statistical Manual of Mental Disorders* stehen würde!) Wenn Sie Situationen kritisch unter die Lupe nehmen, bevor Sie durch falsche Denk- und Verhaltensmuster in eine verhängnisvolle Abwärtsspirale geraten, gewinnen Sie das Gefühl, Ihr Leben im Griff zu haben. Das ist meiner Erfahrung nach die beste Methode, um negative Muster zu durchbrechen.

Wir Menschen neigen dazu, immer wieder das gleiche alte Lied zu wiederholen. Dieser unwiderstehliche Drang liegt nun einmal in unserer Natur. Doch Sie können solche negativen alten Gewohnheiten ausmerzen und die Regie in Ihrem Leben übernehmen.

Wenn Sie schon immer überzeugt davon waren, niemals irgendetwas wirklich gut machen zu können, neigen Sie vielleicht dazu, Dinge auf die lange Bank zu schieben oder einfache Wege zu gehen und schlampige Arbeit abzuliefern, ohne sich dessen bewusst zu sein. Und dann bekommen Sie von Ihrem Chef natürlich zu hören, dass Ihre Leistungen bei diesem Projekt nicht optimal waren, und sind todunglücklich. Doch obwohl das nicht Ihre bewusste Absicht war, haben Sie sich in Wirklichkeit selbst ein Bein gestellt. Ein passiver Selbstsaboteur zu sein, ist ein ziemlich trauriges Los. Doch nun, da Sie wissen, was Sie falsch gemacht haben, können Sie beim nächsten Mal früher mit Ihrem Projekt beginnen und auf unerlaubte Abkürzungen und Schlampereien verzichten.

DIE FALSCHE WAHRHEIT VERARBEITEN

Larry

Da Larry sich in beruflicher Hinsicht unzulänglich fühlte, heiratete er eine extrem erfolgreiche Frau – ein richtiges Arbeitstier, einen Superstar. Das ergab für ihn gleich in mehrerlei Hinsicht einen Sinn: Auf bewusster Ebene war ihm – der noch nie besonders viel geleistet hatte – klar, dass er für das Leben, das er sich erträumte, nie genügend Geld verdienen würde. Also suchte er sich eine Frau, die ihn versorgen konnte. Unbewusst wählte er eine Partnerin, die ihn immer wieder in seiner falschen Wahrheit bestärken würde, nicht gut genug zu sein. Schon allein die Existenz seiner Frau bestätigte ihn in seinem Gefühl der Unzulänglichkeit.

Die menschliche Natur ist erstaunlich komplex. Mit seiner Partnerwahl hatte Larry sich einerseits etwas Gutes getan, sich andererseits aber auch bestraft. Er hatte eine rationale, sinnvolle Entscheidung getroffen *und* sich gleichzeitig in seiner schmerzhaften falschen Wahrheit bestätigt.

Damit Larry sich abgewöhnte, immer alles auf die lange Bank zu schieben, nahmen wir uns vor, ihm eine Aufgabe zu geben, die er rechtzeitig zu Ende führen konnte. Diese Aufgabe musste etwas mit seinem Beruf zu tun haben, weil das seine Schwachstelle war. Er musste sich fest vornehmen, diese Aufgabe termingerecht zu erledigen, und dabei ein Erfolgserlebnis haben. Ich schlug ihm vor, sich gleich von Anfang an auf den von ihm erhofften Ausgang dieses Projekts zu konzentrieren.

Larry entschied sich für eine Unternehmensberatung, denn damit kannte er sich am besten aus. Um seinen Vorsatz zu dokumentieren, schrieb er das Datum für die Beratung, die in einem Monat stattfinden sollte, in seinen Kalender und setzte sich tagtäglich Termine für kleinere Aufgaben, die er erledigen musste, um sich auf diesen großen Tag vorzubereiten. Es war wichtig für ihn, in diesem Kalender auf einen Blick sehen zu können, was vom Anfang bis zum Ende für dieses Projekt zu tun war.

Jede Woche diskutierten wir in unseren Sitzungen darüber, wie er sich fühlte, wenn er seine täglichen Termine einhielt. Immer wenn seine »Aufschieberitis« (die Manifestation seiner falschen Wahrheit) wieder Oberhand zu gewinnen drohte, überwand er sie, indem er sich sagte: »Mit meiner Aufschieberitis habe ich mir bisher immer wieder bewiesen, dass ich Recht habe. Diesmal werde ich mir beweisen, dass ich *Unrecht* habe.«

Hin und wieder kam er zu spät zu unseren Sitzungen oder »vergaß« sie einfach. Das interpretierte ich so, dass er sich selbst entgegenarbeitete und seine Bemühungen um eine wichtige Veränderung in seinem Leben zu sabotieren versuchte. Dieses Verhalten hatte nicht das Geringste mit Faulheit zu tun. Dabei handelte es sich vielmehr um einen aktiven Prozess, mit dem er unbewusst seine eigenen Pläne durchkreuzen wollte. Als ich ihn darauf ansprach, schwor er mir, sich in Zukunft mehr am Riemen zu reißen und sich genau an seine Termine zu halten.

Am Ende ging Larry besser vorbereitet in diese Unternehmensberatung als je zuvor – und die Firma engagierte ihn daraufhin als festen Berater. Doch sein eigentlicher Erfolg bestand darin, dass er seinen Plan verwirklicht und den Mut gehabt hatte, neue Wege einzuschlagen und neue Erfahrungen zu machen – denn das erfordert tatsächlich Mut. Jetzt glaubt Larry endlich daran, dass Unzulänglichkeit nicht seine Realität zu sein braucht.

2. SCHRITT IN EIN NEUES LEBEN: BEZIEHUNGEN KRITISCH UNTER DIE LUPE NEHMEN

Sie sollten aber nicht nur vertraute Situationen, sondern auch Ihre zwischenmenschlichen Beziehungen einer kritischen Prüfung unterziehen. Versuchen Sie Ihre Freundschaften einmal ganz objektiv zu betrachten. Bestätigen sie Sie in Ihrer falschen Wahrheit? Wenn eine Freundschaft in Ihnen ein Gefühl der Unzulänglichkeit, Wertlosigkeit, Bedürftigkeit oder Verzweiflung weckt, sollten Sie sich fragen: »Warum pflege ich diese Beziehung immer noch weiter, obwohl sie mich unglücklich macht? Muss das unbedingt sein? Kann ich daran nichts ändern?«

Seien Sie sich bei diesem kritischen Bewertungsprozess der Tatsache bewusst, dass einige Ihrer Beziehungen gestärkt daraus hervorgehen werden. Andere werden sich verändern, und von wieder anderen müssen Sie sich vielleicht verabschieden. Viele Ihrer Freunde und Kollegen werden sich für Sie freuen, wenn Sie sich in positiver Hinsicht weiterentwickeln. Sie werden Ihren Veränderungsprozess tolerieren, und Ihre Beziehung zu diesen Menschen wird flexibel genug sein, um trotzdem weiterbestehen zu können. Manche Ihrer Freunde werden sich dadurch vielleicht sogar inspiriert fühlen, sich selbst um eine solche lebensverändernde Einsicht zu bemühen, sodass Sie in Zukunft gemeinsam an Ihrem inneren Wachstum arbeiten können.

Und was ist mit den anderen Beziehungen? Sie werden Ihren inneren Wandlungsprozess nicht überstehen, und es ist auch nicht schade um sie. Ein altes Sprichwort besagt, dass manche Menschen nur aus einem bestimmten Grund oder für eine bestimmte Zeit in unser Leben treten, während andere uns ein Leben lang begleiten. Manche Ihrer Freundschaften haben vielleicht zu Ihrer falschen Wahrheit gepasst und waren Teil eines unbewussten negativen Musters. Die Partner, die ständig etwas an Ihnen auszusetzen hatten, die emotionalen Vampire, die Ausnutzer, die Tyrannen – mit all diesen Menschen sind Sie aus einem ganz bestimmten Grund in Kontakt gekommen, und sie haben eine Zeitlang eine Rolle in Ihrem Leben gespielt. Doch wenn diese Leute Sie nicht in Ihrem inneren Wandlungsprozess unterstützen wollen, müssen Sie sich wohl oder übel von ihnen trennen.

DIE FALSCHE WAHRHEIT VERARBEITEN

Bobby

Bobby neigte dazu, anderen Menschen blind zu vertrauen, und das brachte ihn natürlich in Schwierigkeiten. Es traf ihn stets unvorbereitet, wenn ein Freund ihn hinterging, weil er überhaupt nicht mit so etwas rechnete. Seine alte Geschichte »Wenn ich meine Mitmenschen respektiere und liebe, werden sie mich auch lieben« rührte von seiner unglücklichen Kindheit her: Seine Brüder hatten ihn ständig drangsaliert, sein Vater hatte ihn immer geringschätzig behandelt, und seine

Mutter war nie für ihn da gewesen. Bobby glaubte an den Beatles-Song: »Love is all you need«. Doch leider gibt es auch bösartige Charaktere, die blindes Vertrauen ausnutzen und sich dazu mit Vorliebe gutmütige Menschen wie Bobby aussuchen.

Bobby musste sich dazu durchringen, den Vertrauensvorschuss der »bedingungslosen Loyalität«, den er seinen Mitmenschen bisher gewährt hatte, durch eine »situative« oder »bedingte« Loyalität zu ersetzen.

Ich sprach mit ihm darüber, dass er Menschen anhand ihres Verhaltens beurteilen müsse und wie er sich davor schützen könne, ausgenutzt zu werden. »Ein Mensch ist nur so lange gut für Sie, solange er *wirklich* gut für Sie ist und sich auch bemüht, Ihnen das immer wieder zu beweisen«, erklärte ich ihm.

»Sollte man seinen Mitmenschen denn nicht einen Vertrauensbonus einräumen?«, fragte er.

»Dieser Vertrauensbonus hätte Sie beinahe Ihr Geschäft gekostet«, gab ich ihm zu bedenken.

Außerdem brachte ich Bobby bei, zwischen einer anderen falschen Wahrheit (»Ich bin liebenswert, wenn ich die richtigen Leute um mich habe.«) und unseriösen Geschäftspraktiken zu unterscheiden.

Bobby musste lernen, die Welt aus der Perspektive einer außenstehenden Person zu betrachten. Denn im Musikgeschäft konnte er mit der Überzeugung, dass alle Menschen großzügig und selbstlos sind und ein Gewissen haben, nicht überleben. Er musste lernen, sich zu sagen: »Diese Freundschaft oder Partnerschaft ist nur dann gut, wenn sie *für mich* gut ist. Es hat nichts mit Egoismus zu tun, wenn ich mich nicht über den Tisch ziehen lasse.«

Es fiel Bobby nicht leicht, seine Mitmenschen objektiv zu beurteilen und auch noch stolz darauf zu sein. Bei diesem kritischen Bewertungsprozess fiel ihm fast sofort auf, dass alle seine Freundschaften ziemlich oberflächlich waren. Er kam zu irgendeinem Event oder Konzert, sagte seinen Freunden »hallo«. Dann gingen sie meistens zusammen auf Tour – und das war es dann auch schon. Bobby hatte sich einzureden versucht, dass diese Menschen ihn wirklich liebten und genauso für ihn da waren wie er für sie. »Meine zwischenmenschlichen Beziehungen waren ziemlich einseitig«, erklärte er mir. »Als ich mein Leben objektiv betrachtete, wurde mir klar, dass ich immer versucht hatte andere Menschen dazu zu bringen, so zu sein wie ich. Das hat sie entweder abgestoßen, oder sie haben versucht, meine Bedürftigkeit auszunutzen.«

Es kann schon ziemlich schmerzhaft sein, seine Scheuklappen abzunehmen. Letzten Endes wird man dadurch stärker und kann neue, gesündere Beziehungen eingehen.

3. SCHRITT IN EIN NEUES LEBEN: SPRECHEN SIE MIT ANDEREN MENSCHEN ÜBER IHREN NEUEN WEG

Falls Sie es bisher noch nicht getan haben, sollten Sie spätestens jetzt anfangen, mit anderen Menschen über Ihren Veränderungsprozess zu diskutieren, denn das kann Ihnen noch mehr Klarheit und weitere wichtige Erkenntnisse bringen. Das bedeutet nicht, dass Sie bei Ihren Mitmenschen Ratschläge oder Bestätigung suchen sollen. Sie sollen sich einfach nur daran gewöhnen, Ihre neue Wahrheit offen auszusprechen.

Schauen Sie bei der Wahl dieser Vertrauensperson ganz genau hin! Mit Menschen, die Ihnen besonders nahestehen, sollten Sie solche Gespräche nicht führen. Schließlich sind Sie immer noch dabei herauszufinden, ob diese Menschen im Drehbuch Ihrer falschen Wahrheit eine Rolle spielen oder nicht. Und Sie wissen auch noch nicht, wie die Veränderungen, die Sie gerade durchmachen, sich auf Ihre Beziehung zu Ihren engsten Freunden und Angehörigen auswirken werden. Womöglich vertrauen Sie sich am Ende ausgerechnet jemandem an, dem es lieber wäre, wenn Sie in Ihren bisherigen Denk- und Verhaltensmustern gefangen blieben! Das würde nur unnötigen Stress und überflüssige Ängste verursachen und Ihnen bei Ihrem inneren Wachstum Steine in den Weg legen.

Mit wem sollten Sie (noch) nicht über Ihren inneren Wandlungsprozess sprechen?

- Mit Ehemann oder Ehefrau, Freund oder Freundin oder Ex-Partnern. Das ist zu riskant, weil diese Menschen Ihnen zu nahe stehen.
- Mit Ihrem Chef, Ihren Mitarbeitern oder Kollegen. Emotionale Probleme sollte man nicht an seinen Arbeitsplatz tragen!
- Mit Ihren Kindern, selbst wenn diese bereits erwachsen sind und hundertprozentig hinter Ihnen stehen. Sie sollten sie trotzdem nicht mit Ihren Problemen belasten.

- Mit den Eltern der Freunde Ihrer Kinder. Denn das könnte dazu führen, dass hinter dem Rücken Ihrer Kinder über sie getratscht wird, oder Ihnen auf andere Weise schaden.
- Mit Ihren besten Freunden. Schließlich sind Sie gerade dabei herauszufinden, welche Ihrer Freunde Ihnen wirklich guttun und welche Sie lediglich in Ihrer falschen Wahrheit bestätigen. Also warten Sie lieber noch ein bisschen, bevor Sie sich einem Menschen anvertrauen, der Ihnen sehr nahesteht.
- Mit Ihren Eltern. Um Himmels willen, nein! Sie könnten genauso gut in einem Minenfeld spazieren gehen.
- Mit Ihren Geschwistern. Diese Menschen haben die Kindheit in Ihrem gemeinsamen Elternhaus vielleicht ganz anders erlebt als Sie und könnten – wenn auch unbeabsichtigt – versuchen, Ihnen Ihre neue Erkenntnis auszureden.
- Mit engstirnigen Menschen. Achten Sie darauf, als Gesprächspartner keine engstirnige Person zu wählen, die immer wieder die gleichen Fehler macht oder womöglich gerade selbst in einer Krise steckt. Vielleicht denken Sie: »Dieser Frau (oder diesem Mann) könnte der Veränderungsprozess, den ich durchgemacht habe, auch guttun!« Das mag ja stimmen, und Sie können dieser Person später gerne ein Exemplar meines Buches in die Hand drücken und ihr erzählen, was Ihnen dieses Programm gebracht hat. Doch vorläufig lassen Sie lieber die Finger von solchen Aktionen! Sie haben genug mit Ihrem eigenen Weg zu tun.

Sprechen Sie lieber mit Menschen, die in Ihrem Leben keine so wichtige Rolle spielen – oberflächlichen Bekannten, bei denen Sie kein Risiko eingehen, wenn Sie ihnen Ihre Geschichte anvertrauen.

Mit wem sollten Sie über Ihren Veränderungsprozess sprechen?

- Mit einem Menschen, der in Ihrem Leben nur eine Neben-
rolle spielt, einen toleranten und entgegenkommenden Eindruck macht und in der Gegenwart lebt.
- Mit einem spirituellen Berater, der Ihnen bei der Beschreibung
Ihrer Erfahrungen und Überlegungen zuhören kann, ohne Ihnen gleich irgendeine Doktrin aufschwätzen zu wollen.
- Mit jemandem, den Sie nur hin und wieder sehen. Ich zum
Beispiel habe mich dem Portier des Hochhauses anvertraut,
in dem ich wohne. Wir hatten immer schon gerne miteinander geplaudert, und er war mir im Lauf der Zeit immer sympathischer geworden. Eines Tages ließ ich eine beiläufige
Bemerkung über ein Problem fallen, über das ich mir damals Sorgen machte (ich hatte Angst davor, den Abgabeter-
min für das Manuskript dieses Buches nicht einhalten zu
können!), woraufhin er mir riet: »Machen Sie sich keine Gedanken darüber, Doc. Schreiben Sie einfach weiter. Sie
schaffen das schon.« Das war zwar eine sehr vage formulierte Ermutigung. Aber nach diesen paar Sätzen war mir gleich
viel wohler zumute. Denn damit gab er mir zu verstehen,
dass meine Ängste durchaus nachvollziehbar waren, und
half mir gleichzeitig dabei, sie zu überwinden.
- Mit irgendjemandem, mit dem Sie nicht viel zu tun haben –
zum Beispiel mit einem Menschen, den Sie bei einer Einladung zum Abendessen kennenlernen und wahrscheinlich
nicht so schnell wiedersehen werden.
- Mit einem alten Freund, mit dem Sie schon seit Jahren nicht
mehr gesprochen haben, dem Sie aber vertrauen. Über

Facebook findet man solche Leute sehr leicht wieder. Wenn Sie sich dann mit ihm darüber austauschen, was in Ihrem Leben seit Ihrer letzten Begegnung alles passiert ist, können Sie beiläufig folgende Bemerkung fallenlassen: »Ich habe in letzter Zeit viel über meine Vergangenheit nachgedacht und dabei einige wichtige Entdeckungen gemacht, mit denen ich mich gerade auseinandersetze.« Das könnte sogar die beste Alternative sein!

- Mit einem völlig fremden Menschen! Bei einem Fremden ist das Risiko eines solchen Geständnisses am geringsten. Vielleicht leiht Ihr Sitznachbar Ihnen auf einem langen Flug gerne sein Ohr (obwohl es vielleicht besser ist, erst mal bei einem kurzen Flug auf dieses Thema zu sprechen zu kommen). So ein Gespräch kann mit einer ganz banalen Frage beginnen: »Wo sind Sie aufgewachsen?« Lassen Sie ihn eine Zeitlang reden, und sobald Sie dran sind, lenken Sie das Gespräch auf das Thema, das Ihnen auf den Nägeln brennt.

Doch wem auch immer Sie sich anvertrauen: Fassen Sie sich kurz und drücken Sie sich klar und einfach aus. Wenn man aus seinem Herzen heraus spricht, antworten die Menschen normalerweise im gleichen Tonfall darauf – das ist jedenfalls meine Erfahrung. Der Satz »Früher habe ich mich immer für einen Verlierer gehalten. Inzwischen ist mir klargeworden, dass ich mir das nur eingeredet hatte« reicht völlig aus. Tiefer brauchen Sie nicht in die Problematik einzusteigen. Vielleicht versteht Ihr Gegenüber, was Sie damit meinen, und nickt zustimmend. Oder er wirft Ihnen einen schiefen Blick zu und fällt ein negatives Urteil über Sie. Manche Menschen sind offen für solche Gespräche, andere nicht.

Aber hüten Sie sich vor Gesprächspartnern, die versuchen Sie in ihre eigene Geschichte hineinzuziehen! Wenn jemand sehr stark auf Ihre vertrauliche Mitteilung reagiert, will er wahrscheinlich seine eigenen Vorstellungen von der Welt in Sie hineinprojizieren. Wenn es sich bei dieser Person nicht gerade um einen professionellen Lebensberater handelt, können Sie ziemlich sicher sein, dass sie Ihnen den Rat geben wird, den *sie selber* gerne hören würde.

Wenn Sie also jemandem von Ihrem inneren Wandlungsprozess berichten und er Sie daraufhin komisch anschaut, besteht die gesündeste Reaktion darin, sich zu sagen: »Das ist *sein* Problem« und sich jemand anderem anzuvertrauen. Und vor allem: Denken Sie daran, dass Sie keinen Rat und keine Bestätigung suchen! Sie erzählen einfach nur jemandem Ihre Geschichte und gewöhnen sich daran, offen über dieses Thema zu reden.

VERÄNDERUNGSSTRATEGIE:
Die Veränderungsskala

Woran erkennen Sie, ob dieser Prozess, Ihre Vergangenheit kritisch unter die Lupe zu nehmen, Ihnen überhaupt etwas bringt? Sie können Ihren Veränderungsprozess anhand einer Skala verfolgen. Je weiter Sie auf dieser Skala kommen, umso tiefgreifender ist Ihre Veränderung und umso gesünder und natürlicher fühlt sie sich an. Das transtheoretische Modell, das ich Ihnen nun kurz vorstellen möchte, wurde in den 1970er Jahren von James O. Prochaska (Professor für Psychologie an der University of Rhode Island) und seinem Kollegen Carlo DiClemente entwickelt. Es wird auch als *Stadien der Verhaltensänderung* bezeichnet, und die beiden Psychologen beschrieben es in dem Buch *Changing for Good* *(Jetzt fange ich neu an)*. (Nähere Informationen zu diesem Modell finden Sie auf Seite 406.)

Laut Prochaska läuft eine Veränderung in sechs aufeinanderfolgenden Stadien ab:

1. **Absichtslosigkeitsstadium:** In diesem Stadium ist man noch nicht zu einer Veränderung bereit und hält sie auch nicht für notwendig. Beispiel: Ein Raucher möchte einfach nicht auf seine Zigaretten verzichten und ignoriert daher bewusst alle Warnungen vor den negativen gesundheitlichen Auswirkungen des Rauchens.

2. **Absichtsbildungsstadium:** Man entwickelt die Bereitschaft zu einer Veränderung und sieht auch ein, dass sie notwendig sein könnte. (Der Raucher kann die Warnungen nicht mehr ignorieren und versucht sich mit dem Gedanken an eine Raucherentwöhnung anzufreunden.)

3. **Vorbereitungsstadium:** Man ist zu einer Veränderung bereit und hat auch vor, sie sehr bald in Angriff zu nehmen, oder ergreift sogar bereits vorbereitende Maßnahmen dazu. (Ein Raucher recherchiert jetzt vielleicht im Internet nach Nikotinkaugummis oder -pflastern oder versucht herauszufinden, wie erfolgversprechend ein »kalter Entzug« ist.)

4. **Handlungsstadium:** Man ändert sein altes Verhalten und gewöhnt sich neue Verhaltensweisen an. (Der Raucher hört auf zu rauchen oder reduziert seine täglichen Zigarettenpausen zumindest systematisch.)

5. **Aufrechterhaltungsstadium:** Man behält sein neues Verhalten mindestens sechs Monate lang bei und achtet darauf, nicht

wieder in alte Gewohnheiten zurückzufallen. (Der Raucher hat sich das Rauchen jetzt völlig abgewöhnt und geht allen Versuchungen, die ihn dazu verlocken könnten, aus dem Weg.)

6. **Abschlussstadium:** Man hat sich so völlig verändert, dass man gar nicht mehr in Versuchung gerät, wieder in seine alten Verhaltensmuster zurückzufallen. Der Raucher hat sich das Rauchen hundertprozentig abgewöhnt und ekelt sich vor dem Geruch von Zigarettenrauch.

Prochaska bezeichnete es nicht als Rückfall, wenn man wieder in ein früheres Stadium dieser Skala zurückkehrt, sondern war der Meinung, dass so etwas während des *Handlungs-* oder *Aufrechterhaltungsstadiums* jederzeit passieren kann. In so einem Fall müsste der Raucher beispielsweise einfach noch einmal neu anfangen und damit wieder beim Handlungsstadium einsetzen.

Ich habe eine eigene Veränderungsskala entwickelt, die ich in meiner psychotherapeutischen Praxis verwende, um herauszufinden, in welchem Stadium ihres Veränderungsprozesses meine Patienten sich gerade befinden.

1. **Vor der Veränderung:** Sie wissen, dass Sie unglücklich sind, haben aber keine Ahnung, warum.

2. **Vorbereitung:** Sie erfahren vom Unterbewusstsein und von der Existenz einer falschen Wahrheit, die in Ihrem Leben Regie führt. Als Nächstes versuchen Sie herauszufinden, worin diese falsche Wahrheit besteht und wie sie entstanden ist.

3. **In Bewegung kommen:** Sie denken über Ihre falsche Wahrheit nach und überlegen sich, wie sie Ihre Vergangenheit und Ihre Gegenwart beeinflusst hat. Um diese Erkenntnisse zu

verfestigen, versuchen Sie Ihre Identität, Ihr Handeln und Ihre Bezugspersonen aus einer neuen Perspektive zu betrachten. Durch Gespräche mit sorgfältig ausgewählten Vertrauenspersonen verpflichten Sie sich dazu, Ihren Veränderungsprozess bis zum Ende durchzuziehen. Außerdem wird Ihnen dieser Prozess durch solche Gespräche realer erscheinen.

4. **In Bewegung bleiben:** Sie verarbeiten Ihre neue Erkenntnis und beginnen eine neue Identität zu entwickeln, die auf Ihren Stärken und Vorzügen beruht. Sie erproben dieses Narrativ immer wieder aufs Neue, bis alle Überbleibsel Ihrer alten Geschichte entweder verschwunden sind oder keine Bedeutung mehr für Sie haben.

5. **Nach der Veränderung:** Sie sind ein neuer Mensch und werden das auch bleiben, während Sie die Höhen und Tiefen Ihres neuen Lebens durchlaufen.

SCHAUEN SIE GENAU HIN! Ich habe immer wieder darauf hingewiesen, dass dieser Veränderungsprozess schwierig ist, weil Ihre falsche Wahrheit so fest in Ihnen verwurzelt ist. Aber eine Veränderung ist durchaus möglich. Nun, da Sie es geschafft haben, Ihre falsche Wahrheit ans Tageslicht zu bringen, sind Sie zu einer Einsicht gekommen. Sie haben über die Auswirkungen dieser falschen Wahrheit auf Ihr Leben nachgedacht, haben sie gründlich verarbeitet und Ihr jetziges Leben genau unter die Lupe genommen. Nun sind Sie bereit für eine grundlegende Veränderung. In diesem Stadium ist Veränderung nicht nur möglich, sondern unvermeidlich. Also bleiben Sie am Ball und machen Sie weiter!

Wie sieht es jetzt in Ihnen aus?

Nun, da Ihre große Veränderung unmittelbar bevorsteht, empfinden Sie vielleicht Folgendes:

Erstaunen. Während Sie Ihre falsche Wahrheit verarbeiten und lernen, alles aus mehreren verschiedenen Perspektiven zu betrachten, werden Sie vielleicht über Ihre neuen Erkenntnisse staunen. Gleichzeitig wird Sie möglicherweise auch ein Gefühl der Traurigkeit oder des Zorns überkommen. Bitte vergessen Sie diese negativen Assoziationen gleich wieder und konzentrieren Sie sich stattdessen lieber auf die enorme Tragweite Ihrer neuen Entdeckung!

Ungeduld. Da Sie sich nun als Helden einer Entdeckungsreise in Ihr eigenes Inneres und in eine außergewöhnliche neue Welt sehen, werden Sie diese große Veränderung vielleicht gar nicht mehr erwarten können. Ungeduldige Patienten sollten daran denken, dass man diese Reise Schritt für Schritt angehen muss. Schließlich handelt es sich dabei nicht um ein Wettrennen, sondern um einen langsamen Entwicklungsprozess, bei dem ein Schritt auf dem anderen aufbaut. Es ist wunderbar, dieser Veränderung mit freudiger Erregung entgegenzusehen, solange Sie dabei nichts überstürzen, sondern achtsam und bedächtig vorgehen.

Verzagtheit. In diesem Schritt habe ich Ihnen einiges zugemutet: Sie sollten Ihr Leben mit neuen Augen sehen, lernen, die Dinge objektiv zu betrachten, mehr Einfühlungsvermögen entwickeln und die Welt aus verschiedenen Perspektiven sehen. Vielleicht empfinden Sie jetzt die typische Angst des Fischs vor dem Trockenen und fragen sich, ob Sie außerhalb des abgestandenen Teichs, der so lange Ihr Leben bestimmt hat, überhaupt atmen können.

Aber ich habe Sie auch gebeten, Vertrauen zu diesem Prozess zu haben, der Ihr Leben, Ihre Gedanken und Ihr Selbstbild total auf den Kopf stellen wird. Fische können zu Vögeln werden. Vögel können zu Drachen werden. Sie können alles sein, was Ihre Fantasie Ihnen eingibt. Also bleiben Sie mit Ihrem wahren Ich in Kontakt und haben Sie keine Angst vor kühnen Träumen!

SCHREIBEN SIE EIN NEUES DREHBUCH FÜR IHR LEBEN

Nun, da Sie Ihrer alten Geschichte auf die Spur gekommen und dabei sind, sie zu verarbeiten, ist es an der Zeit, sich ein neues Narrativ für den Rest Ihres Lebens zu überlegen.

Lassen Sie mich kurz erklären, was das bedeutet.

In den Mainstreammedien ist oft davon die Rede, dass man seine Träume »manifestieren« soll. Dahinter steckt die Vorstellung, dass man seine Wünsche wahr werden lassen kann, indem man sich beispielsweise sagt: »Ich werde reich und berühmt sein!« oder »Ich werde in einer Villa wohnen und einen Mercedes fahren!« Der Trick (oder »das Geheimnis«) besteht angeblich darin, das Bild eines Mercedes vor seinem inneren Auge heraufzubeschwören oder eine Visionscollage davon anzufertigen – und siehe da: Eines Tages fährt tatsächlich ein schickes neues Auto in Ihrem Leben vor.

In meiner psychotherapeutischen Praxis besteht das Ziel nicht darin, auf magische Weise Märchen wahr werden zu lassen. Ich helfe unglücklichen Menschen, wieder einen Sinn, ein Ziel und eine neue Identität – ihr wahres Ich – zu entdecken und ihr Lebensschiff mit innerer Stärke durch die Welt zu steuern. Für manche Menschen bedeutet das vielleicht messbaren beruflichen Erfolg, für andere eine vertrauensvolle, intime Partnerbeziehung. Wieder andere sehnen sich nach innerer Ruhe und Gelassenheit. Damit will ich keineswegs behaupten, dass Ihnen in Zukunft nicht vielleicht doch ein neuer Mercedes beschieden sein könnte – denn das ist durchaus möglich. Doch mein Programm der Heilung durch Einsicht hat nichts mit Träumen zu tun, die um materielle Besitztümer kreisen. Bei dieser Arbeit geht es darum, mit dem Menschen, der Sie sind, glücklich und zufrieden zu sein und Ihr Haus oder Ihre Wohnung tagtäglich mit einem Gefühl des Selbstvertrauens zu verlassen.

(Und außerdem – nur zu Ihrer Information: Es ist nicht unbedingt ein Zeichen von seelischer Gesundheit, sich über das Auto zu definieren, das man fährt.)

Inzwischen haben Sie eine Menge emotionaler Schwerstarbeit geleistet – und jetzt dürfte Ihnen erheblich leichter ums Herz sein, denn endlich haben Sie sich von den Ketten befreit, die Sie seit Ihrer Kindheit mit sich herumgeschleppt hatten. Nun sind Sie in der Lage, ein Drehbuch für Ihr neues, von Einsicht geprägtes Leben zu verfassen. Sie sind die Hauptfigur in dieser Lebensgeschichte. Wie Sie aus meinen Ausführungen über die Heldenreise sicherlich noch wissen, haben Sie Ihre früheren Ängste und Grenzen inzwischen hinter sich gelassen und sind in die unbekannte außergewöhnliche Welt eingetreten, wo Sie Prüfungen bestehen und einen Prozess der inneren Wandlung durchmachen werden.

Wenn es Ihnen inzwischen nicht gelungen wäre, Ihre unbewusste falsche Wahrheit zu erkennen und Ihr wahres Ich von seinen Blockaden zu befreien, würden Sie jetzt vielleicht immer noch Ihre alte Geschichte ausleben. Doch Sie *haben* diese Arbeit geleistet und beginnen jetzt ein neues Leben als neuer Mensch – mit einem anderen Drehbuch als Ihrer bisherigen, von ungesunden Überzeugungen geprägten Lebensgeschichte.

Manche Physiker sind der Meinung, dass jeder Augenblick unendlich ist. Doch wenn Sie den Mut haben, an Ihre echte Wahrheit zu glauben, können Sie den Augenblick Ihrer falschen Wahrheit überwinden und in einen anderen Augenblick eintreten, der tatsächlich für immer und ewig existiert. Einen besseren Augenblick. Ich bin fest davon überzeugt, dass das möglich ist.

Nun, da Ihre neue Einsicht Sie von innen erleuchtet, werden Sie Wege erkennen, die Ihnen früher verborgen waren. Inzwischen haben Sie über viele Dinge Klarheit gewonnen: zum Beispiel über Ihre zwischenmenschlichen Beziehungen (von denen einige jetzt vielleicht beendet werden müssen), Ihre Arbeitsweise und Ihre Reaktionen auf kleinere und größere psychische Belastungen. Mit dem neuen Scharfblick, zu dem diese Einsicht Ihnen den Weg geebnet hat, können Sie Ihrem Leben eine neue Richtung geben.

Aus der Arbeit, die Sie im Rahmen
dieses Programms geleistet haben,
wird zwangsläufig ein von innerer Kraft,
Selbstvertrauen und Glück geprägtes neues
Lebensdrehbuch entstehen.

Um sich auf die einschneidenden Veränderungen vorzubereiten, die Ihnen nun bevorstehen, müssen Sie das Mikroskop Ihrer Einsicht noch einmal neu fokussieren. Stellen Sie es so ein, dass es Ihnen einen noch genaueren, analytischeren Blick auf den neuen Menschen gewährt, zu dem Sie gerade werden. Schauen Sie noch einmal ganz tief in sich hinein und richten Sie Ihr Augenmerk gleichzeitig auch auf die Außenwelt. Worin bestehen Ihre Stärken und Wertvorstellungen? Worin sind Sie gut? Was haben Sie Ihren Mitmenschen und der Welt zu bieten?

Eine Geschichte kann nur dann authentisch sein, wenn sie auf wichtigen, grundlegenden Wahrheiten basiert. Das Leben, das Sie bisher geführt haben, war nicht authentisch, sondern beruhte auf einer falschen Wahrheit aus Ihrer Kindheit, die Ihnen nur Kummer und Probleme bereitet hat. Diese alte Geschichte hat Sie für alles andere blind gemacht und Sie daran gehindert, im Leben vorwärtszukommen. Das Steuer Ihrer Weltsicht lag nicht in Ihren eigenen Händen. Doch das neue Leben, das Sie sich jetzt erschaffen, wird auf Ihrer Realität als erwachsener Mensch beruhen und von Einsicht, Achtsamkeit, Einfühlungsvermögen, Selbstvertrauen und innerer Stärke geprägt sein – eine wunderbar plastische, dreidimensionale Realität. Mit der Authentizität und inneren Kraft, die Sie inzwischen gewonnen haben, können Sie sich in alle Richtungen und Dimensionen der Welt bewegen.

Sie haben viele Stärken und Vorzüge, die Ihnen bei der Schaffung und Verwirklichung Ihres neuen Drehbuchs helfen werden – einer Geschichte von Vertrauen und Selbstvertrauen, Nähe und Liebe, Erfolg und Glück.

Ihre neue Identität besteht zu 80 Prozent darin, wachsam und präsent zu sein!

Eine beliebte Redensart besagt, dass 80 Prozent des Lebens darin bestehen, einfach *präsent zu sein.*

Wenn Sie sich eine neue Identität schaffen, sollten Sie daran denken, dass Einsicht Wachsamkeit erfordert. Ihre alte Geschichte war ein ausgetretener Weg, und auf solche Wege geht man nur allzu leicht wieder zurück. Um das zu verhindern, sollten Sie Ihren jetzigen Weg der Heilung durch Erkenntnis sehr achtsam und bewusst gehen. Denken Sie daran, wie weit Sie in Ihren Bemühungen um die Überwindung alter, negativer Denk- und Verhaltensmuster und um die Erschaffung eines neuen Lebens und einer neuen Identität inzwischen schon gekommen sind! Aus Ihrer Einsicht kann nur dann eine dauerhafte Veränderung erwachsen, wenn Sie darauf achten, in Ihrem Engagement jetzt nicht nachzulassen. Versuchen Sie auch weiterhin genau zu durchschauen, was in Ihrem Kopf und Ihrem Herzen vor sich geht. Analysieren Sie sich selbst, Ihre Lebenssituationen und Beziehungen. Gehen Sie nicht per Autopilot durchs Leben – nicht einmal eine Sekunde lang! Halten Sie Ihre Hände fest am Lenkrad und den Blick konzentriert auf die Straße gerichtet, die vor Ihnen liegt. Seien Sie stets wach und aufmerksam und im Jetzt und Hier präsent.

Ich weiß, wovon ich rede, denn auch ich habe mir einmal selbst ein Bein gestellt, weil ich in dieser Hinsicht zu nachlässig war

Nach Abschluss meiner Facharztausbildung in San Francisco machte ich mir Gedanken darüber, wo ich mich nach einer Stellung als Assistenzarzt umschauen könnte. Vor meiner Rückkehr nach Boston bewarb ich mich bei der Stanford University, die ganz in der Nähe von San Francisco liegt. Da ich ein bisschen zu früh gekommen war, wurde ich ins Büro eines Professors geführt, um dort auf mein Bewerbungsgespräch zu warten. Zufälligerweise befand ich mich im Büro von Irvin Yalom, einem berühmten Psychiater und großartigen Schriftsteller, dessen Romane (beispielsweise *Die Liebe und ihr Henker*) und Lehrbücher über existenzielle Psychotherapie bei mir zu Hause in den Regalen standen. Im Grunde genommen sagt Yalom in seinen Büchern immer wieder Folgendes: Um gut für das Leben gerüstet zu sein, muss man ihm die Stirn bieten und sich mit ein paar unangenehmen Wahrheiten – beispielsweise »Das Leben ist ungerecht« oder »Alle Menschen müssen sterben« – auseinandersetzen. Seiner Meinung nach kann man nicht glücklich werden, ohne sich mit diesen Grundtatsachen des Lebens abgefunden zu haben.

Jetzt hier in Yaloms Büro zu sitzen – inmitten all der Bücher und Artikel, die er geschrieben hatte –, war für mich ein überwältigendes Gefühl. Ich gab mich bereits Fantasien darüber hin, zu dieser elitären Gemeinschaft zu gehören. Leider ging ich mit diesem Gefühl des »Dazugehörens« in mein Bewerbungsgespräch hinein. Ich war so geblendet von diesem Gedanken, dass ich völlig vergaß, während des Gesprächs präsent zu sein, oder um es mit den Begriffen dieses Buches auszudrücken: Es gelang mir nicht, meinen Gesprächspartnern mein neues Narrativ zu vermitteln. Ich machte ihnen nicht klar, welche besonderen Stärken mich für die Stellung qualifizierten, um die ich mich beworben hatte, worin meine Vision bestand oder warum ich genau der Mann war, den sie brauchten. Ich fühlte mich dieser Position gewachsen und gab mich für einen frischgebackenen Assistenzarzt, der sich bei leitenden Fakultätsmitgliedern um eine wichtige Position in ihren Reihen bewarb, leider ein bisschen zu selbstbewusst.

Wahrscheinlich haben meine Gesprächspartner sich darüber gewundert, dass ich sie gar nicht von meinen Stärken zu überzeugen oder mit einem originellen eigenen Standpunkt zu beeindrucken versuchte. Natürlich habe ich die Stellung nicht bekommen. »Wenn Sie irgendwann einmal das Zeug dazu haben, können Sie wieder bei uns vorbeischauen, Sharpie« – mit diesen herablassenden Worten verabschiedete sich der Institutsleiter von mir.

Aus dieser Begebenheit kann man Folgendes lernen: Vergessen Sie nie, sich im richtigen Licht darzustellen. Ja, Sie verdienen es, in Ihrem Leben etwas zu erreichen – *und* Sie müssen andere Menschen von sich überzeugen, wenn es darauf ankommt – *und* es kommt fast immer darauf an.

Irgendwie sind wir alle von unseren alten Geschichten und falschen Glaubenssätzen verwirrt und geblendet und können daher in unserem jetzigen Leben nicht richtig präsent sein. Wir schaffen es nicht, unsere Botschaft zu vermitteln – und daher erreichen wir auch nicht das, was wir uns wünschen.

Nun, da Sie Ihr neues Narrativ entwickeln, das auf wichtigen neue Elementen Ihrer Persönlichkeit beruht, sollten Sie sich stets an folgendes Motto halten: »**Ich werde mich und mein Handeln stets genau im Auge behalten. Ich werde nicht wieder in meine alte Blindheit und meine alten Denk- und Verhaltensmuster zurückfallen. Ich werde stets präsent sein.**«

Worauf kommt es bei Ihrem neuen Narrativ an?

Die Narrative Therapie (NT) wurde in den 1970er und 1980er Jahren von zwei Sozialarbeitern – dem Australier Michael White und dem Neuseeländer David Epston – entwickelt. (Nähere Informationen über die NT finden Sie auf Seite 401.) Dabei geht es in erster Linie um unsere Identität. Bei der NT versucht der Patient gemeinsam mit einem Therapeuten seine besonderen Fähigkeiten und Wertvorstellungen herauszuarbeiten. Das sind wichtige Bestandteile seiner Identität. Dabei versetzt der Patient sich in einen Menschen hinein, der viele Talente und Fähigkeiten besitzt, die er in seinem Leben für sich selbst nutzen und mit anderen Menschen teilen kann.

Um sich in dieser Identität oder diesem Narrativ zu bestärken, schlüpft der Patient in die Rolle eines psychologischen Detektivs hinein, der »untersucht«, in welchen Situationen er diese Stärken und Fähigkeiten tatsächlich schon einmal gezeigt und genutzt hat. Wenn eine der besonderen Stärken Ihrer neuen Identität Großzügigkeit ist, würde die Fragestellung also beispielsweise lauten: Wann haben Sie in Ihrem bisherigen Leben schon einmal etwas für andere Menschen getan? Falls Ihre neue Identität Führungsqualitäten umfasst, müssen Sie sich fragen: Wann haben Sie andere Menschen früher schon einmal zu sinnvollem Handeln inspiriert? Wenn Sie Ihre Vergangenheit nach Beweisen dafür durchkämmen, dass Sie diese positive Eigenschaft tatsächlich besitzen, werden Sie auch daran glauben, dass Ihr neues Lebensdrehbuch Ihrer wahren Identität entspricht. Hier noch eine interessante Erkenntnis zu diesem Thema: Wenn Ihre neue Identität Charaktereigenschaften beinhaltet, die auch anderen Menschen zugutekommen, wird Ihr neues Narrativ sich leichter und besser in Ihrem Denken und Ihrem Leben verfestigen. Das erinnert stark an Campbells und Voglers Versionen der Heldenreise: Diese Reise ist erst dann abgeschlossen, wenn der Held mit seiner »Belohnung« nach Hause zurückkehrt, um diesen Schatz mit seiner Familie, der Allgemeinheit und der ganzen Welt zu teilen.

Natürlich sind nicht alle Eigenschaften eines Menschen positiv oder altruistisch. Bei den Anonymen Alkoholikern besteht der erste Schritt darin, sich als Süchtiger zu identifizieren. Doch aus der NT lernen wir, dass das Problem nicht die Person ist. Das Problem ist das Problem. Die Person ist die Person.

Um geheilt zu werden und ein glückliches Leben führen zu können, muss man diese negativen Eigenschaften und Persönlichkeitsmerkmale von seiner positiven Identität trennen. Statt zu sagen: »Hallo, ich heiße Adam. Ich bin Alkoholiker«, würde die NT-Version dieses ersten Schritts der Anonymen Alkoholiker also lauten: »Hallo, ich heiße Adam. Ich bin ein Mensch mit einer Alkoholabhängigkeit.« Das ist ein subtiler, aber wichtiger Unterschied. Wenn Sie sich immer wieder das Kernkonzept der NT vor Augen halten – dass Sie nicht mit Ihrem Problem identisch sind –, werden Sie auch weniger dazu neigen, sich mit Ihren Problemen zu identifizieren.

In der Paartherapie ist die NT besonders wirkungsvoll. In einer gewöhnlichen Gesprächstherapiesitzung würde einer der Teilnehmer vielleicht sagen: »Wenn du x tust, löst das in mir Gefühl y aus«. Das kann zu Anschuldigungen und Verteidigungshaltungen führen, die nicht zielführend sind. Wenn jemand dagegen sagt: »Wenn du x tust, geht mir dabei Geschichte y im Kopf herum«, fühlt sich der Gesprächspartner nicht angegriffen, und die beiden können gemeinsam dem wahren Problem auf den Grund gehen.

Angenommen, ein Ehemann sagt zu seiner Frau: »Wenn ich Sex mit dir haben will und du mich abweist, denke ich, dass du mich abstoßend und unliebenswert findest und mich nur wegen meines Geldes geheiratet hast.« Dann kann die Frau diese Geschichte ihres Mannes nicht einfach abtun, indem sie sagt, das sei völlig aus der Luft gegriffen oder gar lächerlich. Die Geschichte ist nämlich nicht aus der Luft gegriffen, sondern existiert tatsächlich: Sie ist *seine* Realität, mit der die beiden sich auseinandersetzen müssen. Es ist immer wieder beeindruckend, wie die NT es Menschen ermöglicht, offen und ehrlich miteinander zu reden, sich verletzlich und mitfühlend zu zeigen.

Bei der Betreuung von Sportlern setze ich die NT ein, um ihnen bei der Überwindung ihrer Ängste zu helfen. An die Stelle ihrer negativen Geschichte (»Ich komme bestimmt auf den letzten Platz und blamiere mich bis auf die Knochen!«) muss eine hundertprozentige Fokussierung auf das zukünftige Geschehen treten, und dieses Geschehen muss natürlich auch das Element des Erfolgs umfassen. Ein Hürdenläufer muss also beispielsweise folgende Geschichte verinnerlichen: »Ich sprinte blitzschnell los, reiße das Bein hoch und nehme die erste Hürde, ohne sie zu berühren. Dann lande ich sicher wieder auf dem Boden und renne, so schnell ich kann, weiter bis zur nächsten Hürde, so wie ich es schon tausendmal getan habe ...« Mit diesen Worten bereitet er sich auf den Wettkampf vor. Diese Geschichte wird zum Fundament seines erfolgreichen Sprints. Das hat nichts mit Magie oder Fantasie zu tun, sondern damit, sich zu beweisen, dass man eine tragfähige Basis für seinen zukünftigen Erfolg mitbringt.

Mit einer tiefempfundenen Einsicht als Fundament wird es Ihnen nicht schwerfallen, rational, emotional und auf der Ebene

Ihres Bauchgefühls an Ihre neue Geschichte zu glauben. Einer meiner Mentoren hat das NT als eine Art Selbstcoaching bezeichnet. Was tut ein Trainer oder Coach? Er führt seine Mannschaft zum Erfolg, indem er das in jedem einzelnen Sportler schlummernde Talent und Selbstvertrauen ans Tageslicht bringt. Sie besitzen das Selbstvertrauen, das Sie brauchen, bereits! Sie brauchen es nicht erst irgendwo herzuleiten, sondern sich nur die innere Einstellung zu erschließen, die Sie bereits mitbringen, indem Sie sich folgende Worte und Bilder einschärfen: »**Ich bin kompetent. Ich bin stark. Ich schaffe das.**«

Ihre falsche Wahrheit und Ihr altes Narrativ – die Geschichte aus Ihrer Kindheit, die Ihnen im Kopf herumging – waren früher Ihre Realität. Sie haben diese Geschichte konstruiert, als Sie noch sehr klein waren, um sich sicher zu fühlen. Doch jetzt können Sie noch einmal neu anfangen – mit einer neuen Geschichte, die auf all Ihren Gedanken und Gefühlen *minus der falschen Wahrheit* beruht. Wenn Sie kein »Verlierer«, kein »unliebenswerter« oder »wertloser« Mensch sind, wer sind Sie dann? Überdenken Sie Ihre Identität, haben Sie Mut und vertrauen Sie darauf, dass Sie jemand anders sind – ein Mensch, der gerade dabei ist, sich seine neue Geschichte zu beweisen. Und diese Geschichte beruht auf dem sicheren Fundament der Realität und innerer Stärke.

Wenn Ihre alte Geschichte lautete: »Ich bin ein Versager«, hört Ihre neue Geschichte sich ganz anders an: »**Früher habe ich an dem Gedanken festgehalten, ein Versager zu sein, doch inzwischen glaube ich nicht mehr daran. Ich weiß zwar nicht, wie es mit meinem Leben weitergehen wird, doch ich werde meine positive neue Identität auf jeden Fall dazu nutzen, ein guter Mensch zu sein und für mich und andere Gutes zu tun.**«

SCHAUEN SIE GENAU HIN! Karen Blixen alias Isak Dinesen, die Autorin des Buches *Jenseits von Afrika*, hat einmal gesagt: »Man kann jeden Kummer ertragen, wenn man ihn in eine Geschichte einbettet oder eine Geschichte darüber erzählt.« Diese Idee steht im Mittelpunkt der Narrativen Therapie. Dadurch, dass Sie etwas – in diesem Fall Ihren Charakter und Ihr Leben – in eine Geschichte einkleiden, können Sie dieses Etwas verstehen und die dadurch ausgelösten schwierigen Emotionen besser ertragen. Einen ersten Schritt dazu haben Sie bereits getan, indem Sie frühere Ereignisse aus der Perspektive einer außenstehenden Person betrachteten. Dadurch, dass Sie aus sich selbst heraustreten und zum Beobachter oder Schöpfer Ihrer Identität und Ihres Lebens werden, bekommen Sie beides besser in den Griff.

EIN NEUES LEBENSDREHBUCH SCHREIBEN

Skylar

Skylar arbeitete als »Sugar-Baby«-Escort-Girl für sehr viel ältere Männer und ging zu Vorsprechterminen für Filmrollen, bei denen ihr Aussehen sehr kritisch unter die Lupe genommen wurde. Das bestätigte sie in ihrer falschen Wahrheit, dass alle Männer (und viele Frauen) einen miesen Charakter haben und man ihnen nicht trauen darf. Inzwischen misstraute sie zwischenmenschlichen Kontakten schon so lange, dass sie den schützenden Panzer, mit dem sie sich umgeben hatte, gar nicht mehr ablegen konnte. Bis zu ihrer Therapie hatte dieser Panzer gleich mehrere Auswirkungen: Niemand konnte sich Zugang zu Skylars Herz verschaffen. Gleichzeitig wehrte sie sich heftig dagegen, in ihre Vergangenheit oder ihre tieferliegenden Emotionen und Erinnerungen einzutauchen, durch die dieses allumfassende Misstrauen überhaupt erst entstanden war: nämlich die Erinnerung an den sexuellen Missbrauch durch ihren Großvater und die damit einhergehenden Gefühle.

Skylar hatte sich ein Umfeld geschaffen, in dem sich das Missbrauchstrauma aus ihrer Kindheit immer wieder aufs Neue manifestierte. Daher musste sie ihre Lebensumstände von Grund auf verändern, um ein neues Drehbuch für ihr Leben schreiben zu können. Sie konnte nicht mehr als Escort-Girl arbeiten und auch nicht mehr in Los Angeles leben und sich um eine Karriere als Schauspielerin bemühen. Skylar musste ihre berufliche Tätigkeit und ihre Träume aufgeben, die sie immer wieder in ihrer falschen Wahrheit bestätigten.

Neben ihrem Schauspielunterricht hatte Skylar auch Kurse in kreativem Schreiben besucht. Wir besprachen, dass sie noch einmal studieren sollte, um sich in ihren künstlerischen Fähigkeiten zu vervollkommnen. Inzwischen hatte sie das nötige Geld dafür gespart. Sie erhielt einen Studienplatz in einem Lehrgang für bildende und darstellende Kunst und zog nach Chicago.

Als neue Chicagoerin konnte Sklyar sich mühelos neu erfinden und neu definieren. Sie beschloss, sich auf ihre Stärken – Kreativität, Neugier, Aufgeschlossenheit und Lerneifer – zu konzentrieren, und baute sich ein neues Leben als Studentin und Essayistin auf. »Ich habe tatsächlich das Gefühl, ein ganz neues Leben anzufangen«, erklärte sie mir. »Es gibt nichts mehr, wofür ich mich schäme oder was ich bereuen müsste. Mit meiner Tätigkeit als Sugar-Baby habe ich mir zwar das Geld für mein Studium verdient. Doch inzwischen ist mir klar, dass dieses Verhalten eine destruktive Einstellung in mir erzeugt und eine Menge ungesunden Stress verursacht hat.« Statt ihr Trauma noch einmal neu zu durchleben, begann Skylar darüber zu schreiben und hat dadurch eine ganz neue Lebenseinstellung entwickelt. Endlich hat sie ihre alte Lebensgeschichte im Griff und kann ein neues Narrativ verfassen.

WEGE ZU EINEM NEUEN LEBENSDREHBUCH:
Werden Sie sich über Ihre Stärken klar

Wie kann man sich anhand seiner Stärken und Vorzüge definieren? In ihrem Buch *Character Strengths and Virtues* beschreiben Christopher Peterson und Martin Seligman sechs *Kerntugenden* und die dazugehörigen *Charakterstärken*.

Wie Sie gleich feststellen werden, tauchen diese Eigenschaften und Fähigkeiten in den Lehrbüchern über seelische und emotionale Gesundheit immer wieder auf – von der Maslow'schen Bedürfnispyramide bis hin zu Campbells Heldenreise. Einige dieser Stärken werden bei Ihnen aufgrund Ihrer psychischen und genetischen Veranlagung besonders stark ausgeprägt sein. Und obwohl es sich dabei ausnahmslos um bewundernswerte, positive Eigenschaften handelt, benötigt man für sein Glück und Wohlbefinden nicht unbedingt alle diese Kerntugenden und Charakterstärken.

Umkringeln Sie in der untenstehenden Liste die Tugenden (**fett** gedruckt) und Stärken (*kursiv* gedruckt), die bei Ihnen besonders stark ausgeprägt sind.

Weisheit
Kreativität: kreativ und konzeptionell denken und Dinge erschaffen
Neugier: seine Interessen mit Begeisterung verfolgen und immer wieder etwas Neues entdecken
Innere Offenheit: Dinge von allen Seiten betrachten
Lerneifer: sich aus Freude an der Sache weiterbilden und neue Fähigkeiten erwerben
Weitblick: einen Sinn in der Welt entdecken und seine Ideen an andere Menschen weitergeben

Mut
Tapferkeit und Zivilcourage: der Stimme seines Herzens folgen und nicht vor Gefahren oder Schmerzen zurückschrecken
Durchhaltevermögen: so lange bei einer Sache bleiben, bis man sie zu Ende geführt hat
Integrität: die Verantwortung dafür übernehmen, wer man ist und was man tut
Vitalität: voller Lebenskraft, Energie und Enthusiasmus sein

Humanität
Liebe: von gegenseitigem Vertrauen und wechselseitiger Fürsorge getragene Beziehungen zu Familie, Freunden und Liebespartnern pflegen

Güte: großzügig und freundlich zu seinen Mitmenschen sein

Soziale Intelligenz: ein Gespür dafür haben, warum andere Menschen bestimmte Dinge tun, sagen und empfinden

Gerechtigkeit

Teamwork: gut in einer Gruppe arbeiten können

Fairness: im Umgang mit anderen Menschen kluges Urteilsvermögen und Sinn für Demokratie zeigen und sich nicht von Vorurteilen leiten lassen

Führungsqualitäten: das Vertrauen anderer Menschen gewinnen und sie zu Spitzenleistungen inspirieren

Mäßigung

Verzeihung und Gnade: die Fehler und Schwächen anderer Menschen akzeptieren, ihnen ihr Fehlverhalten verzeihen und Mitgefühl empfinden

Demut und Bescheidenheit: nicht damit prahlen, was man alles erreicht hat, sondern daran denken, dass man ein Mensch wie jeder andere ist

Besonnenheit: nichts Übereiltes tun oder sagen; vorher immer erst gründlich nachdenken

Selbstbeherrschung: Selbstdisziplin üben; nicht jedem seiner Wünsche oder Verlangen nachgeben; sich in seinen Gefühlen mäßigen

Transzendenz

Sinn für Schönheit und gute Leistungen: sich für die Schönheit der Natur, die Fähigkeiten anderer Menschen und die kleinen Freuden des Lebens begeistern können

Dankbarkeit: sich für alles Gute in seinem Leben bedanken

Hoffnung: darauf hoffen, dass am Ende alles gut werden wird
Humor: viel lachen, lächeln, Witze machen und stets das Positive
im Leben sehen
Spiritualität: an eine höhere Macht glauben und eine genaue Vorstellung vom Sinn des Lebens haben

Nun, da Sie eine Liste Ihrer Stärken und Tugenden aufgestellt haben, können Sie in klaren Worten beschreiben, wer Sie sind. Füllen Sie die Leerstellen in den untenstehenden Sätzen aus und sprechen Sie die Sätze dann laut vor sich hin. Diese Sätze gehören zu der Geschichte von dem Menschen, der Sie sind, und handeln davon, was eine starke Persönlichkeit wie Sie sich wünscht und erreichen kann.

»Ich bin _____, _____, _____,
_____ und _____.
_____, _____ und _____ liegen mir
sehr am Herzen.
Zurzeit suche ich nach _____.
Letzten Endes besteht mein Ziel darin, _____.

Teilen Sie Ihre Zielsetzungen in vier verschiedene Kategorien ein: das, was Sie in diesem Jahr, diesem Monat, dieser Woche und heute erreichen möchten.

Ihre Jahresziele sind mittel- oder langfristige Zielsetzungen: Dinge, auf die Sie im Laufe von 365 Tagen hinarbeiten und deren konkrete Manifestation innerhalb dieses Zeitraums Sie vor Ihrem inneren Auge sehen können.

Die Monatsziele leiten sich von Ihren Jahreszielen ab: Was müssen Sie in diesem Monat und in den darauffolgenden Monaten schaffen, um Ihre langfristigen Ziele zu erreichen?

Die Wochenziele ergeben sich wiederum aus Ihren Monatszielen: Was müssen Sie bis zum Ende dieser Woche und in den darauffolgenden Wochen schaffen, um Ihre Monatsziele zu erreichen?

Tagesziele sind die kleinen Schritte, die Sie auf Ihre Erledigungsliste für heute und morgen setzen müssen, um Ihre Monatsziele zu erreichen.

Wenn Ihr Jahresziel beispielsweise darin besteht, »ein abwechslungsreicheres und befriedigenderes soziales Leben zu führen«, könnten Sie im Rahmen Ihres Monatsziels danach streben, sich einer Gruppe anzuschließen, die an derselben Tätigkeit interessiert ist wie Sie. Ihr Wochenziel könnte darin bestehen, sich ein paar Beschäftigungen zu überlegen, die Ihnen Spaß machen würden: zum Beispiel zusammen mit anderen Leuten wandern oder reiten zu gehen, einem Buchclub beizutreten oder sich einmal pro Woche ehrenamtlich für einen wohltätigen Zweck zu engagieren. Für morgen würden Sie sich dann vornehmen, sich telefonisch oder online zu so einer Aktivität anzumelden oder zu einem entsprechenden Gruppentreffen zu gehen.

Aber übertreiben Sie es nicht! Natürlich können Sie noch mehr tun und sich noch höhere Ziele stecken. Doch Erfolge bauen aufeinander auf. Sie haben gerade erst angefangen, selbstbewusster und selbstständiger zu agieren als bisher. Also überfordern Sie Ihr neues Ich nicht, sondern gehen Sie die Sache langsam und in kleinen Schritten an! Denken Sie daran, dass man langsam und kontinuierlich auf diese genau definierten Ziele hinarbeiten muss.

Versetzen Sie sich in Topform, indem Sie Ihre Selbstwirksamkeit – Ihr neues Narrativ – zunächst einmal visualisieren und erst dann in Situationen Ihres täglichen Lebens einsetzen.

SCHAUEN SIE GENAU HIN! Vielleicht werden Sie sich während dieses Prozesses, bei dem Sie eine mehr auf die Realität bezogene Identität entwickeln und sich lang- und kurzfristige Ziele setzen, zunächst einmal von dieser enormen Veränderung überwältigt fühlen. Versuchen Sie sich zu zentrieren, indem Sie sich in Gedanken immer wieder die Worte innere Stärke und Selbstvertrauen vorsagen. Denn durch eine Haltung innerer Stärke baut man Selbstvertrauen auf. Mit dem nötigen Selbstvertrauen kann man wiederum bessere Arbeitsgewohnheiten entwickeln und wird in zwischenmenschlichen Beziehungen weniger heftig und defensiv reagieren. Halten Sie sich in heiklen Situationen stets Ihre besonderen Stärken vor Augen. Was sind das für Stärken? Sprechen Sie sie laut vor sich hin.

Ausnahmen, die die Regeln verändern

Entweder mit Absicht oder durch reines Glück ist es Ihnen auch in der Vergangenheit schon mehrmals gelungen, das negative Muster Ihrer falschen Wahrheit zu durchbrechen. In diesen kurzen Augenblicken haben Sie Ihre alte Geschichte überwunden und sich anders verhalten als bisher.

Durchsuchen Sie Ihre Erinnerungen nach diesem fantastischen Job, den Sie damals entweder durch überzeugende Leistungen oder durch pures Glück ergattert haben und der genau zu Ihnen passte. Erinnern Sie sich an eine Beziehung, die auf gegenseitigem Vertrauen, Zuneigung und wechselseitiger Unterstützung beruhte, oder an eine Freundschaft, an der Sie viel Freude hatten und die Sie innerlich aufgebaut hat. Diese außergewöhnliche (also nicht nur *seltene*, sondern auch *wunderbare*) Erfahrung haben Sie zu einer Zeit gemacht, in der Sie sich glücklich, sicher und geborgen fühlten – in der Ihre falsche Wahrheit Ihr Leben nicht sabotiert hat. Vielleicht haben Sie viele solche außergewöhnlichen Erfahrungen gemacht, vielleicht aber auch nur eine einzige. Meistens sind solche Erlebnisse etwas Vorübergehendes. Denn die falsche Wahrheit ist so fest in uns verankert, dass Menschen ohne großes Einsichtsvermögen sie nicht so ohne weiteres überwinden können. Und da Sie sich so sehr an diese alte Geschichte geklammert haben, mussten Sie sich immer wieder beweisen, dass sie stimmte, indem Sie alles Positive in Ihrem Leben sabotierten oder zerstörten (nach dem Motto: »Ich hab's ja gewusst – das war viel zu schön, um wahr zu sein!«). Nun, da Sie eine bahnbrechende Einsicht gewonnen haben und sich bemühen, Ihre falsche Wahrheit zu widerlegen, wird Ihr unbewusstes Narrativ Ihr Verhalten nicht mehr länger steuern. Erste kurze Augenblicke des Glücks und Selbstvertrauens können für Sie zur Alltagsrealität werden.

Denken Sie während Ihrer allwöchentlichen halbstündigen Selbstbesinnung einmal an solche außergewöhnlichen Erlebnisse aus der Vergangenheit zurück! Damit sollen Sie (1) sich beweisen, dass Sie ein glückliches Leben führen können (und das auch schon immer konnten), und (2) sich die Hartnäckigkeit Ihrer falschen Wahrheit vor Augen halten, um sich klarzumachen, wie sehr Sie vor dieser alten Geschichte auf der Hut sein müssen. Früher haben Sie sich an Ihr altes Narrativ geklammert. Inzwischen bestimmt es Ihr Leben nicht mehr. Sie können glücklich sein und glücklich bleiben – ohne den unbewussten Drang, Sand ins Getriebe Ihres Glücks zu streuen.

Sie sind gerade dabei, Ihre Lebenseinstellung von Grund auf zu ändern. Ihr neues Narrativ ist eine echte Chance für Sie, ein neues Leben anzufangen.

Wenn meine Patienten sich auf diese Entdeckungsreise in eine neue, positive Identität begeben, schärfe ich ihnen immer ein, dass sie damit keineswegs bei null anfangen. Es gab auch früher schon Zeiten, in denen ihre positiven Charaktereigenschaften zutage traten. Der Control-Mastery-Theorie zufolge haben Sie schon immer Alternativen zu Ihrer alten Geschichte erprobt – allerdings nur in unbedeutenden Situationen, in denen Sie das Gefühl hatten, das gefahrlos tun zu können. Daher haben diese Erlebnisse in Ihrem Leben auch keine wichtige Rolle gespielt und nicht zu einer dauerhaften positiven Veränderung geführt. Doch immerhin hat es auch früher – in bestimmten Situation oder in Gesellschaft eines bestimmten Menschen – schon Zeiten gegeben, in denen Sie Ihr eigenes Ich mit anderen Augen sehen konnten.

Ich weiß noch, dass ich auf dem Gymnasium immer Noten zwischen Zwei plus und Eins minus bekam. Ich war also ein guter Schüler und mit meinen Zensuren auch durchaus zufrieden. Gleichzeitig war mir nur allzu bewusst, dass ich kein Spitzenschüler war. Andere Kinder bekamen glatte Einsen und brauchten sich dafür anscheinend kein bisschen mehr anzustrengen als ich. Meinem Großvater – einem wahren Wunderknaben – war es früher genauso ergangen. Ich bewunderte ihn deshalb, konnte die mühelose Leichtigkeit, mit der ihm alles zu gelingen schien, jedoch nicht nachvollziehen. Ich ging davon aus, dass ich eben einfach anders war als er und die Musterschüler in meiner Klasse und dass ich keine besseren Zensuren erreichen konnte.

Mit dieser felsenfesten Überzeugung belegte ich einen Fortgeschrittenenkurs in Infinitesimalrechnung. Nathaniel Bates, unser Lehrer, war ein sehr sympathischer, warmherziger junger Mann mit dicken Brillengläsern. Ich besuchte damals ein Jungengymnasium, in dem alle Schüler elegante Schuluniformen mit Sakko und Krawatte trugen und die Lehrkräfte mit »Herr Lehrer« anreden mussten.

Mr. Bates war ein sehr netter, hochintelligenter Mann, der mich aus irgendeinem Grund für einen netten, hochintelligenten Schüler hielt. Er glaubte an meine mathematischen Fähigkeiten und sagte mir immer wieder, wie gut ich meine Sache machte – auch wenn ich mit meinen ersten Lösungsversuchen stets danebenlag. Mr. Bates ermutigte mich dazu, mehr zu erreichen, als ich normalerweise getan oder gekonnt hätte. »Wenn du dich nicht gut vorbereitest, Sharp«, warnte er mich, »wirst du krachend scheitern.«

Ich schloss den Kurs mit einer glatten Eins ab.

Zwar bin ich durch Mr. Bates' Einfluss nicht über Nacht zu einem dieser Musterschüler geworden, die mühelos eine Eins nach der anderen nach Hause bringen, und reichte in meinen schulischen Leistungen immer noch lange nicht an meinen Großvater heran. Doch immerhin hatte diese gute Note mir bewiesen, dass ich zu besseren Leistungen imstande war. Oder um es in den Begriffen der Control-Mastery-Theorie auszudrücken: Ich war dabei, eine neue Identität zu erproben, auch wenn ich das bisher noch nicht konsequent durchziehen konnte. Dieser Lehrer hat mir mit seinem Glauben an mich und seiner umgänglichen, nicht bedrohlich wirkenden Art neue Züge meines Wesens eröffnet, von deren Existenz ich gar nichts gewusst hatte. Er inspirierte mich dazu, bessere Leistungen zu erbringen und – was noch wichtiger ist – besser zu *sein*, als ich erwartete.

Solche außergewöhnlichen Erlebnisse verändern die Spielregeln Ihres Lebens. Sie beweisen Ihnen, dass Sie besser sein können, als Sie bisher gedacht hatten.

In Ihrem neuen Lebensdrehbuch gelten folgende neue Spielregeln:

1. Sie sind nicht mit Ihrer falschen Wahrheit identisch.
2. Ihre alte Geschichte ist nicht die einzige Geschichte, die es gibt.
3. Sie haben auch schon einmal eine andere Realität gelebt.
4. Aufgrund dieser anderen Erlebnisse und Erfahrungen, die Sie in Ihrer bestmöglichen Identität bestätigt haben, können Sie nun ein neues Drehbuch für Ihr Leben schreiben.

Ihr neues Mantra könnte lauten: »**Ich habe das Leben auch früher schon in Gestalt meiner besten Identität erlebt. Von diesen außergewöhnlichen Erfahrungen werde ich mich bei meinen zukünftigen positiven Kontakten und Beziehungen zu anderen Menschen leiten lassen und mich auf diese Weise darin bestärken, dass es das neue Ich, zu dem ich mich jetzt entwickle, tatsächlich gibt.**«

Carrie

Im Alter von fünf Jahren entwickelte Carrie die falsche Wahrheit, dass ihre ganze Welt zusammenbrechen würde, wenn sie sich nicht wie eine starke Frau verhielt. Doch gerade diese Angst davor, schwach zu erscheinen, hat Carrie geschwächt. Sobald ihre äußere Fassade der »starken Frau« in Frage gestellt wurde, war dieser innere Konflikt für sie so erdrückend, dass sie entweder die Nerven verlor oder »dichtmachte«. Ich forderte sie auf, an Situationen in ihrer Vergangenheit zurückzudenken, in denen die Konfrontation mit Herausforderungen sie nicht völlig gelähmt hatte.

»Während meines Auslandssemesters am College ging ich nach Thailand, um Sexualaufklärungsunterricht für Schülerinnen zu geben«, berichtete sie mir daraufhin. »An unserem ersten Wochenende in Chiang Mai besuchte ich mit meinen Freunden diesen riesigen, nur nachts geöffneten Flohmarkt, in dem sich ungeheure Menschenmassen tummelten, und verlor meine Freunde aus den Augen. Ich sprach nicht Thai und wusste auch nicht, wie ich wieder in meine Unterkunft zurückfinden sollte. Außerdem litt ich immer noch unter Jetlag und mangelndem Orientierungsvermögen aufgrund der langen Flugreise. Ich hatte mich total verirrt und hätte eigentlich furchtbar entsetzt sein müssen. Tatsächlich überkam mich ein paar Sekunden lang ein Gefühl der Panik, als mir auffiel, dass meine Freunde nirgends mehr zu sehen waren. Doch dann wanderte ich einfach von Stand zu Stand, nahm die vielen verschiedenen Eindrücke in mich auf, aß ein paar gefüllte Teigtaschen und machte ein paar Einkäufe. Ich hatte jede Menge Spaß auf dem Flohmarkt und fand am Ende auch wieder in meine Unterkunft zurück. Irgendwie habe ich diese Situation bewältigt – und war sehr stolz auf mich.«

Wir unterhielten uns darüber, warum sie damals nicht die Nerven verloren hatte. »Das konnte ich doch nicht«, erklärte Carrie mir. »Ich *musste* irgendwie mit der Situation fertig werden.«

»Doch, Sie hätten schon die Nerven verlieren können«, widersprach ich ihr. »Aber Sie haben beschlossen, einen kühlen Kopf zu bewahren. Sie haben Ihre ganze Kraft zusammengenommen und es geschafft. Zwar trauen Sie sich das nicht immer zu, aber Sie sind dazu in der Lage. Auch das ist eine Seite Ihrer Persönlichkeit.«

Da wurde Carrie klar, dass sie normalerweise schon bei ziemlich geringfügigen Anlässen die Nerven verlor. Doch beim Tod ihres Vaters war sie stark geblieben, und auch als sie sich damals in dieser fremden thailändischen Stadt verirrte, hatte sie die Situation bewältigt. Dadurch kam Carrie zu der Erkenntnis, dass sie nur dann den Kopf verlor, wenn das nicht mit großen Gefahren einherging. Nachdem ihr das klargeworden war, konnte sie jederzeit auf ihre innere Stärke zurückgreifen, weil sie wusste, dass sie sie besaß.

Ihr neues Lebensdrehbuch lautete: **»Früher habe ich mich von jeder Kleinigkeit aus dem Konzept bringen lassen. Inzwischen klammere ich mich nicht mehr an diese falsche Wahrheit. Selbst wenn ich mich schwach fühle, kann ich trotzdem stark sein und schwierige Situationen bewältigen.«**

WEGE ZU EINEM NEUEN LEBENSDREHBUCH:
Negative Prämissen versus positive Absichten

Bevor Sie zu Ihrer bahnbrechenden Einsicht gelangt sind, wurden Ihre negativen Erwartungen immer wieder zu selbsterfüllenden Prophezeiungen – eine unendliche Geschichte. Sie waren in einem Teufelskreis negativer Prämissen gefangen, die Ihr Verhalten beeinflussten und Sie in der Richtigkeit Ihrer negativen Erwartungen bestätigten. Diesen Teufelskreis habe ich für Sie in einem Flussdiagramm dargestellt.

Flussdiagramm negativer Erwartungen

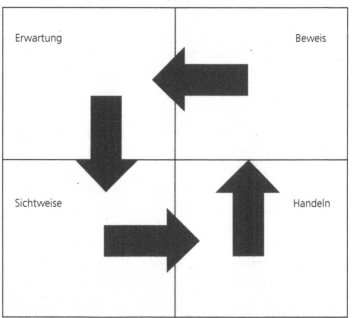

Erwartung	Beweis
Sichtweise	Handeln

Quadrant Nr. 1: **Erwartung.** Angenommen, Sie sind zu einer Party eingeladen und gehen davon aus: »Die Party wird bestimmt langweilig.« Das führt zu …

Quadrant Nr. 2: **Sichtweise.** Wenn Sie überzeugt davon sind, dass es Ihnen auf der Party nicht gefallen wird, graut Ihnen wahrscheinlich jetzt schon davor. Sie sind bereits im Voraus enttäuscht und glauben, dass es Ihnen hinterher leidtun wird, dort hingegangen zu sein. Das führt zu …

Quadrant Nr. 3: **Handeln.** In Anbetracht Ihrer inneren Einstellung werden Sie sich wahrscheinlich keine Mühe geben, sich für diese Party schick anzuziehen, dem Gastgeber ein Geschenk mitzubringen oder dafür zu sorgen, dass auch Freunde von Ihnen dort hingehen. Und da Sie schlecht gekleidet und mit leeren Händen auf der Party ankommen und niemanden kennen, werden Sie natürlich auch keine Lust zu Gesprächen haben, und die anderen Gäste auch nicht. Also bleiben Sie nur ein paar Minuten dort, und sogar die sind Ihnen noch zu viel. Das führt zu …

Quadrant Nr. 4: **Beweis.** Sie kamen, sahen und bestätigten sich in Ihrer vorgefassten negativen Überzeugung. Sie haben sich auf dieser Party nicht amüsiert und sie in der festen Überzeugung verlassen, dass alle Partys langweilig sind. Das bestätigt Sie in Ihrer Erwartungshaltung und führt Sie wieder zu Quadrant eins zurück.

Doch nun, da Sie zu einer Einsicht gekommen sind, erschaffen Sie sich eine neue Realität ohne vorgefasste Erwartungen. Wenn es Ihnen tatsächlich gelungen ist, sich von allen negativen Prämissen zu verabschieden, sind alle vier Quadranten des Flussdiagramms leer: Das heißt, Sie lassen sich auf sämtliche Situationen ohne jede Erwartungshaltung ein, und daher stehen Ihnen unbegrenzte Möglichkeiten offen. Die Control-Mastery-Theorie ermahnt uns dazu, uns vor antizipatorischen Ideen zu hüten. Denn solche Ideen prägen unser Identitätsgefühl und beeinflussen sämtliche Erfahrungen, die wir im Leben machen.

Der Ausgang einer Situation wird in hohem Maß durch Ihre Meinung von den bevorstehenden Ereignissen und von der Rolle beeinflusst, die Sie darin spielen. Also bemühen Sie sich, beim Schreiben Ihres neuen Lebensdrehbuchs von anderen Erwartungen auszugehen, auf düstere Prophezeiungen zu verzichten und sich stattdessen lieber an der Realität zu orientieren. Und diese Realität lautet, dass Sie nicht wissen können, was in Zukunft passieren wird. Aber Sie können sich zumindest darum bemühen, den Ereignissen eine positive Wendung zu geben. Und das erreicht man am besten, indem man sich sagt: »**Das Leben ist ein Geheimnis, und ich beobachte mit Spannung, wie es sich vor meinen Augen entfaltet. Ich werde mit Klarsicht und positiven Absichten in die Zukunft schauen und mein Möglichstes tun, damit alles gut ausgeht.**«

Mit dieser neuen Identität und diesem neuen Narrativ können Sie einen selbstverstärkenden positiven Kreislauf schaffen, in dem Sie sich etwas Positives vornehmen, auf positive Ereignisse gefasst sind, Ihre Erlebnisse objektiv beurteilen und Ihre Vorgehensweise dementsprechend ändern. Diesen positiven Kreislauf möchte ich Ihnen nun anhand eines weiteren Flussdiagramms veranschaulichen.

Flussdiagramm positiver Absichten

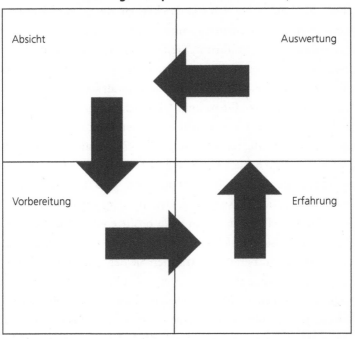

Quadrant Nr. 1: **Absicht.** Sie sind zu einer Party eingeladen und fassen den positiven Vorsatz: »Ich werde mich mit den Leuten unterhalten, viel Spaß haben und ein dankbarer Gast sein.« Diese Einstellung führt zu ...

Quadrant Nr. 2: **Vorbereitung.** Da Sie wissen, auf welches Ergebnis Sie hoffen, bemühen Sie sich, den Gang der Ereignisse in die gewünschte Richtung zu lenken: Sie ziehen sich hübsch an, bringen dem Gastgeber ein Geschenk mit, vergewissern sich, ob auch andere Bekannte von Ihnen zu der Party gehen werden, oder bitten einen Freund, Sie zu begleiten. Sie überlegen sich ein paar Themen, über die Sie sich mit den Gästen, die Sie dort kennenlernen werden, unterhalten könnten. Das führt zu …

Quadrant Nr. 3: **Erfahrung.** Sie sind jetzt auf der Party und machen mit Ihrer eleganten Kleidung, Ihrem gewandten Auftreten und Ihrer Konversation einen positiven Eindruck. Wenn Sie das Gefühl haben, dass Ihnen kein Gesprächsthema mehr einfällt, oder Sie keine neuen Leute mehr kennenlernen, können Sie ja immer noch frühzeitig nach Hause gehen. Es geht nicht darum, auf dieser Party einen Riesenspaß zu haben, sondern einfach präsent zu sein und den netten Abend zu genießen. Das führt zu …

Quadrant Nr. 4: **Auswertung.** Hätten Sie irgendetwas tun können, um diese Party zu einem noch positiveren Erlebnis zu machen? Haben Sie die richtigen Vorsätze gefasst und sich gut auf diesen Abend vorbereitet? Betrachten Sie den Ablauf des Abends aus der Perspektive einer außenstehenden Person. Wenn Sie das nächste Mal zu einer Party eingeladen werden, nutzen Sie all diese Informationen, um noch gezieltere Vorsätze zu fassen und die Veranstaltung zu einer noch positiveren Erfahrung zu machen.

SCHAUEN SIE GENAU HIN! Ich habe Ihnen diese beiden gegensätzlichen Flussdiagramme vorgeführt, um Ihnen zu zeigen, wie wichtig es ist, positiv und objektiv zu denken und Ihr Augenmerk darauf zu richten, was tatsächlich geschieht. Setzen Sie das Fassen positiver Vorsätze auf die Liste Ihrer Jahres-, Monats-, Wochen- und Tagesziele. Wenden Sie diesen positiven Kreislauf auf alles in Ihrem Leben an – von der Bestellung im Restaurant bis hin zu schwierigen Gesprächen. Wenn man sich vorher einen genauen Plan zurechtlegt, kann man mühelos die richtigen Entscheidungen treffen – und irgendwann wird einem das so zur Gewohnheit, dass man es automatisch tut.

Schöpfen Sie aus dem Vollen!

Ich habe das Wörtchen *positiv* in meinem Buch sehr oft gebraucht. In der Positiven Psychologie (siehe Seite 403) wird Glück tatsächlich gemessen, und Patienten werden auf ihrem Weg zum Glück gecoacht. Einer der führenden Köpfe dieser Bewegung ist der Psychologe Martin Seligman, der als Professor an der University von Pennsylvania tätig ist und mehrere Bestseller über die Stärken der Menschen geschrieben hat. In seinem Buch *Flourish (Wie wir aufblühen)* stellt er die fünf Säulen des Glücks (*positive Emotionen, Engagement, Beziehungen, Sinn* und *Leistung*) vor. Außerdem haben er und andere Experten auf dem Gebiet der Positiven Psychologie drei verschiedene Formen eines glücklichen Lebens herausgearbeitet:

1. **Das angenehme Leben:** ein eingeschränktes, oberflächliches Erleben von Genuss und elementaren positiven Emotionen
2. **Das gute Leben:** definiert sich über unser Engagement bei der Arbeit und in zwischenmenschlichen Beziehungen. Sie wissen, wo Ihre Stärken liegen und wie Sie ein erfülltes Leben führen können.
3. **Das sinnvolle Leben:** ein Leben, in dem Sie die empfangenen Wohltaten zurückgeben und mithilfe Ihrer angebore-

nen Stärken Ihr Bestes tun, um dazuzugehören und einer Sache zu dienen, die größer ist als Sie selbst.

Ein *erfülltes Leben* – eine Kombination aus Genuss, Engagement und Sinn – ist Glück hoch drei. Ein *leeres Leben* dagegen bietet vielleicht viele Vergnügungen, aber keinen Raum für Engagement oder Sinn.

Vor Ihrer bahnbrechenden Erkenntnis hielten Sie ein erfülltes Leben vielleicht für unerreichbar. Doch nach diesem Prozess der Bewusstwerdung kennen Sie Ihre Stärken und Fähigkeiten und wissen genau, welche Auslöser Sie wieder in den verletzlichen Gemütszustand Ihrer Kindheit zurückversetzen können. Jetzt wissen Sie viel mehr über Ihre Vergangenheit als früher, leben achtsam in der Realität der Gegenwart und riskieren mutig den Sprung ins kalte Wasser: in das Wagnis, ganz anders zu leben als bisher. Sie können ein erfülltes Leben führen, in dem Sie sich in der Welt engagieren, einen sinnvollen Beitrag zum Wohl der Welt leisten und sich einfache (vorwiegend gesunde) Freuden und Vergnügungen gönnen. Das ist das einzige Narrativ, nach dem es sich für den Rest Ihres Lebens zu streben lohnt.

Zurzeit stecken Sie mitten in Ihrem Prozess der Heilung durch Einsicht. Je tiefer Sie in diesen Prozess eintauchen, umso besser werden Sie Ihre Stärken und Vorzüge nutzen und einen Sinn (oder »Schatz«) ins Leben Ihrer Familie, Ihrer Freunde und der ganzen Welt hineinbringen können.

Leo

Als Leo seine falsche Wahrheit, die darin bestand, dass er nirgends Anerkennung und Wertschätzung fand, durchschaut hatte, beschloss er, etwas gegen die Symptome dieser falschen Wahrheit zu tun und aktiver am gesellschaftlichen Leben teilzuhaben als bisher. Er war schon immer ein begeisterter Läufer gewesen und hielt einen Mannschaftssport wie Basketball für eine gute Alternative zum einsamen Laufsport, weil er dabei mit anderen Menschen in Kontakt kam. Das war aber auch ein wenig riskant, denn wenn er auf dem Spielfeld plötzlich einen Wutanfall bekommen sollte, würde er es sich gleich wieder mit seinen neuen Freunden verderben. Trotzdem beschloss Leo, diese Sportart auszuprobieren. So konnte er testen, wie gut er seine Emotionen inzwischen schon im Griff hatte.

Leo erzählte mir, dass er sich vor allem mit dem Mannschaftskapitän angefreundet hatte, einem Mann namens Luis, der ebenso wie Leo Latino und schwul war. »Dieser Typ lässt sich durch nichts aus der Ruhe bringen«, erzählte Leo mir voller Erstaunen, »selbst wenn er gefoult wird oder ihm jemand den Ellbogen ins Gesicht rammt – er tut es einfach mit einem Achselzucken ab. Wie gerne wäre ich auch so wie Luis!«

Ich sporne alle meine Patienten dazu an, sich Rollenvorbilder zu suchen – ob das nun Menschen aus ihrem persönlichen Umfeld oder Personen des öffentlichen Lebens sind. Diese Vorbilder sollten genau die Stärken und positiven

Charaktereigenschaften haben, die Sie bewundern, respektieren und denen Sie gerne nacheifern würden. Das ist ungeheuer wichtig! Von inspirierenden Vorbildern können Sie nicht nur lernen, wie man ein sinnvolles Leben führt, sie sind gleichzeitig ein lebender Beweis dafür, dass Ihre Ziele erreichbar und Ihre Probleme lösbar sind. Denken Sie daran, ein Vorbild zu wählen, das genau die Eigenschaften besitzt, die Sie gerne hätten, so wie es im Zwölf-Schritte-Programm der Anonymen Alkoholiker empfohlen wird. Allerdings sollten die Leistungen und die Fachkompetenz Ihres Vorbilds nicht so überragend sein, dass sie Ihnen unerreichbar erscheinen. Außerdem sollte Ihr Vorbild ein Mensch sein, mit dem Sie sich identifizieren und dessen Verhalten Sie nachvollziehen können.

Leo hatte sich ein ausgezeichnetes Vorbild ausgesucht: Denn Luis war ein Mann, mit dem er sich in vielerlei Hinsicht identifizieren konnte. Als Leo und Lewis sich näher kennenlernten, bauten sie eine enge freundschaftliche Beziehung zueinander auf, die mich an das Stadium von Campbells Heldenreise erinnerte, in dem der Held bei seinem Eintritt in die unbekannte, außergewöhnliche Welt einer Mentorenfigur (einer Art Obi-Wan Kenobi) begegnet.

Leo war aber nicht nur einer Mannschaft beigetreten und hatte einen neuen Freund gefunden, sondern gleichzeitig auch in einigen der fünf Säulen des Glücks Fortschritte gemacht. Dadurch war er innerlich ruhiger geworden, und der Zorn, der in ihm wütete, war abgeklungen. Außerdem hatte er jetzt endlich jemanden kennengelernt, der ihm die Anerkennung zollte, nach der er sich immer noch sehnte, obwohl er inzwischen gelernt hatte, auch ohne sie auszukommen. Leos Geschichte zeigt, wie sinnvoll es sein kann, seine neue Identität zu »testen«, indem man etwas Neues ausprobiert.

WEGE ZU EINEM NEUEN LEBENSDREHBUCH:
Visualisierung

Wenn Sie sich bildlich vorstellen können, wie Sie sich durch Ihr neues Leben bewegen, wird Ihnen das sehr dabei helfen, Ihre neue Identität und Ihr neues Narrativ zu verwirklichen. Aber denken Sie daran, dass zwischen *Visualisierung* und *Fantasievorstellungen* ein enormer Unterschied besteht – so ähnlich wie der Unterschied zwischen einem schriftlich ausgearbeiteten Plan und bloßem Wunschdenken.

Wer **Fantasievorstellungen** hat, malt sich Szenarien aus, die sein Bedürfnis nach Genugtuung oder Rache befriedigen. Fantasien sind nichts anderes als Wunschdenken. Und das ist gar nicht mal so ein schlechter Anfang. Wenn Sie Fantasievorstellungen nachhängen, betrachten Sie sich häufig aus der Perspektive einer dritten Person – gewissermaßen als Hauptfigur im besten Film, den Sie je gesehen haben. Solche Tagträumereien können durchaus Spaß machen. Als psychologische Strategie zur Erreichung Ihrer Wünsche und Ziele bringen sie Ihnen jedoch nicht viel. In Fantasien geht es normalerweise um ein bestimmtes Ergebnis: Sie stellen sich vor, wie es wäre, schlank zu sein, von allen Menschen respektiert zu werden, eine glückliche sexuelle Beziehung oder Liebesbeziehung zu führen oder am Strand zu liegen. Doch das bringt Sie der Verwirklichung Ihrer Träume um keinen Schritt näher.

Visualisierung dagegen ist so etwas Ähnliches wie die schriftliche Ausarbeitung eines Plans, oder genauer gesagt: Dabei erschafft man in Gedanken ein Modell des Prozesses, der zum gewünschten Ergebnis führt. Visualisierung ist eine Methode, bei der man vor einem wichtigen Ereignis oder Gespräch in Gedanken verschiedene auf realistischen Prämissen beruhende Szenarien durchspielt. Die Wirksamkeit dieser Methode ist wissenschaftlich erwiesen. Wenn Sie lernen, richtig zu visualisieren, können Sie sich selbst in beängstigenden Stresssituationen auf Erfolg programmieren.

Das geht folgendermaßen:

1. Sehen Sie aus der Perspektive einer außenstehenden Person, wie Sie die geforderte Aktivität oder Aufgabe ausführen – und zwar so hervorragend, wie Sie es sich wünschen.
2. Als Nächstes nehmen Sie dieses Szenario aus Ihrer eigenen Perspektive wahr: Das heißt, Sie erleben, wie Sie den Schauplatz betreten, und sehen und spüren, wie Sie das betreffende Ereignis meistern. Stellen Sie sich beispielsweise ein Bewerbungsgespräch bis ins kleinste Detail vor und visualisieren Sie Ihr selbstbewusstes Auftreten dabei. Spüren Sie Ihren ruhigen, gleichmäßigen Herzschlag, fühlen Sie, wie Ihnen der Duft Ihres Selbstvertrauens in die Nase steigt. Trainieren Sie Ihr Gehirn darauf, das Betreten des Besprechungsraums mit Ruhe und Selbstsicherheit zu assoziieren.

3. Visualisieren Sie jeden Schritt und jede körperliche Wahrnehmung dieser Aktion: die kühle Türklinke in Ihrer Hand, den Plüschteppich unter Ihren Schuhen, die Beleuchtung, das Geräusch des Fotokopierers im Korridor. Vertiefen Sie sich in jedes Detail.

4. Und nun schreiben Sie ein Drehbuch dieser Szene und wählen dabei positive, selbstsichere Formulierungen wie *Ich kann* und *Ich bin*. Ich kann das Aufgabengebiet, um das ich mich bewerbe, bewältigen. Ich bin genau der Mitarbeiter, nach dem Sie suchen.

5. Wiederholen Sie das Szenario noch einmal und proben Sie es in der Woche vor dem betreffenden Ereignis oder Gespräch jeden Tag. Anschließend überprüfen Sie, wie nah Ihre Visualisierung der Realität gekommen ist. Selbst wenn zwischen Visualisierung und Realität eine riesige Diskrepanz besteht, werden Sie trotzdem froh darüber sein, alles getan zu haben, um sich auf dieses Ereignis vorzubereiten und es erfolgreich zu bestehen.

Visualisierung ist eine altbewährte Methode, mit der man sich durch regelmäßiges mentales Üben auf Erfolg konditionieren kann. Sporttrainer und Lebensberater legen ihren Schützlingen diese mentale Vorbereitung ans Herz oder verlangen sie sogar von ihnen. Es gibt keine Alternative dazu – außer sich auf sein Glück zu verlassen, aber das hat eigentlich nichts mit Planung, sondern eher etwas mit Zufall zu tun. Vorbereitung ist alles! Denken Sie an den Ausspruch von Louis Pasteur: »Das Glück bevorzugt den, der vorbereitet ist.«

Wie sieht es jetzt in Ihnen aus?

Während Sie an Ihrem neuen Lebensdrehbuch arbeiten, werden Sie sich vielleicht folgendermaßen fühlen:

Aufgeregt, voller Hoffnung und freudiger Erwartung. Sie sind gerade dabei, sich auf eine wunderbare Entdeckungsreise zu begeben. So einem Ereignis sieht man natürlich mit Optimismus entgegen. Gleichzeitig fühlen Sie sich aber vielleicht auch …

Zaghaft und unsicher, haben Angst, kommen sich dumm oder wie nackt vor. Denn die Kehrseite von freudiger Erregung ist Nervosität. Geben Sie diesen Emotionen nicht nach, sondern bleiben Sie am Ball! Wenn man etwas Neues anpackt, ist es völlig normal, sich Sorgen darüber zu machen, ob man auch wirklich das Zeug zum Erfolg hat. Wenn Sie sich trotzdem immer noch unsicher fühlen, versuchen Sie es einmal mit folgender Sichtweise: Sagen Sie sich, dass Sie nicht nervös sind, sondern Ihrer Zukunft mit *Spannung* und *freudiger Erregung* entgegensehen. Wenn Sie Schmetterlinge im Bauch haben, reden Sie sich ein, dass Sie *nicht* nervös, sondern *aufgeregt* sind. Natürlich finden Sie es aufregend, jetzt endlich ein neues Drehbuch für Ihr Leben zu schreiben. Schließlich arbeiten Sie schon seit geraumer Zeit darauf hin.

Entschlossen. Das ist gut. Behalten Sie immer die Entdeckungsreise im Blick, auf der Sie sich befinden. Erweitern Sie Ihren Erfahrungshorizont und denken Sie daran, dass es noch mehr Gefühle gibt als diejenigen, die Sie zurzeit empfinden. Wenn Ihnen das, was Sie sehen, nicht gefällt, ziehen Sie einfach einen größeren Kreis darum herum! Halten Sie sich vor Augen, was Sie schon alles getan und geschafft haben, und zentrieren Sie sich im Jetzt und Hier – da, wo Sie gerade stehen. Sie sind jetzt tatsächlich bereit dazu, Ihr neues Narrativ zu entwickeln und sich Ihrer neu entwickelten Selbstwirksamkeit zu freuen. Atmen Sie ein paarmal tief durch und meditieren Sie auf diesen Gedanken. Dann kehren Sie wieder zu Ihrer detaillierten Praxis der Visualisierung zurück. So werden Sie alle Ihre Vorhaben verwirklichen können.

TEIL III

VERÄNDERN SIE
IHR LEBEN

Wenn Sie ein neues Lebensdrehbuch schreiben
und umsetzen, gewinnen Sie eine ganz neue Vorstellung davon,
wie Ihr Leben sein kann – und können diese
Vorstellung auch verwirklichen.

STELLEN SIE IHRE NEUE GESCHICHTE AUF DIE PROBE

Bevor Sie sich auf diese Entdeckungsreise begaben, konnten Sie den Anweisungen Ihres Unterbewusstseins keinen Widerstand entgegensetzen. Vielleicht war Ihnen nicht einmal bewusst, dass es existierte, oder Sie wollten nicht glauben, wie sehr es Ihr Denken und Verhalten beeinflusste.

Doch dann haben Sie sich wie ein Forschungsreisender ins unbekannte Terrain Ihres eigenen Unterbewusstseins hineingewagt. Sie haben wichtige Erkenntnisse über Ihre Vergangenheit gewonnen und erfahren, wie Ihr Identitätsgefühl und Ihre Vorstellungen vom Leben entstanden sind. Dann haben Sie den roten Faden Ihrer falschen Wahrheit durch Ihr ganzes Leben hindurch verfolgt und Ihre Lebenseinstellung für immer verändert. Jetzt befinden Sie sich im Zustand der Einsicht. Sie haben den Schalter umgelegt und können nie wieder in einen Zustand seliger Unwissenheit zurückkehren, selbst wenn Sie es wollten.

Im Licht dieser neuen Einsicht haben Sie die Ereignisse aus Ihrer Vergangenheit mit Tapferkeit und Zuversicht verarbeitet, sich mit einem Gefühl der Freude und Erleichterung (und vielleicht auch mit einer gewissen Traurigkeit) von den falschen Vorstellungen Ihrer Vergangenheit verabschiedet und ein neues Drehbuch geschrieben, das auf innerer Stärke und einer realistischen Lebenseinstellung beruht.

Jetzt haben Sie alles, was Sie brauchen, um ein neues Leben anzufangen.

Sie wissen, was Sie alles erlebt haben und wo Sie jetzt stehen. Nun können Sie voller Klarsicht und positiver Erwartungen vorwärtsgehen.

Das Problem ist nur: Wo geht es jetzt hin? Schließlich gibt es kein Straßenschild und auch kein GPS, das Ihnen sagt: »Neues Leben – links abbiegen, nach 300 Metern: Ziel erreicht.«

Tatsächlich können Sie von hier aus jede beliebige Richtung einschlagen. Mit Ihrem neuen Wissen und Ihrer neuen inneren Stärke können Sie sich in eine außergewöhnliche, strahlende Welt voller neuer Erkenntnisse hineinwagen. So viele verschiedene Möglichkeiten können einen natürlich schon ein bisschen verunsichern.

In diesem Kapitel werden Sie dieses neue, unbekannte Terrain erforschen und feststellen, wie zuverlässig das Fundament Ihres neuen Lebens Sie trägt. Genau wie Campbells mythologische Helden werden auch Sie eine Reihe von Prüfungen durchlaufen, durch die Sie noch mehr Erkenntnisse, mehr Selbstvertrauen und mehr Kontrolle über Ihr Leben gewinnen. Mit jeder dieser Bewährungsproben werden Sie sich weiter von den falschen Vorstellungen aus Ihrer Kindheit entfernen und in Ihr Erwachsenendasein hineinwagen.

Prüfungen spielen bei diesem Prozess der Verfestigung Ihrer neuen Identität eine wichtige Rolle. Sie können solche Prüfungen entweder »bestehen«, indem Sie Ihr neues Wissen anwenden, sich in Ihrem neuen Narrativ bestätigen und sich unbeirrbar auf Ihre Ziele konzentrieren, oder »durchfallen«, indem Sie wieder in Ihre falsche Wahrheit und Ihre alten negativen Denk- und Verhaltensmuster zurückfallen.

Es ist nichts Schlimmes daran, durch eine Prüfung zu fallen, solange einem dies bewusst ist und man weiß, warum man den Test nicht bestanden hat. Aus jedem Misserfolg kann man etwas lernen. Insofern können Sie dabei unter dem Strich nur gewinnen. Also machen Sie sich wegen einer nicht bestandenen Bewährungsprobe keine Sorgen! Freuen Sie sich über die neue Erkenntnis, die Sie dadurch gewonnen haben, und treten Sie einfach noch einmal zum Examen an.

Einigen dieser Prüfungen unterzieht man sich absichtlich, andere werden einem mehr oder weniger zufällig auferlegt. Manche nimmt man kaum als Prüfungen wahr, während einem bei anderen sofort bewusst wird, dass man auf die Probe gestellt wird. Mit der Zeit werden Sie lernen, solche Prüfungen auf den ersten Blick zu erkennen, und realistisch einschätzen können, wie Sie dabei abgeschnitten haben. Vielleicht wird Ihre neue Identität dabei ein paar blaue Flecken abbekommen. Doch je mehr Prüfungen Sie bestehen, umso mehr Zutrauen werden Sie zu Ihren Stärken gewinnen. Bald werden Sie sich nicht einmal mehr fragen müssen: »Ist das eine Prüfung? Wie soll ich darauf reagieren – was muss ich tun, um sie zu bestehen?«, sondern solche Situationen instinktiv erkennen und meistern. Dann wird Erfolg für Sie zu einer Selbstverständlichkeit.

Tests im sicheren therapeutischen Raum

In der Control-Mastery-Theorie unterziehen Patient und Therapeut sich gegenseitig »Tests«, wobei beide Seiten bewertet werden und die Prüfung entweder bestehen oder durchfallen können: Der Patient testet den Therapeuten, um herauszufinden, ob er sich ihm vertrauensvoll öffnen kann. Der Therapeut wiederum leitet den Patienten dazu an, Bewährungsproben zu bestehen, die seiner Heilung und der Widerlegung seiner falschen Wahrheit dienen.

Diesen faszinierenden, teils bewussten, teils unbewussten Prozess möchte ich hier beschreiben und Ihnen dann zeigen, dass Sie Ihre falsche Wahrheit schon Ihr ganzes Leben lang »auf die Probe gestellt« haben, ohne es zu merken. Doch bevor sie zur Einsicht kommen, fallen die Menschen meistens durch diese Prüfungen, weil sie sich dabei immer wieder in ihrer falschen Wahrheit bestätigen. Erst nach dem großen Wendepunkt ihrer Einsicht bestehen sie mit ein bisschen Übung und ermutigenden ersten Erfolgserlebnissen die meisten Tests, widerlegen ihre falsche Wahrheit und bestärken sich in ihrem neuen Narrativ.

Es gibt zwei verschiedene Arten von Tests zwischen Patient und Therapeut: **Übertragungstest** und **Rollenumkehrtest**.

ÜBERTRAGUNGSTESTS

Übertragung bedeutet, dass ein Patient sich wieder wie ein Kind verhält, genau die gleichen Umstände schafft, die zur Entstehung seiner krankhaften Glaubenssätze geführt haben, und seine negativen Erwartungen dabei auf den Therapeuten überträgt. Das heißt, der Patient nimmt den Therapeuten wie einen der vielen negativen Akteure aus seiner Vergangenheit wahr. Ein erfahrener Therapeut spürt es sofort, wenn sein Patient ihn einem solchen Test unterzieht. Dem Patienten dagegen ist per definitionem unbewusst oder nahezu unbewusst, was er da tut.

Wenn der Therapeut genauso reagiert, wie der Vater oder die Mutter des Patienten es früher getan haben, wird der Patient dadurch in seiner falschen Wahrheit bestätigt, und der Therapeut ist mit Pauken und Trompeten durchgefallen. Denn das Ziel der Therapie besteht ja darin, ihn von den falschen Vorstellungen, die ihn bisher blockiert haben, zu befreien.

Wenn der Therapeut dagegen anders reagiert als Vater oder Mutter des Patienten, wird dieser *nicht* in seiner falschen Wahrheit bestätigt, und sein Unterbewusstsein sagt: »Moment mal. Es gibt also tatsächlich eine andere Möglichkeit, auf mich zu reagieren? Vielleicht lassen meine negativen Erfahrungen mit meinen Eltern sich ja doch nicht verallgemeinern, oder meine Interpretation des elterlichen Verhaltens war falsch.« Damit wird gewissermaßen der erste Stein aus dem Fundament seiner falschen Wahrheit herausgeschlagen. Damit besteht der Therapeut die Prüfung und hilft seinem Patienten, einen Schritt weiterzukommen.

Hier ein paar Beispiele für solche Übertragungssituationen:

1. Ein Patient, der sich die Schuld an der Angststörung seiner Mutter gibt, weil er ein »unartiges Kind« war, wird den Therapeuten mit negativen Verhaltensweisen auf die Probe stellen (das heißt, er wird den Ablauf der Therapiesitzungen immer wieder stören, sich feindselig, ablehnend und res-

pektlos verhalten). Wenn der Therapeut daraufhin nervös wird und dem Patienten vorwirft, dass er ihn aus dem Konzept bringt, wird dieser dadurch in seiner falschen Wahrheit (»Es ist alles meine Schuld. Ich mache die Menschen unglücklich«) bestätigt – der Therapeut ist durch die Prüfung gefallen und hat den Patienten enttäuscht. Bleibt der Therapeut dagegen trotz dieses negativen Verhaltens ruhig und hilfsbereit, stellt er die krankhaften Vorstellungen des Patienten damit in Frage: Jetzt sieht der Patient, dass es auch Menschen gibt, die nicht aus der Fassung geraten, wenn er sich unmöglich benimmt, und denkt: »Vielleicht bin ich doch nicht an der Angststörung meiner Mutter schuld.«

2. Eine Patientin, deren autoritärer Vater ihr früher immer vorschrieb, was sie zu tun hatte, und dadurch in ihr die falsche Wahrheit erzeugt hat: »Man kann mir nicht zutrauen, eigene Entscheidungen zu treffen«, wird ihren Therapeuten vielleicht immer wieder fragen: »Was soll ich tun?« Ein Therapeut, der sie daraufhin im »Frontalunterrichtsstil« mit guten Ratschlägen überschüttet, besteht diese Prüfung nicht, weil er sich genauso verhält wie der autoritäre Vater und die Patientin dadurch in ihrem Glauben bestärkt, dass sie keine eigenen Entscheidungen treffen kann. Sagt der Therapeut dagegen: »Ich würde gerne *Ihre* Meinung dazu hören, was Sie tun sollen«, so besteht er den Test, denn er beweist der Patientin, dass ihre »Wahrheit« falsch ist, und bietet ihr gleichzeitig einen sicheren Raum, um sich in Entscheidungsprozessen zu üben.

Die Häufigkeit und Intensität der Bewährungsproben, denen ein Patient seinen Therapeuten unterwirft, mag auf den ersten Blick

willkürlich erscheinen, ist aber in Wirklichkeit Teil eines unbewussten »Plans«: Das Unterbewusstsein des Patienten hat eine
klare Agenda und stellt den Therapeuten genau seinen persönlichen Bedürfnissen entsprechend auf die Probe. Vielleicht ist
dem Patienten gar nicht bewusst, was da abläuft (obwohl ihm
möglicherweise schon auffällt, dass er seinen Therapeuten anders behandelt als andere Menschen). Nachdem ich jahrzehntelang von meinen Patienten getestet wurde, kann ich sagen, dass
es wirklich erstaunlich ist, wie Menschen in ihrem Leben – und
in meiner Praxis – immer wieder das gleiche Drehbuch ausagieren. Beim therapeutischen Prozess reicht es nicht aus, einen
oder zehn solche Tests zu bestehen, um die Mauer der falschen
Wahrheit des Patienten einzureißen. Im Durchschnitt erfordert
es 20 Tests, bis der Patient sich überhaupt der Tatsache bewusst
wird, dass er seinen Therapeuten auf die Probe stellt, und dann
noch 20 Tests während der Verarbeitungsphase in der Therapie
und im realen Leben, um die Mauer seiner falschen Wahrheit in
Schutt und Asche zu legen.

SCHAUEN SIE GENAU HIN! Ich weiß, es ist verwirrend: Sie
haben die Prüfung bestanden, wenn es Ihnen gelungen ist, Ihre
falsche Wahrheit zu widerlegen, und sind durchgefallen, wenn
Sie sich darin bestärkt haben. Auf den ersten Blick scheint das
keinen Sinn zu ergeben. Doch das Ziel dieses Programms besteht ja gerade darin, die Mauer Ihrer auf falschen Vorstellungen beruhenden Prämissen und Erwartungen zu durchbrechen,
die Sie bisher davon abgehalten haben, Ihr wahres Potenzial zu
verwirklichen. In diesem Fall ist Zerstörung also etwas Gutes –

dafür bekommen Sie eine Eins. Wenn Sie die Mauer dagegen unangetastet lassen oder sogar noch ein paar Ziegelsteine drauflegen, schaden Sie sich damit selbst und haben die Prüfung nicht bestanden.

ÜBERTRAGUNGSTESTS

Daria

Als Kind hatte Daria das Gefühl, ihre Eltern nicht erreichen zu können – ihr kam es so vor, als würden sie gar nicht reagieren, wenn sie um Aufmerksamkeit und Verständnis bat. Darias Eltern waren ziemlich verklemmte Menschen, die etwas darauf gaben, zur Elite der Gesellschaft zu gehören und eine wichtige Rolle darin zu spielen oder – wie ihr Vater es gerne ausdrückte – »eine treuhänderische Verantwortung« zu tragen. Die Versorgung ihrer Kinder überließen sie oft ihrem hochqualifizierten Personal. Es war nicht ihr Stil, vorbehaltlos für einen anderen Menschen da zu sein, Zuneigung oder andere Emotionen zu zeigen. Weder die Mutter noch der Vater konnten mit dieser sensiblen, bedürftigen Tochter richtig umgehen. Wenn sie weinte oder nach Zuwendung verlangte, wurden sie nervös, verhielten sich abweisend und schickten sie oft mit einem Kindermädchen auf einen Spaziergang oder allein in ihr Zimmer. Und das war genau das Gegenteil von dem, was Daria sich von ihren Eltern wünschte.

Nach ein paar Therapiemonaten begann Daria mich zu testen, indem sie mich immer wieder (manchmal zehnmal pro Tag) anrief und mir Videos von sich schickte, in denen sie drohte, sich etwas Schlimmes anzutun, falls ich sie nicht sofort zurückrief.

Um diesen Test zu bestehen und Darias falsche Wahrheit zu widerlegen, dass die Menschen, zu denen sie Kontakt suchte, sie ja doch immer wieder zurückstoßen würden, musste ich anders reagieren als ihre Eltern. Also nahm ich ihre Anrufe entweder entgegen oder rief zumindest so schnell wie möglich zurück, und dann sprachen wir ein paar Minuten lang über ihr Problem, bis es ihr wieder besser ging. Nachdem ich ihr auf diese Weise mehrfach bewiesen hatte, dass ich für sie da war und ihr zuhörte, begann sie darauf zu vertrauen, dass ich sie nicht enttäuschen würde, und die Häufigkeit und Dringlichkeit ihrer Anrufe und Videos ließ nach, bis sie schließlich ganz aufhörten. Das war eine wichtige neue Erkenntnis für Daria. Und es wird auch für Sie eine wichtige neue Erkenntnis sein.

Wenn unsere Grundbedürfnisse erfüllt werden, fühlen wir uns wohl und können innerlich reifen. Immer wenn eines Ihrer wichtigen Bedürfnisse befriedigt wird, werden Sie dadurch weniger bedürftig. In der Therapie sprach ich mit Daria über das Konzept der Übertragung, und ihr wurde klar, dass in Wirklichkeit nicht sie selbst, sondern ihr Unterbewusstsein zum Telefonhörer griff und meine Nummer wählte. Durch diese Erkenntnis gewann sie eine gewisse Kontrolle über ihren ständigen Drang nach Zuwendung.

Wenn ich ihre Anrufe ignoriert oder ihr einen kühlen, rationalen Vortrag über angemessenes Verhalten und die Notwendigkeit von Grenzen zwischen Patient und Therapeut gehalten hätte, wäre ich durch die Prüfung gefallen. Denn dann hätte ich sie in ihrer krankhaften Vorstellung bestätigt, dass »niemand etwas mit ihr zu tun haben wollte«, wie sie immer behauptete.

Trotzdem fällt Daria immer noch ab und zu in ihr altes Verhalten zurück. Denn durch Bewusstwerdung allein kann man sich nicht von solchen alten Verhaltensmustern heilen. Auch wenn Sie schon seit einiger Zeit mit Ihrem neuen Narrativ leben, werden Ihre falsche Wahrheit und Ihre alte Geschichte trotzdem immer noch ab und zu ihr hässliches Haupt erheben. Deshalb sollten Sie sich einen Plan zurechtlegen, um die Auslöser solcher Rückfälle möglichst sofort zu erkennen. Denn dann werden Sie angesichts dieser Auslöser nicht außer Kontrolle geraten, sondern einfach registrieren, dass irgendetwas oder irgendjemand Sie enttäuscht hat, und Ihr Verhalten gleich darauf wieder in den Griff bekommen.

ROLLENUMKEHRTESTS

Der zweite Test, der in der Control-Mastery-Theorie eine wichtige Rolle spielt – der *Rollenumkehrtest* –, ist genau das Gegenteil von Übertragung. Bei diesem Szenario spielt der Patient sein Kindheitstrauma in der Praxis des Therapeuten noch einmal durch, übernimmt diesmal jedoch die aktive Rolle des Elternteils und drängt den Therapeuten in die passive Rolle des Patienten im Kindesalter hinein. Er dreht den Spieß also gewissermaßen um.

Reagiert der Therapeut dann genauso, wie der Patient es als Kind getan hat, so vermittelt er ihm damit die Botschaft: »Ich hatte völlig Recht damit, mich damals traumatisiert zu fühlen und ein selbstzerstörerisches Narrativ und negative Vorstellungen von mir selbst und dem Leben zu entwickeln.« Und das wäre natürlich kontraproduktiv. Damit hätte der Therapeut den Test nicht bestanden.

Reagiert er dagegen anders als das Kind damals, so denkt der Patient: »Na, so was! Ich habe ihn schlecht behandelt, und er hat trotzdem nicht so reagiert wie ich. Vielleicht könnte ich auch so werden wie dieser Mann und in meinen Reaktionen mehr innere Stärke zeigen, statt immer gleich die Nerven zu verlieren.« Damit hätte der Therapeut die Prüfung bestanden.

Bei Rollenumkehrtests kann der Therapeut dem Patienten ein Vorbild für andere Verhaltensweisen geben, die dieser sich dann mit ein bisschen Ermutigung zu eigen machen kann.

Hier ein paar Beispiele für Rollenumkehrtests:

1. Eine Patientin, deren Mutter sich nie an ihre Versprechungen hielt und ihrer Tochter weder Zuwendung gab noch ihr jemals etwas schenkte, entwickelt die falsche Wahrheit: »Ich werde immer getäuscht« und das Narrativ: »Ich verdiene es nicht, fair behandelt zu werden, also erwarte ich auch nicht viel von meinen Mitmenschen.« In der Therapie übernimmt sie die aktive Rolle der unzuverlässigen Mutter, indem sie dem Therapeuten zuerst verspricht, seine Rechnungen zu bezahlen, das dann aber doch wieder ablehnt und ihm erklärt, er habe keine Bezahlung verdient, und es sei habgierig und egoistisch, eine Gegenleistung zu erwarten. Wenn der

Therapeut die Patientin dann aus der Verantwortung nimmt und ihr Verhalten irgendwie zu rechtfertigen versucht, ist er durch die Prüfung gefallen. Besteht er dagegen freundlich (und ohne persönlich zu werden) darauf, dass er genau wie jeder andere Mensch Respekt und faire Behandlung verdient, so hat er den Test bestanden und der Patientin ein gutes Vorbild für ein von Selbstvertrauen und Selbstachtung geprägtes Verhalten gegeben.

2. Ein Patient, dessen Eltern sowohl in ihrem Beruf als auch in ihrer Ehe ständig unglücklich waren, entwickelt die falsche Wahrheit: »Es gibt kein Glück« und die alte Geschichte: »Ich darf mir nicht erlauben, in meinem Beruf oder in der Liebe glücklich zu sein, denn das wäre ein Verrat an meinen Eltern.« In der Therapie verhält er sich genauso wie seine depressiven und vom Leben enttäuschten Eltern und beharrt darauf, dass er in seinem Beruf einfach nicht weiterkommt und von potenziellen Liebespartnern immer wieder abgewiesen wird. Um diese Prüfung zu bestehen, muss der Therapeut ihm ein Vorbild für eine optimistische Einstellung geben, indem er ihm begeistert vor Augen hält, wie viele Möglichkeiten das Leben zu bieten hat. Wenn der Therapeut so einem Patienten seine depressive Haltung widerspiegelt, fällt er mit Pauken und Trompeten durch die Prüfung.[14]

SCHAUEN SIE GENAU HIN! Immer wenn ich Menschen in zwanglosen Gesprächen sagen höre: »Ich höre mich schon genauso an wie meine Mutter« oder »Ich werde meinem Vater immer ähnlicher«, frage ich mich, ob das nicht auch eine Art

Rollenumkehrtest ist. In der Therapie merkt man es nur allzu deutlich, wenn ein Patient plötzlich anfängt, sich genauso zu verhalten wie der Elternteil, der ihn traumatisiert hat. Und normalerweise tut er das dann auf so penetrante Weise, dass es im realen Leben untragbar wäre. Hier ein Extrembeispiel dafür: Ein Patient, der von seinem Vater immer wieder beschimpft wurde, schrie mich einmal so wütend an, dass ein Blutgefäß in seiner Nase platzte. Solche extremen Rollenumkehrtests sind in Wirklichkeit ein Zeichen dafür, wie dringend der Patient sich aus den Fesseln seiner falschen Wahrheit befreien möchte.

Übertragungstests im realen Leben

Unbewusst testen die Menschen ihr Umfeld ständig auf diese Weise – genau wie sie unbewusst Menschen zu Freunden oder Partnern wählen, die sie in ihren falschen Vorstellungen von sich selbst bestätigen. Auch wenn Ihr Testverhalten Ihnen also vielleicht gar nicht bewusst ist, spüren Sie doch den Schmerz, den es in Ihnen auslöst, wenn sich in Ihrem Leben immer wieder die gleiche Katastrophe wiederholt – auch wenn Sie dieses Geschehen vielleicht gleichzeitig als tröstlich empfinden, weil es Ihnen so vertraut ist.

Eine meiner Patientinnen namens Amy hatte eine Mutter, die vom Gewicht ihrer Tochter besessen war (und ich gehe nicht leichtfertig mit diesem Begriff um). Die Mutter weinte, wenn Amy ein Pfund zunahm, und hatte ihre Tochter schon seit deren achtem Lebensjahr immer wieder auf Diät gesetzt. Sie flehte sie an, nicht so viel zu essen, bestrafte sie, wenn sie heimlich Leckerbissen aus der Küche stiebitzte, machte ihr ständig Vorhaltungen und erklärte ihr: »Dein Gewicht ist schuld daran, dass ich so unglücklich bin.« Daraufhin entwickelte Amy die falsche Wahrheit: »Mein Körper ist eine Schande. Ich bin wertlos. Wenn ich etwas tue, um mich selbst zu erhalten, mache ich anderen Menschen damit nur Kummer« und die alte Geschichte, die ihr erlaubte, sich wenigstens noch einen Funken Würde zu bewahren: »Wenn man mich kritisiert, ist es am besten, meine Gefühle in mich hineinzufressen oder mich dagegen aufzulehnen, indem ich das Gegenteil von dem tue, was Autoritätspersonen von mir verlangen.«

Amy kam zu mir in Behandlung, als ihre Essattacken außer Kontrolle gerieten. Wir sprachen über die Gefühle, die sie damals beherrschten: Scham, Schuld und Zorn – ein destruktiver Cocktail, der schon seit ihrer Kindheit in ihr rumorte.

»Als ich mich neulich wieder mal bei meinem Mann über mein Gewicht beklagte, sagte er: ›Dann mach doch eine Diät.‹ Ich war wütend und verletzt, sagte aber nichts – und nahm innerhalb des nächsten Monats fünf Kilo zu«, erzählte sie mir.

Das war ein unbewusster Übertragungstest. Wenn ihr Mann mit Wut, Tränen und Vorwürfen auf ihre Gewichtszunahme reagiert hätte, so hätte Amy sich in ihrer falschen Wahrheit bestätigt gefühlt – dann wäre er durch die Prüfung gefallen.

»Wie hat er denn darauf reagiert?«, fragte ich.

»Es war ihm egal«, antwortete sie. »Er erklärte mir, er habe nur deshalb von einer *Diät* gesprochen, weil ich dieses Thema aufs Tapet gebracht hatte, und habe mir damit nur helfen wollen. Er hat gesagt, dass er mich liebt, egal welche Kleidergröße ich habe.« Damit hatte ihr Mann den Test bestanden.

Ich erklärte Amy das Konzept der Übertragung und machte ihr klar, wie sie ihre Kindheitserlebnisse reaktiviert hatte, indem sie ihren Mann in die Rolle ihrer Mutter versetzte. Nachdem sie diese Information verarbeitet hatte, kam sie mit einer ersten Erkenntnis zu unserer nächsten Sitzung. »Mir ist klar geworden, dass ich immer schon beim geringsten Gefühl der Scham mit einem Vorgesetzten oder Freund in Konflikt gerate. Immer wenn meine Mutter mich beschämte, verkroch ich mich in mein emotionales Schneckenhaus. Und genauso verhielt ich mich auch, wenn ein Chef oder Freund mich in irgendeiner Weise in Frage stellte: Ich machte dicht – bis ich dann irgendwann explodierte, weil ich den Druck meiner verdrängten Emotionen nicht mehr aushielt. Aufgrund dieses Verhaltensmusters habe ich schon ein paar Stellungen verloren und den Kontakt zu mehreren Menschen abgebrochen.«

Nachdem ihr Mann die Prüfung bestanden hatte, wurde Amy klar, dass sie in seinen Augen weder wertlos noch eine Schande war und ihm mit ihrem Gewicht auch keinen Kummer bereitete. Dieser Test war ein wichtiger Entwicklungsschritt für Amy: Jetzt konnte sie sich ein anderes Leben vorstellen, in dem sie ihre Gefühle nicht mehr in sich hineinfressen und keine Menschen mehr von sich wegschieben musste und in dem es auch keinen Grund gab, sich wegen der kleinsten Kritik oder negativen Bemerkung gleich in Grund und Boden zu schämen.

Eine neue Realität erleben

In meinen bisherigen Beispielen ging es um unbewusste Tests. Doch Einsicht bedeutet, sich seines Tuns bewusst und im Leben präsent zu sein. Im Rahmen dieses Prozesses sollte man sein Umfeld und seine Mitmenschen auch ein paar bewussten, absichtlichen Tests unterziehen. In diesem Schritt werden Sie einige Tests planen und durchführen, die Sie mehrmals pro Tag in Ihren Stärken bestätigen sollen. Schon der romantische Dichter John Keats hat gesagt: »Nichts ist real, solange man es nicht selbst erlebt hat.« Indem Sie sich selbst auf die Probe stellen, schaffen Sie Gelegenheiten, Ihr neues Narrativ zu verwirklichen. Indem Sie ein Leben ohne Ihre falsche Wahrheit erfahren, befreien Sie sich von Ihrem alten Lebensdrehbuch.

Dieses Prinzip lässt sich folgendermaßen veranschaulichen: Sie können alles über Bali lesen und sich Videos von dieser Insel anschauen. Sie können davon träumen und sich vorstellen, dort zu sein. Doch wirklich *erleben* können Sie diese Insel nur, indem Sie dorthin reisen und ihre Sehenswürdigkeiten, Gerüche, Aromen und Geräusche selbst kennenlernen. Bis dahin bleibt Bali für Sie lediglich eine Fantasievorstellung, obwohl Sie wissen, dass diese Insel wirklich existiert.

Bildlich gesprochen reisen Sie also nach Bali, indem Sie Ihr neues Narrativ bewusst und absichtlich auf die Probe stellen. Willkommen in einer außergewöhnlichen Welt – Ihrem neuen Leben!

STELLEN SIE EINEN PLAN AUF

Laut Control-Mastery-Theorie wird unser Leben von einem unbewussten Plan bestimmt. In meinem Programm »Die Heilung liegt in dir« werden Sie einen bewussten Plan aufstellen, der zwei Ziele verfolgt:

Ihre alte Geschichte zu widerlegen. Sie sollen Ihre Erwartungshaltung ad absurdum führen und Ihre falsche Wahrheit kritisch unter die Lupe nehmen, so wie Sie es auch bisher schon seit einiger Zeit tun. Immer wenn Sie spüren, dass ein negativer oder pessimistischer Gedanke in Ihnen aufsteigt, sollen Sie versuchen, ihn zu widerlegen und etwas anderes zu erleben als das, was Sie vorausgesehen hatten.

Ihr neues Narrativ zu untermauern. Ihr neues Lebensdrehbuch beruht auf Ihren persönlichen Stärken und Fähigkeiten. Ergreifen Sie jede Gelegenheit, um diese Stärken und positiven Charaktereigenschaften (die Sie auf Seite 279 und 280 markiert haben) zu nutzen. Lassen Sie Ihre sozialen, mentalen und emotionalen Muskeln spielen, um sich zu beweisen, dass Sie diese Stärken tatsächlich besitzen und darauf bauen können. So können Sie Ihren inneren Wandlungsprozess beschleunigen.

Tragen Sie Ihre Fortschritte in die Experiencing Scale (Seite 194–195) und die Veränderungsskala (Seite 260) ein. Letztendlich besteht Ihr Ziel darin, Ihr neues Narrativ immer wieder neu zu erleben, bis es Ihnen in Fleisch und Blut übergeht.

Sammeln Sie Erfahrungen mit Ihrem neuen Narrativ,
um sich darin zu bestärken.

Anfangs wird es sich für Sie vielleicht komisch anfühlen, Ihr neues Lebensdrehbuch auf die Probe zu stellen. Mit der Zeit werden Sie sich immer mehr an diese Tests gewöhnen – bis Selbstvertrauen eines Tages zu Ihrer neuen Normalität geworden ist.

»Normalität« klingt zwar nicht besonders berauschend, doch nach einem jahrzehntelangen Leben negativer Erwartungen und selbstzerstörerischen Verhaltens werden Sie sich wie Superman oder Wonder Woman fühlen, wenn innere Stärke und eine positive Lebenseinstellung für Sie zur Selbstverständlichkeit geworden sind (wobei Sie auf die Kostüme von mir aus gerne verzichten können).

BEREITEN SIE SICH AUF IHRE TESTS VOR!

Sie sollten diese Tests genau planen und sich gründlich darauf vorbereiten. Überstürzen Sie nichts. Impulsivität gehört nicht zu den Stärken auf Seligmans Liste und ist auch sonst im Leben nicht besonders gefragt.

Praktische Vorbereitung. So wie Sie sich auf eine Reise vorbereiten würden, indem Sie einen Flug und ein Hotelzimmer buchen, sich über Sehenswürdigkeiten und Ausflugsmöglichkeiten informieren und einen Koffer packen, erfordert auch die Erprobung Ihres neuen Lebensdrehbuchs gründliche Vorbereitung. Wenn Sie sich zum Beispiel im Glauben an Ihre soziale Intelligenz bestärken möchten, indem Sie eine Networking-Konferenz besuchen, sollten Sie sich vorher zu interessanten Podiumsdiskussionen anmelden, die Referenten googeln, damit Sie ihnen kluge Fragen stellen können, und nahe gelegene Restaurants recherchieren, um eine neue Kontaktperson zum Abendessen einladen zu können. Vielleicht hört sich das für Sie wie eine Selbstverständlichkeit an, doch wenn Sie an die falsche Wahrheit glauben: »Es spielt ja doch keine Rolle, was ich tue« oder »Niemand hört auf mich«, ist es wichtig, sich auf Erfolg zu programmieren, damit das Misserfolgsdenken Ihrer falschen Wahrheit Ihnen nicht womöglich doch wieder ein Bein stellt. Denken Sie darüber nach und schärfen Sie sich ein, dass Sie nun von den Fesseln dieser alten Vorstellungen befreit sind und ein neues Lebensdrehbuch verwirklichen!

Mentale Vorbereitung. Nutzen Sie dazu die Erfolgsstrategien, die ich in diesem Buch beschrieben habe: Legen Sie jeden Abend eine fünfminütige Visualisierungsübung (Seite 380) ein, während der Sie den geplanten Test in Gedanken genau durchgehen. Wenden Sie das Flussdiagramm positiver Absichten (Seite 293) auf Ihren Test an, um etwaige negative Erwartungshaltungen zu korrigieren. Programmieren Sie sich auf Erfolg, indem Sie sich die Power-Sätze *Ich kann ...*, *Ich bin* und *Ich ... immer ...* vorsagen, in denen Sie Ihre persönlichen Stärken und positiven Eigenschaften beschreiben.

Emotionale Vorbereitung. »Warum soll ich mich in eine Situation begeben, die schwierig oder stressig sein könnte? Warum soll ich mich dazu zwingen, anders über mein Leben zu denken als bisher, oder mich einer ungewohnten und möglicherweise unangenehmen Realität aussetzen?« Diese Fragen bekomme ich von meinen Patienten immer wieder zu hören. Ich gebe ihnen darauf auch immer wieder die gleiche Antwort: »Sie sind es sich selbst schuldig, Ihr volles Potenzial zu verwirklichen. Und sie sind es der Gesellschaft schuldig, einen möglichst guten Beitrag zu ihrem Wohl zu leisten.« Es geht nicht nur darum, dass wir es verdient haben, glücklich und erfolgreich zu sein und ein besseres Leben zu führen als jetzt. Als Mitglied der Gesellschaft schulden wir es auch unseren Mitmenschen, etwas für uns zu tun. Also überwinden Sie diese vorübergehende Phase des Stresses und der Peinlichkeit und halten Sie sich vor Augen, dass das alles zu Ihrem inneren Wandlungsprozess dazugehört. Langfristig lohnt sich das für Sie auf jeden Fall, denn dadurch wird der Rest Ihres Lebens glücklich und erfolgreich verlaufen.

Nehmen Sie sich ein Beispiel an Ihren Vorbildern. Beobachten Sie Menschen, die das, worin Sie sich jetzt auf die Probe stellen wollen, bereits erfolgreich gemeistert haben. Achten Sie darauf, wie diese Vorbilder sich mithilfe ihrer Stärken – Güte, Liebenswürdigkeit, Humor, Fairness, Nachsicht und innere Offenheit – eine positive Lebenseinstellung bewahren. Wenn Sie diese Eigenschaften gut finden und Ihren Vorbildern darin nacheifern, befreien Sie sich damit gleichzeitig von negativen Emotionen wie Neid und Eifersucht. Durch dieses einfache Umdenken von Ressentiment zu Anerkennung gewinnen Sie an innerer Stärke.

BEGINNEN SIE MIT IHREN TESTS

In dieser Phase können Ihnen folgende Vorgehensweisen weiterhelfen:

Sorgen Sie für schnelle Erfolgserlebnisse. Man kann nie wissen, wie ein Test ausgehen wird – und daran ist auch nichts Schlimmes. Wenn nicht alles so läuft, wie Sie es sich vorher zurechtgelegt hatten, ist das für Sie ein zusätzlicher Test. Denn solche überraschenden Situationen sind eine hervorragende Gelegenheit, die Eigenschaften auf die Probe zu stellen, die Sie sich im Rahmen dieses Programms angeeignet haben: Ausdauer, Vitalität und die Fähigkeit, Situationen aus der Perspektive einer außenstehenden Person zu sehen und sich in andere Menschen hineinzuversetzen (jede Situation von allen Seiten zu betrachten).

Trotzdem sollten Sie Ihre Tests zunächst so planen, dass sie leicht zu bestehen sind. Hängen Sie Ihre Messlatte so niedrig wie möglich. Das bedeutet nicht, dass Sie immer noch schwach und unsicher sind und sich diese Aufgabe deshalb kinderleicht machen müssen – obwohl es nichts schaden kann, schonend mit Ihrem neuen Lebensdrehbuch umzugehen, solange es noch in den Kinderschuhen steckt. Es liegt nun einmal in der Natur des Menschen, positiv auf Erfolgserlebnisse zu reagieren: Wenn Sie Ihren Test mit Bravour bestehen, werden Sie umso motivierter sein, weitere Tests durchzuführen und sich dabei mit immer schwierigeren Aufgaben herauszufordern.

Wenn Ihre falsche Wahrheit beispielsweise gelautet hat: »Ich bin unsichtbar, niemand sieht oder hört mich«, könnte ein guter Test, der Ihnen frühzeitige Erfolgserlebnisse garantiert, darin bestehen, ein paar Menschen zu irgendeiner Veranstaltung zusammenzutrommeln, dann auf eine Ihnen völlig fremde Person zuzugehen und »hallo« zu sagen. Daraufhin wird Ihr Gesprächspartner Sie anschauen und Ihnen wahrscheinlich auch irgendeine Antwort geben. Und siehe da: Schon hat jemand Sie beachtet und Ihnen zugehört, und Sie können den Schauplatz Ihres Tests mit dem Gefühl verlassen, dass Ihnen etwas gelungen ist. Beim nächsten Test hängen Sie Ihre Messlatte ein bisschen höher. Sagen Sie: »Hallo, wie geht's?« und stellen Sie dabei Blickkontakt zu Ihrem Gegenüber her. Das ist alles. Dann gehen Sie nach Hause, sind zufrieden mit sich und planen Ihren nächsten Test. Schon bald werden Sie mit allen Leuten, die Sie kennenlernen, freundliche Gespräche führen können. Steigern Sie den Schwierigkeitsgrad langsam und allmählich – und zwar erst dann, wenn Ihr voriger Test auch wirklich hundertprozentig erfolgreich verlaufen ist.

Führen Sie Ihre Tests bewusst durch. Überprüfen Sie immer wieder, ob Sie das, was dabei abläuft, auch wirklich bewusst wahrnehmen und erleben. Führen Sie alle paar Minuten einen mentalen Scan durch: Reagieren Sie bei diesem Test auch wirklich nicht auf Impulse aus Ihrem Unterbewusstsein? Ist Ihnen klar, inwiefern unbewusste Auslöser Ihr Verhalten beeinflussen könnten? Setzen Sie Ihre persönlichen Stärken ein? Wenn Sie jetzt aus sich heraustreten und sich aus der Perspektive einer außenstehenden Person beobachten könnten – was für Korrekturen würden Sie dann an Ihrem Verhalten vornehmen? Sie sind der Forscher im Labor des Lebens. Ziehen Sie also Ihren unsichtbaren weißen Kittel an. Analysieren und bewerten Sie Ihre Erlebnisse und Erfahrungen bei diesem Test aus einer objektiven Perspektive.

Wiederholen Sie den Test. In der Gebrauchsanleitung auf Ihrer Shampoo-Flasche heißt es: »Bei Bedarf wiederholen.« Wenn Sie Ihr neues Lebensdrehbuch testen, sind solche Wiederholungen sogar unbedingt notwendig. Um die Synapsen in Ihrem Gehirn zu stärken und die für Sie neue Verbindung zwischen *innerer Stärke* und *Realität* herstellen zu können, müssen Sie diese Synapsen immer wieder neu aktivieren. Ihr Gehirn kann sich verändern – aber nur durch Wiederholung. Das ist genau wie beim Muskelgedächtnis: Wenn Sie genügend Bälle geschlagen haben, wird Ihr Körper automatisch das Richtige tun, sobald Sie einen Tennisschläger in die Hand nehmen. Ihr Gehirn ist zwar kein

Muskel, aber es lässt sich genauso trainieren. Nun, da Sie sich in Ihrem Leben an Ihrer neuen Einsicht orientieren, ist es wichtig, immer wieder Entscheidungen zu treffen, die auf einer realistischen Einschätzung und auf innerer Stärke beruhen. Dadurch schwächen Sie destruktive Nervenverbindungen und stärken kreative Synapsen.

WEGE ZU EINEM NEUEN LEBENSGEFÜHL:
Mini-Tests

Ein Mini-Test ist eine Bestätigung Ihres neuen Lebensdrehbuchs, bei der Sie keine großen Risiken eingehen. Führen Sie zwei Wochen lang jeden Tag fünf solcher Mini-Tests durch und steigern Sie den Schwierigkeitsgrad dabei allmählich. Um Ihnen zu zeigen, wie solche Mini-Tests im realen Leben aussehen könnten, will ich Ihnen nun ein paar Beispiele von den Patienten liefern, die Sie im Rahmen der Lektüre dieses Buches inzwischen schon kennengelernt haben.

Larry
Larrys falsche Wahrheit war eine Kombination aus zwei negativen Glaubenssätzen: »Ich werde nie gut genug sein« und »Es spielt keine Rolle, was ich tue«. Diese falsche Wahrheit führte zu seinen vielen Affären und seiner schlechten Arbeitsmoral, aufgrund deren er nie über das Niveau des mittleren Managements hinausgelangt war. Für sein neues Lebensdrehbuch wählte er ein paar seiner wichtigsten Stärken aus: Dankbarkeit (er war seiner Frau wirklich dankbar für ihre Geduld und ihre Liebe) und Wertschät-

zung hervorragender Leistungen – auch wenn diese Leistungen ihn gleichzeitig neidisch machten. Ich bat ihn, sich fünfmal täglich einem Mini-Test zu unterziehen, indem er sich auf diese beiden Hauptstärken konzentrierte und sich die positiven Emotionen, die dabei in ihm aufstiegen, bewusst machte.

Dankbarkeit: Er sollte sich jeden Tag mindestens einmal bei seiner Frau bedanken – zum Beispiel während des Frühstücks, nach einem Begrüßungskuss oder auch ohne besonderen Anlass. Dabei sollte er den Schwierigkeitsgrad schrittweise steigern: 1) Danke sagen und ihr dabei in die Augen schauen. 2) Mit Blickkontakt danke sagen *und* dabei in einem Satz erklären, wofür er ihr dankbar war. 3) Worte, Erklärung, Blickkontakt *plus* Körperkontakt (beispielsweise Händchenhalten). Dankbarkeit ist nicht einfach nur ein Lippenbekenntnis. Larry sollte über seine Dankbarkeit für seine Frau und ihr gemeinsames Leben nachdenken und dabei auch ein Gefühl der Dankbarkeit *in seinem Herzen* aufsteigen lassen (versuchen Sie einmal, einem geliebten Menschen in die Augen zu schauen und sich bei ihm zu bedanken, ohne dabei feuchte Augen zu bekommen!) und diese starken positiven Gefühle in Gedanken mit seiner neuen Lebenseinstellung verbinden.

Wertschätzung: Lange Zeit hatte Larry es als sehr frustrierend empfunden, dass er in seinem Berufsleben nicht besonders weit gekommen war. Führungsqualitäten und innovatives Denken waren nicht unbedingt seine Stärken, auch wenn er sich diese Eigenschaften noch so sehr wünschte. Doch er hatte ein Talent dafür, die besonderen Fähigkeiten anderer Menschen zu erkennen. (Das war einer der Gründe gewesen, warum er sich zu seiner Frau hingezogen gefühlt hatte.) Also bestanden seine Mini-Tests in seinem

Beruf als Unternehmensberater darin, seine Kollegen zu unterstützen und ihnen Anerkennung zu zollen, indem er sie immer
wieder lobte: »Gut gemacht! Hervorragende Arbeit!« und sich dabei auch wirklich um positive Gefühle bemühte. Wie war ihm zumute, wenn er andere Menschen lobte und ermutigte, statt niedergeschlagen und neidisch zu sein, weil er nicht so begabt war
wie sie? Welche Veränderungen beobachtete er an seiner eigenen
Arbeit und dem Engagement seiner Kollegen, nachdem er sie ein
paar Tage oder Wochen lang regelmäßig gelobt hatte? Um den
Schwierigkeitsgrad seiner Wertschätzungs-Tests noch ein bisschen zu steigern, sollte Larry jemandem Hilfe bei der Erreichung
seines Ziels anbieten und als Nächstes ein Mitglied seines Teams
bitten, *ihm* bei der Verbesserung seiner Fähigkeiten zu helfen.

Carrie

Carrie hatte bei der Überwindung ihrer alten Geschichte (»Wenn
ich Schwäche zeige, macht das Leben mich platt«) im Rahmen
ihrer mehrmonatigen Therapie schon Riesenfortschritte gemacht.
Der Zufall – ein schlimmer Autounfall, der sie bewegungsunfähig
machte, sodass sie auf die Hilfe von Freunden und Angehörigen
angewiesen war – hatte sie gezwungen, die Richtigkeit ihrer falschen Wahrheit in Frage zu stellen. Ihr war klar geworden, dass es
sie und ihre Beziehungen sogar stärkte, wenn sie sich erlaubte,
Schwäche zu zeigen. Doch ich wusste: Dieses Gefühl der Zuge-
hörigkeit zu anderen Menschen, das sie in der Zeit nach ihrem
Autounfall erlebte, würde doch nur ein vorübergehendes, außergewöhnliches Erlebnis bleiben, wenn sie es nicht wiederholen
konnte. Carrie hatte viele Stärken, die zu testen sich lohnte: Kreativität, Fairness, Güte, Neugier und Integrität. Da ich befürchtete,

dass ihre Angst davor, negative Gefühle zu zeigen, sie anfangs in ihren Erfolgserlebnissen beeinträchtigen könnte, achtete ich darauf, ihre Mini-Tests so zu gestalten, dass sie positiv waren und Spaß machten.

Kreativität: Ihre Kreativität auf künstlerischem und musikalischem Gebiet war für Carrie stets ein Quell des Trostes und der Freude gewesen. Doch wenn sie mit einer schwierigen Situation konfrontiert wurde, war sie nicht in der richtigen Stimmung, um zu ihrem Skizzenblock oder ihrer Gitarre zu greifen. Also sollte ihr erster Mini-Test darin bestehen, jeden Tag zu zeichnen oder Gitarre zu spielen, egal in was für einer Stimmung sie war und ob sie sich dazu inspiriert fühlte oder nicht. Danach sollte sie in sich hineinhören und sich fragen, wie es sich anfühlte, ihre Kreativität bewusst steuern zu können und ihre Arbeit aus der Perspektive einer außenstehenden Person zu beurteilen. War ihre Skizze gut? Wie könnte man sie verbessern? Als Nächstes sollten Sie den Schwierigkeitsgrad dieser Tests steigern, indem sie mehr Zeit in ihre kreative Tätigkeit investierte und ihre Arbeit nicht nur beurteilte, sondern auch zu verbessern versuchte und die Ergebnisse mit Freunden teilte oder ins Internet stellte.

Neugier: Carrie neigte dazu, sich in schwierigen Phasen in ihrer Wohnung zu vergraben. Die Einsamkeit, Sicherheit und Geborgenheit ihrer eigenen vier Wände trösteten sie, bestärkten sie aber gleichzeitig auch in ihrer falschen Wahrheit, dass sie nicht mit Stress umgehen konnte. Deshalb bestand ihr nächster Mini-Test darin, sich für jeden Tag etwas vorzunehmen, das sie dazu zwang, ihre Wohnung zu verlassen, und sich dabei von ihrer Neugier und ihrem Lerneifer leiten zu lassen. In welchem Restaurant ihrer Stadt gab es die besten Cheeseburger? Wie viele ihrer

Nachbarn besaßen interessante Landschaftsgärten? Anschließend sollte sie darüber nachdenken, was für positive Gefühle diese kleinen Ausflüge in ihr weckten und wie sie es schaffen konnte, sich durch unbedeutende negative Emotionen (zum Beispiel den Ärger über einen versäumten Bus) nicht aus dem Konzept bringen zu lassen. Dieser Mini-Test bestätigte ihr, dass es ungefährlich war und Spaß machte, ihre Welt und ihre Emotionen zu erkunden. Beim nächsthöheren Schwierigkeitsgrad sollte Carrie sich auf größere Exkursionen begeben – an neue Orte und zu neuen Events.

EIN NICHT BESTANDENER MINI-TEST:

Claudia

Claudia war eine wunderbare, großzügige, hochqualifizierte Frau: eine begabte und außergewöhnlich zielstrebige Musikerin. Sie wusste genau, was sie wollte, und erreichte es auch fast immer. Und doch war ihre Lebenseinstellung von einem Gefühl der Hoffnungslosigkeit geprägt. Sie tat viel für andere Leute und fragte sich manchmal, ob sich wohl irgendjemand genauso liebevoll um sie kümmern würde wie sie um ihre Mitmenschen. In der Therapie kamen wir ihrer falschen Wahrheit auf die Spur: nämlich, dass ihre Freundschaften und Beziehungen im Erwachsenenalter von der gleichen grenzenlosen, hingebungsvollen Liebe geprägt sein sollten, die ihre Mutter ihr entgegengebracht hatte. Wenn eine Beziehung nicht von Selbstlosigkeit und Aufopferung getragen war, so war es in ihren Augen keine »echte« oder wertvolle Beziehung.

In unseren Therapiesitzungen wurde Claudia klar, wie negativ ihre zu hohen Erwartungen und enttäuschten Hoffnungen sich auf sie ausgewirkt hatten. Als sie mir ihre Stärken – Ehrlichkeit, innere Kraft, Tapferkeit und Ausdauer – nannte, erkannte sie, dass all diese positiven Eigenschaften zur Tugendkategorie »Mut« gehörten. Das neue Narrativ, das sie entwickelte, lautete: »Lebensfrohe, begeisterungsfähige Frau lässt sich nicht beirren und stellt sich tapfer allen Herausforderungen des Lebens.« Eigentlich klang das so ähnlich wie ihre alte Geschichte – allerdings mit einem wichtigen Unterschied: Jetzt war Claudia nicht mehr wild entschlossen, immer hundertprozentig ihr Bestes zu geben. Wir sprachen darüber, dass es sinnvoll sein könnte, ihr neues Narrativ ein bisschen ausgewogener zu gestalten, indem sie auch andere Stärken entwickelte, vor allem aus der Kategorie Transzendenz: beispielsweise Vertrauen, Dankbarkeit und Wertschätzung. Wenn sie sich in diesen Eigenschaften auf die Probe stellte und diese Prüfungen mehrfach bestand, so wäre das ein gutes Gegengewicht zu ihrem Mut und ihrer Charakterstärke.

Als ihr Geburtstag unmittelbar bevorstand, schlug ich Claudia vor, ihr Vertrauen zu anderen Menschen auf die Probe zu stellen, indem sie ihre Schwester bat, eine kleine Party für sie zu organisieren. Die Schwester versprach, dass diese Geburtstagsfeier ein Riesenspaß werden würde. Sie legten einen Termin dafür fest, und die Schwester versicherte Claudia, dass sie weiter nichts zu tun brauche, als an diesem Abend zu erscheinen, doch Claudia war nicht wohl dabei, ihrer Schwester die ganze Organisation zu überlassen. Durch diese Konstellation wurde ihre falsche Wahrheit reaktiviert: »Wenn sie dabei nicht weit über das übliche Engagement hinausgeht, ist das ein Zeichen dafür, dass sie mich nicht richtig liebt.« Doch in einer unserer Sitzungen rief sie sich selbst zur Ordnung: »Ich stelle ja nicht die Liebe meiner Schwester auf die Probe«, sagte sie, »sondern meine eigene Fähigkeit, für jede ihrer Bemühungen dankbar zu sein, sie so zu schätzen, wie sie ist, und daran zu glauben, dass sie mich liebt, auch wenn die Party eine totale Katastrophe wird – wovon ich felsenfest überzeugt bin.«

Als das Datum ihrer Geburtstagsfeier näher rückte, wurde Claudia immer nervöser. Sie musste sich auf die Zunge beißen, um ihre Schwester nicht zu fragen, was sie den Gästen vorsetzen wollte und ob sie sie auch gebeten hatte, auf das Einladungsschreiben zu antworten, damit sie wusste, wie viele Leute zu der Feier kommen würden. In der Therapie sprachen wir über den eigentlichen Grund ihrer Nervosität: nämlich ihre Befürchtung, dass ihre Schwester die Sache in den Sand setzen und sie enttäuschen würde und dass Claudia sich dann hoffnungslos und allein gelassen fühlen würde. Und tatsächlich stellte sich heraus, dass sie diesem inneren Druck nicht standhalten konnte. Am Tag der Party – einem Grillfest im Garten – kam Claudia zwei Stunden zu früh ins Haus ihrer Schwester, um die Vorbereitungsarbeiten zu begutachten. Am Ende übernahm sie dann doch wieder selbst die Regie bei ihrer Geburtstagsfeier und ärgerte sich darüber, dass ihre Schwester sich nicht mehr Mühe gegeben hatte. Die Schwester hatte das Essen für die Party bei einem Restaurant bestellt und ihren Mann gebeten, sich um die Festdekoration zu kümmern. Claudia nahm es ihrer Schwester übel, dass sie sich nichts Besseres hatte einfallen lassen, und ärgerte sich über ihre scheinbare Gedankenlosigkeit. Die Schwester wiederum verübelte es Claudia, dass sie ihre Bemühungen nicht zu schätzen wusste. So wurde die Party ein totaler Flop, genau wie Claudia es erwartet hatte.

Wenn Claudia ihre positive Absicht im Auge behalten hätte, Liebe zu empfangen (egal in welcher Form), so hätte sie vielleicht begriffen, dass die von ihrer Schwester geplante Party das Beste war, wozu diese in der Lage war – *ihr* Bestes im Gegensatz zu *Claudias* Bestem. Eigentlich ging es dabei nur darum, besser mit ihren eigenen Erwartungen umzugehen – Claudia hätte lernen müssen, sich damit zufriedenzugeben, was andere Menschen zu bieten hatten. Stattdessen fühlte sie sich umso mehr in ihrer falschen Wahrheit bestätigt und bewies sich selbst, wie Recht sie damit gehabt hatte. Claudia hatte die Prüfung nicht bestanden und war an ihrem Geburtstag todunglücklich.

WEGE ZU EINER NEUEN LEBENSERFAHRUNG:
Makro-Tests

Vielleicht dauert es ein paar Wochen, bis Sie Ihre Mini-Tests regelmäßig bestehen. Schon allein die Tatsache, dass Sie sich selbst auf die Probe stellen, ist ein Erfolg. Also setzen Sie sich nicht unter

Druck, dabei perfekt abschneiden zu müssen! Bleiben Sie einfach am Ball. Nach einer Weile werden Sie schon so weit sein, dass Sie nicht mehr durch diese kleinen Tests durchfallen. Wenn Sie einen Mini-Test bei allmählich zunehmendem Schwierigkeitsgrad zwei Wochen lang fünfmal pro Tag bestanden haben, können Sie sich an Ihren ersten Makro-Test heranwagen.

Bei solchen Tests steht – wie der Name schon sagt – deutlich mehr auf dem Spiel. Bestand ein Mini-Test beispielsweise darin, bei einer Party oder Konferenz eine Person anzusprechen, so müssen Sie bei einem größeren Test gleich zu einer ganzen Gruppe von Zuhörern sprechen – vielleicht im Rahmen einer Podiumsdiskussion oder als Gastgeber einer Veranstaltung. Wenn Sie sich bei solchen Tests bewähren, ist das ein Zeichen für exponentielles Wachstum. In Wirklichkeit handelt es sich dabei nur um eine erweiterte Version der Prüfungen, die Sie bereits bestanden haben.

Absolvieren Sie in den nächsten drei Wochen auch weiterhin drei Mini-Tests pro Tag und versuchen Sie diese zu bestehen. Gleichzeitig sollten Sie auch einmal pro Woche einen Makro-Test durchführen. Tragen Sie diese Makro-Tests in Ihren Terminkalender ein und bereiten Sie sich in kleinen Schritten so gut wie möglich darauf vor, wobei Sie sich für diese kleinen »Etappensiege« täglich Termine setzen sollten. Und dann stellen Sie sich dem Test, absolvieren Sie ihn so achtsam wie möglich und klammern Sie sich dabei nicht an einen bestimmten Ausgang der Situation, sondern seien Sie offen für alles. Jedes Mal, wenn Sie einen solchen Test bestehen, bestärken Sie sich damit in Ihrem neuen Lebensdrehbuch und schaffen neue Nervenbahnen in Ihrem Gehirn, sodass diese positiven Erlebnisse allmählich zu einem Instinkt für Erfolg werden. Denken Sie dabei daran,

- sich in Ihrem neuen Narrativ zu bestätigen;
- Assoziationen herzustellen, dank denen Ihre positiven Erlebnisse dazu führen, dass Sie einen Instinkt für Erfolg entwickeln;
- Ihre Stärken zu nutzen;
- diese Interaktionen aus der Perspektive einer außenstehenden Person zu betrachten,
- und zwar von allen Seiten, wie in einem 3-D-Bild;
- keine Erwartungen, sondern nur gute Vorsätze zu haben;
- dabei auf intensive Emotionen zu achten und sich zu fragen, wie diese mit Ihrer falschen Wahrheit zusammenhängen könnten; und
- es sich zu verzeihen, wenn Sie immer noch ab und zu in Ihre alte Geschichte zurückfallen. Rufen Sie sich dann einfach zur Ordnung und kehren Sie wieder zu Ihrem neuen Lebensdrehbuch zurück.

Genau wie bei den Mini-Tests möchte ich Ihnen nun auch ein paar Beispiele für Makro-Tests einiger meiner Patienten geben.

Bobby

Bobbys Stärken waren Liebe, Güte, Hoffnung, Fairness und die Fähigkeit zu verzeihen – lauter Dinge, die er seinen sogenannten Freunden blindlings schenkte, obwohl sie ihn immer nur belogen und seine Großzügigkeit ausnutzten. Im Rahmen seiner Mini-Tests sollte Bobby zunächst selbst in den Genuss dieser altruistischen Eigenschaften kommen. Er sollte sich tagtäglich lieben und verzeihen, so gut er konnte, liebevoll mit sich umgehen und Selbstkritik durch Fairness ersetzen. Das war schon ein bisschen viel verlangt für einen Menschen, der sich so selbstlos für andere aufgeopfert hatte. Nachdem Bobby sich ein paar Wochen lang regelmäßig seinen Mini-Tests unterzogen hatte, begriff er, wie wichtig es war, sich selbst Wertschätzung entgegenzubringen, um den Wert anderer Menschen besser beurteilen zu können.

Als Bobby dann bereit war, sich an seine ersten Makro-Tests heranzuwagen, ergab sich eine hervorragende Gelegenheit dazu: Einer der Brüder, die ihn früher immer so schlecht behandelt hatten, heiratete, und Bobby wurde zur Hochzeit eingeladen. Wieder in die Stadt seiner Kindheit zurückzukehren, an Hochzeiten und anderen Familienfesten, Klassentreffen oder Beerdigungen teilzunehmen, sind Makro-Tests, denen wir uns alle stellen müssen, und das ist keineswegs einfach! Einer meiner besten Doktorväter in San Francisco – ein hervorragender Psychiater namens Steve Purcell – war jahrelang mein Mentor, und ich halte ihn nach wie vor für einen begabten, weltmännischen, feinsinnigen und intelligenten Mann. Als er mir eines Tages erklärte, warum wir uns in den nächsten zwei Wochen nicht sehen würden, beklagte er sich darüber, dass er seine Familie in Georgia besuchen musste. »Aber wie kann das für einen Mann wie Sie ein Problem sein, Dr. Purcell?«, fragte ich ihn. Wie konnte ein Besuch in seinem alten Elternhaus einen Mann mit seinem Wissen und Selbstbewusstsein so aus der Fassung bringen?

»Das ist so, als würde man auf einem Baumstamm balancieren und plötzlich herunterfallen«, erklärte er mir.

Damit meinte Dr. Purcell, dass man nur allzu leicht in alte Verhaltensmuster zurückfällt. Diesen Ausspruch habe ich nie wieder vergessen. Auch wenn Sie sich noch so gut darauf vorbereiten: Die Rückkehr in Ihr altes Umfeld – zu den Menschen, unter deren

Einfluss Ihre falsche Wahrheit entstanden ist –, ist der schwierigste Makro-Test, den es gibt. Denn diese Menschen behandeln Sie immer noch genauso wie früher, und Sie fühlen sich in ihrer Gesellschaft genauso unzulänglich und unwohl in Ihrer Haut wie damals. Mit einem Schlag sind alle früheren Verletzungen, Unsicherheiten und Denk- und Verhaltensmuster wieder da. Es gibt wirklich keine treffendere Bezeichnung dafür als die Formulierung »nach Hause *zurück*kehren«: In emotionaler Hinsicht ist das tatsächlich ein Rückschritt.

Um seinen Makro-Test zu bestehen, musste Bobby zu diesem Hochzeitsbesuch also seine Stärken mitbringen. In seiner Kindheit hatten seine Brüder ihn gnadenlos gehänselt und verprügelt. Sein Vater hatte sich über dieses »Herumalbern« köstlich amüsiert, und auch seine Mutter hatte ihn nie vor seinen Brüdern beschützt. Früher hatte Bobby sich immer mit seinem alten Narrativ beruhigt: »Ich passe überhaupt nicht in diese Familie hinein. Finde ich jedoch Menschen, zu denen ich eine richtige Beziehung aufbauen kann, wird alles wunderbar!« Bei der Verarbeitung seiner alten Geschichte musste Bobby seine allzu vertrauensseligen Scheuklappen abnehmen und lernen, seine Mitmenschen realistischer zu beurteilen. Um sein neues Lebensdrehbuch zu verwirklichen, musste er seinen eigenen Gefühlen oberste Priorität einräumen und sich selbst genauso liebevoll, großzügig und nachgiebig behandeln, wie er es bisher mit seinen Mitmenschen getan hatte.

»Immer wenn ich zu meinen Eltern nach Hause fuhr, boxten meine Brüder mich oder nahmen mich in den Schwitzkasten. Dann kam ich mir hilflos und gedemütigt vor, musste aber trotzdem gute Miene zum bösen Spiel machen, um mein Gesicht nicht zu verlieren. Heute verstehe ich gar nicht mehr, wie ich mir das so lange gefallen lassen konnte«, erklärte er mir.

Mithilfe von Visualisierung übte Bobby jetzt eine andere Reaktion ein. »In Gedanken probte ich, wie ich die Boxhiebe meiner Brüder abblockte und mich aus ihrem Schwitzkasten befreite. Doch dabei wurde mir klar, dass es wesentlich einfacher ist, diese Ninja-Bewegungen zu visualisieren, als sie tatsächlich auszuführen. Also meldete ich mich zu einem Selbstverteidigungskurs an.«

Er stellte sich der neuen Herausforderung und erlebte einen ganz anderen Bobby als den, den er bisher gekannt hatte. Schließlich war er so gut darauf vorbereitet, die gewalttätigen Attacken seiner Brüder abzuwehren, dass er seinen Besuch zu Hause kaum mehr erwarten konnte. Doch im Beisein der Familie seiner Braut benahm sein älterer Bruder sich vorbildlich und verzichtete auf seine gewohnten physischen Übergriffe, und auch der andere Bruder wurde nicht aggressiv. »Das war eine Riesenenttäuschung für mich! Aber dafür hat der Hochzeitskuchen fantastisch geschmeckt«, berichtete Bobby mir hinterher. Natürlich hatte er den Test bestanden.

Leo

Um sein neues Lebensdrehbuch verwirklichen zu können, musste Leo seine Wutanfälle in den Griff bekommen. Wir diskutierten darüber, welche Stärken er dabei einsetzen sollte, und er schlug vor, es mit Demut und Bescheidenheit zu versuchen. Schließlich war Leo in bescheidenen Verhältnissen aufgewachsen. Wenn er sich immer wieder vor Augen hielt, wie weit es es gebracht hatte, und deshalb stolz auf sich war, würde er nicht mehr auf das Lob anderer Menschen angewiesen sein, um sein »Gut gemacht, Leo!«-Bedürfnis zu befriedigen.

Als Leo darüber nachdachte, wie seine falsche Wahrheit sein Leben beeinflusst hatte, analysierte er auch seine bisherigen Partnerbeziehungen. »Ich habe dafür gesorgt, dass sie von vornherein zum Scheitern verurteilt waren«, erklärte er und schilderte mir ein paar der gescheiterten Übertragungstests, denen er seine Freunde unterzogen hatte. »Ich zwang jeden Mann, den ich liebte, sich wie mein Vater zu benehmen und mich zurückzuweisen. Ich habe mich diesen Männern gegenüber nicht fair benommen. Es war eindeutig meine Schuld.«

Bei der Suchttherapie (siehe Seite 396) besteht ein Schritt zur Heilung darin, dass der Patient sich klarmacht, wie seine Sucht sich auf ihm nahestehende Menschen ausgewirkt hat, und sein Verhalten wiedergutzumachen versucht. Schritt acht des Zwölf-Schritte-Programms der Anonymen Alkoholiker lautet: »Wir machten eine Liste aller Personen, denen wir Schaden zugefügt hatten, und wurden willig, diesen bei allen wiedergutzumachen.« Und Schritt neun besagt: »Wir machten bei diesen Menschen alles wieder gut – wo immer es möglich war –, es sei denn, wir hätten dadurch sie oder andere verletzt.« Leos Wutanfälle waren so etwas Ähnliches wie Saufgelage, und er hatte damit nicht nur sich selbst, sondern auch anderen Menschen Schaden zugefügt. Seine Makro-Tests bestanden darin, sich in Demut und Bescheidenheit zu üben, indem er sich bei diesen Leuten entschuldigte und sein Fehlverhalten wiedergutmachte. »Ich hatte Unrecht, und es tut mir leid« ist eine der stärksten und bewundernswertesten Aussagen, die wir einem anderen Menschen gegenüber machen können.

Leo plante diesen Bescheidenheitstest, indem er drei seiner Exfreunde anrief und sich mit ihnen zum Abendessen verabredete, und bereitete sich darauf vor, indem er eine klare Aussprache visualisierte, bei der er sein jähzorniges Temperament im Zaum hielt. Ansonsten hatte er keine Agenda und keinerlei Erwartungen an diese Gespräche. Er hatte einfach nur den positiven Vorsatz, diesen Männern zu sagen, dass es ihm leidtat, und ihnen sein ehrliches Bedauern zu zeigen.

Ein bis zwei Tage nach jedem dieser Abendessen kam Leo zu mir in die Praxis. Über seine erste Verabredung berichtete er mir: »Das war wirklich eine peinliche Situation. Ich erklärte meinem Exfreund, dass ich wichtige Erkenntnisse gewonnen und meine falsche Wahrheit verarbeitet hatte. Er kniff nur die Augen zusammen und warf mir einen verständnislosen Blick zu. Ich war ohne besondere Erwartungshaltung an diese Aussprache herangegangen, doch er hatte sicherlich bestimmte Erwartungen gehabt, und die bestanden nicht darin, herumzusitzen und über traumatische Kindheitserlebnisse zu reden. Er stand auf und ging, bevor wir dazu kamen, unsere Bestellung aufzugeben. Aber irgendwie fand ich unser Treffen trotzdem ganz okay.«

Seine zweite Aussprache lief schon sehr viel besser. »Inzwischen wusste ich, dass man so ein Gespräch behutsam angehen muss, statt gleich mit der Tür ins Haus zu fallen. Dieser Mann war selbst in Therapie gewesen und begriff, was ich mit unserer Aussprache erreichen wollte. Er erklärte mir, dass es manchmal als egoistisch ›rüberkommt‹ wenn man etwas wiedergutzumachen versucht, und dass er sich als Bestandteil meines Tests ein bisschen ausgenutzt vorkam – und damit fing eigentlich erst mein *richtiger* Test an. Ich spürte, wie meine alte Wut in mir aufstieg. Es gelang mir, aus mir selbst herauszutreten und die Sache aus seiner Perspektive zu betrachten. Dieser Mann war stinksauer auf mich, und zwar schon seit langer Zeit. Und er hatte auch jedes Recht dazu. Also wiederholte ich einfach noch einmal, wie leid mein Verhalten mir tat, und wir trennten uns in ganz gutem Einvernehmen. Ich glaube nicht, dass wir in Zukunft Freunde sein können. Zumindest war es ein Fortschritt.«

Beim dritten Test gelang es Leo gleich von Anfang an, sich in seinen Gesprächspartner hineinzuversetzen. »Das war der Durchbruch. Bei diesem Mann konnte ich mein Verhalten wiedergutmachen, indem ich ihm Gelegenheit gab, seine Gefühle zu äußern – und ich kann Ihnen sagen, er musste sich tatsächlich eine ganze Menge von der Seele reden. Als wir mit dem Abendessen fertig waren, kannte ich seine Sichtweise und wusste, wofür ich mich bei ihm entschuldigen musste.« Nach dieser Aussprache hatte Leo eine ganz neue Einstellung zu seinen früheren und zukünftigen Interaktionen mit anderen Menschen gewonnen. Er hat seinen Makro-Test also mit Bravour bestanden.

EIN NICHT BESTANDENER MAKRO-TEST:

Steve

Während Steve und seine Frau so schnell wie möglich die Formalitäten ihrer Scheidung erledigten, lebte Steve weiter in seiner alten Geschichte: Er versuchte sich seine Probleme schönzureden in der Hoffnung, dass sie dann auf magische Weise verschwinden würden. Wie er es schon jahrzehntelang getan hatte, betäubte er seinen Kummer auch jetzt wieder mit Drogen und Alkohol.

Steve fiel es sehr schwer, überhaupt irgendwelche positiven Eigenschaften bei sich zu erkennen. Schließlich entschied er sich für Humor und Ehrlichkeit. Da seine falsche Wahrheit in seiner Lebenslüge bestand, war ich mir nicht so sicher, ob Ehrlichkeit wirklich eine gute Wahl war. Nachdem wir darüber diskutiert hatten, beschlossen wir, diese Eigenschaft statt Ehrlichkeit lieber als »realistische Lebenseinstellung« zu bezeichnen. Steves neues Narrativ lautete: »Bisher habe ich schmerzliche Erfahrungen einfach beschönigt. Jetzt sehe ich das Leben so, wie es ist, und werde mich in meinem Verhalten an dieser Realität orientieren.«

Zunächst unterzog Steve sich einer Reihe von Mini-Tests: Er sah der Realität seines Gesundheitszustands, seiner finanziellen Situation und seiner Sucht ins Auge (indem er seine Arzttermine einhielt, sich von einem Wirtschaftsprüfer beraten ließ und regelmäßig an Treffen der Anonymen Alkoholiker teilnahm). All diese Tests absolvierte und bestand er ohne große Probleme. Trotzdem hatte ich meine Zweifel an der Tiefe seines emotionalen Erlebens.

Als der Anwalt seiner Frau Steve anrief, um die Scheidungsvereinbarung zum Abschluss zu bringen, bot sich eine Chance für einen Makro-Test. »Ich will meine Frau nicht verlieren, aber was soll ich tun?«, fragte er mich mit ungewohntem Ernst und mit einer Verletzlichkeit, die ich bisher noch nie an ihm beobachtet hatte – was ich für ein positives Zeichen hielt. Wir diskutierten darüber, wie er sich auf die Besprechung der Scheidungsvereinbarung vorbereiten und wie er sich dabei verhalten sollte, um seine Stärke (realistische Lebenseinstellung) unter Beweis zu stellen. Seine Aufgabe bestand darin, echte Gefühle zu zeigen, statt wie üblich Witze zu reißen oder die Angelegenheit zu beschönigen. Wenn ihn irgendetwas traurig machte, sollte er traurig sein und das auch zeigen. Und wenn er sich über etwas freute, sollte er auch dieses Gefühl zulassen. Denn seine Frau beschwerte sich schon seit langem vor allem darüber, dass er nicht bereit war, sich mit seinen Problemen auseinanderzusetzen. »Vielleicht nimmt sie mich wieder zurück, wenn sie sieht, dass ich mich zu ändern versuche«, sagte er. Das war eine sehr gefährliche Erwartungshaltung. Also besprachen wir, dass er mit positiven Vorsätzen, realistischen Erwartungen und einem offenen Herzen in diese Besprechung hineingehen sollte.

Das tat er dann auch – zumindest am Anfang. Doch als er seine Frau mit seiner ehrlich empfundenen Traurigkeit nicht umstimmen konnte, fiel er wieder in seine alte Gewohnheit zurück, Witze zu reißen und so zu tun, als sei ihm alles völlig egal. Wenn er den Test bestanden hätte, wäre die Situation zwar auch nicht anders ausgegangen. Doch dann hätte er sich zumindest in seiner realistischen Einstellung bestärkt, und das hätte ihm bei künftigen Interaktionen mit anderen Menschen weiterhelfen können. Doch stattdessen bestätigte er sich wieder einmal in seiner alten Geschichte und fiel durch.

Ein großes Problem bei Steves Therapie bestand darin, dass er nicht die gleichen Ziele verfolgte wie ich. Ich wollte ihm klarmachen, dass sein Lebensmotto, »einfach so zu tun als ob«, für ihn nicht funktionierte und niemals funktionieren würde. So ein Motto kann durchaus sinnvoll sein, wenn man ein neues Reaktionsmuster auf das Leben ausprobiert – immer vorausgesetzt, dass man mit kritischer Selbstwahrnehmung und dem Wunsch nach einer Veränderung an dieses Experiment herangeht und seine Gefühle nicht verdrängt. Doch Steve wollte sich gar nicht verändern. Seine Bewältigungsstrategie bestand darin, Probleme einfach zu ignorieren.

Zwar hörte Steve durchaus auf mich und ließ sich auch von meinen Ratschlägen beeinflussen, er gab das jedoch nicht gerne offen zu oder wollte es mir nicht zeigen. Trotzdem gab es ermutigende Anzeichen für eine Verbesserung: Zum Beispiel stellten seine Angehörigen fest, dass er umgänglicher geworden war und sich innerlich stärker auf Familientreffen und auf seine berufliche Tätigkeit einzulassen schien. (Steve arbeitete bei seinem Bruder, der mich über seine Fortschritte auf dem Laufenden hielt.) Außerdem lebte er jetzt sehr gesund, verzichtete auf Alkohol und Drogen, begann Sport zu treiben und sogar ein paar überzählige Pfunde zu verlieren. Ich konnte nur hoffen, dass er auf diesem positiven Weg bleiben würde.

Bitte steh mir nicht im Weg!

Wenn Sie mit Ihren Tests beginnen, werden Sie dabei auch das Verhalten anderer Menschen genauer unter die Lupe nehmen. Denn bei diesen Tests geht es nicht nur um Sie, sondern auch um *die anderen.*

Bestehen Ihre Freunde, Partner oder Familienangehörige diese Tests oder enttäuschen sie Sie?

Genau wie ein trockener Alkoholiker seinen früheren Saufkumpanen aus dem Weg gehen sollte, müssen auch Sie sich jetzt vielleicht vor Menschen hüten, die ein Interesse daran haben, dass Sie in Ihren früheren Blockaden gefangen bleiben. Co-Abhängige Menschen (die auf Ihren psychischen Schaden angewiesen sind, um ihre eigene falsche Wahrheit ausagieren zu können) werden versuchen Ihr neues Lebensdrehbuch zu untergraben, indem sie Ihre Stärken ignorieren, Ihren neuen Weg der Einsicht als »dumm« oder »sinnlos« bezeichnen, Sie kritisieren (»Früher hat es viel mehr Spaß gemacht, mit dir zusammen zu sein.«) und versteckte Drohungen äußern (»Ich weiß nicht, ob ich diesen neuen Menschen, der du geworden bist, akzeptieren kann.«).

Vielleicht müssen Sie jetzt neue Menschen in Ihr Leben hineinholen und ein paar alte Kontakte abbrechen. Viele meiner Patienten mussten erkennen, dass ihre Partner nur aus einem einzigen Grund in ihrem Leben waren: nämlich um sie in ihrer falschen Wahrheit zu bestätigen. Sobald sie versuchten, ein neues Narrativ zu leben, konnten die Partner diese positive Veränderung nicht ertragen. Manche Menschen müssen ihren co-abhängigen Partner sogar verlassen, um in ihrem Leben weiterzukommen. Einsicht kann tatsächlich so gravierende Konsequenzen haben: Sie lässt all

Ihre Interaktionen mit anderen Menschen – auch Ihre engsten Beziehungen – in einem neuen Licht erscheinen. Um Ihr Leben wirklich von Grund auf ändern zu können, werden Sie sehr ernste Gespräche mit den Menschen führen müssen, die Ihnen nahestehen.

Falls jemand Ihren neuen Weg ablehnt oder versucht Sie wieder in Ihre alten Denk- und Verhaltensmuster zurückzulocken, sollten Sie ihm mit dem Satz »Bitte steh mir nicht im Weg!« Einhalt gebieten. Diese fünf Worte – auf glaubwürdige Weise, in energischem Ton und mit Blickkontakt ausgesprochen – sind sehr wirkungsvoll. Dabei handelt es sich keineswegs um eine Drohung oder Warnung, sondern lediglich um eine ernste Absichtserklärung, eine Botschaft der Hoffnung und eine Einladung an Ihren Partner oder Freund, Sie auf Ihrem Weg zu begleiten. Darauf kann er auf verschiedene Art und Weise reagieren:

Positiv. Wenn er positiv reagiert (also beispielsweise sagt: »Ich unterstütze dich in allem, was du vorhast«), meint er es vielleicht hundertprozentig ehrlich damit. Vielleicht sagt er das aber auch nur, weil Sie es gerne hören möchten. Deshalb sollten Sie dieser Aussage zunächst einmal mit Skepsis gegenüberstehen. Je näher Ihnen jemand steht, mit umso größerer Wahrscheinlichkeit befindet sich dieser Mensch in Ihrem Leben, um Ihre falsche Wahrheit entweder zu bestätigen oder zu widerlegen. Daher ist seine unmittelbare Reaktion vielleicht nicht unbedingt ein verlässlicher Anhaltspunkt dafür, was für eine Rolle er in Ihrem Leben spielt. Also warten Sie lieber erst mal ab und beobachten Sie genau, wie er sich verhält, während Sie weiter daran arbeiten, Ihr neues Lebensdrehbuch zu verwirklichen.

Negativ. Wenn Ihr Partner negativ reagiert (zum Beispiel: »Das ist doch Quatsch. Ich werde mich deinetwegen nicht ändern und will auch nicht, dass du dich veränderst«) oder auf irgendeine andere Weise den Verdacht in Ihnen weckt, dass es ihm lieber wäre, wenn Sie in Ihren alten Blockaden gefangen blieben, seien Sie auf der Hut! Vielleicht ändert Ihr Partner im Lauf der Zeit seine Meinung. Vielleicht wird er Sie aber auch in Ihrer Weiterentwicklung behindern. Also gehen Sie ihm (zumindest vorläufig) lieber aus dem Weg und besprechen Sie Ihre Fortschritte mit jemand anderem.

Verwirrt. »Was soll denn das heißen? Inwiefern möchtest du dich verändern?« Ein innerlich offener Mensch, der schon ein bisschen Erfahrung mit Therapie oder innerer Arbeit hat, wird neugierig sein und sich für Ihre neuen Erkenntnisse interessieren. Also erklären Sie ihm: »Ich habe schon seit meiner Kindheit ein bestimmtes Bild von mir, welches sich negativ auf mein Verhalten auswirkt. Doch jetzt möchte ich mich davon nicht mehr beeinflussen lassen.« Daran könnte sich eine aufschlussreiche Diskussion anschließen, in der Sie mit Ihrem Freund oder Partner über Ihre Erfahrungen sprechen und er vielleicht sogar eine erste neue Erkenntnis daraus gewinnt. Wenn Sie über diese Ideen diskutieren und beschließen, diesen Weg gemeinsam zu gehen, kann Ihre Beziehung gestärkt daraus hervorgehen. Es kann aber auch eine emotionale Distanz zwischen Ihnen beiden entstehen. Wenn Ihr Freund oder Partner ein engstirniger Mensch ist, wird diese Distanz vielleicht sogar so groß, dass Ihre Beziehung sich nicht weiter aufrechterhalten lässt. Sie können nicht wissen, wie Ihre Enthüllung auf andere Menschen wirkt, und sollten auch keine Prognosen darüber anstellen.

Es gibt mindestens eine Million Möglichkeiten, wie dieses Gespräch ausgehen könnte – und das ist auch gut so. Inzwischen klammern Sie sich nicht mehr an ein bestimmtes Ergebnis. Sie haben keine negativen Erwartungen, sondern nur positive Absichten. Mit dem Satz »Bitte steh mir nicht im Weg!« bekräftigen Sie Ihre innere Stärke und Ihren festen Entschluss, von jetzt an ein anderes, besseres Leben zu führen – entweder zusammen mit Ihrem Partner oder Freund oder ohne ihn.

Sie können ruhig ein gewisses Mitgefühl für Menschen haben, die Ihren neuen Weg nicht verstehen. Diese Leute haben bisher nur eine ganz bestimmte Erfahrung mit Ihnen und ihrer Beziehung zu Ihnen gemacht. Wenn Sie sich jetzt weiterentwickeln, fühlen sie sich vielleicht überrumpelt oder im Stich gelassen oder empfinden Ihre Entscheidung als persönliche Kränkung. Doch wenn jemand, der in Ihrem Leben eine wichtige Rolle spielt, sich weigert, es zumindest mit Ihrem neuen Ich zu versuchen, oder – noch schlimmer – Ihren Entwicklungsprozess zu untergraben versucht, steht er Ihnen im Weg. Dann bleibt Ihnen vielleicht tatsächlich nichts anderes übrig, als den Kontakt zu diesem Menschen abzubrechen.

Oft fühlen wir uns unbewusst zu Personen hingezogen, die uns in unserer falschen Wahrheit bestätigen. Doch solche Menschen sind ungesunde Einflüsse in Ihrem Leben. Vielleicht gelingt es Ihnen, Ihre Beziehung zu diesen Menschen zu verändern. Meistens wird das nicht möglich sein.

Wenn Sie sich in einer Beziehung weiterentwickeln oder erkennen, dass der Status quo dieser Beziehung Ihnen nicht guttut, müssen Sie notfalls allein weitergehen. Fragen Sie sich: »Schenken meine Treffen mit *xy* mir neue Energie? Gibt es eine positive

Energie, die uns miteinander verbindet?« Wenn Sie diese Frage nicht mit einem klaren Ja beantworten können, ist es an der Zeit, sich von *xy* zu verabschieden. Versuchen Sie stets sich von negativen Energien und Emotionen fernzuhalten und nach positiven Energien und Emotionen zu suchen. Natürlich sollten Sie in so einer Situation keine impulsiven Entscheidungen treffen, sondern gewissenhaft, rücksichtsvoll und respektvoll mit diesen Ihnen nahestehenden Menschen umgehen.

Wie sieht es jetzt in Ihnen aus?

Während dieser Testphase werden Sie sich vielleicht folgendermaßen fühlen:

Unwohl. Wenn Ihnen ab und zu nicht ganz wohl in Ihrer Haut ist, so ist das lediglich ein kleiner Rückfall in alte Verhaltensmuster. Bevor Sie zur Einsicht gelangt sind, konnte ein solcher Augenblick inneren Unbehagens verheerende Folgen für Sie haben. In Ihrem jetzigen Wandlungsprozess empfinden Sie ihn lediglich als unangenehm. Immer wenn Sie dieses »Am liebsten würde ich mich jetzt erschießen«-Gefühl überkommt, ist das ein gutes Zeichen dafür, dass Sie Fortschritte machen – vor allem, wenn Sie darüber lachen können. Wenn Sie jede Woche 20 Minuten lang darüber nachdenken, wie und warum es zu dieser Situation gekommen ist und wie sie mit Ihrem alten Narrativ zusammenhängt, verspreche ich Ihnen, dass diese Augenblicke des inneren Unwohlseins bald sehr viel seltener vorkommen werden.

Traurig. Kurzfristig wird es Sie vielleicht traurig machen, Freunde zu verlieren, die Ihre Tests nicht bestanden haben. Doch langfristig kann es Ihnen nur guttun, Ordnung in Ihr Gefühlsleben zu bringen, neue Menschen und neue, gesunde Beziehungen in Ihr Leben hineinzulassen. Sie sind nicht dazu verpflichtet, Beziehungen aufrechtzuerhalten, die Sie in Ihrer falschen Wahrheit bestätigen.

Unsicher. Das beobachte ich immer wieder: Wenn meine Patienten anfangen, ihre neue Realität zu testen, passiert garantiert irgendetwas, das sie aus der Bahn bringt und wieder in ihre falsche Wahrheit zurückwirft. Doch mit ein bisschen Wachsamkeit und Weitblick (dazu brauchen Sie nur dieses Kapitel zu lesen, sich gründlich auf Ihre Tests vorzubereiten und sie mehrmals am Tag durchzuführen) werden Sie innerlich bereit sein, sich Herausforderungen zu stellen, und auch beurteilen können, wie gut Sie sie bestanden haben. Je öfter Sie Ihre Prüfungen bestehen, umso sicherer werden Sie sich fühlen.

Erleichtert. Sobald Sie Ihre negativen Denk- und Verhaltensmuster abgelegt und sich von Freunden verabschiedet haben, die Sie in Ihrer falschen Wahrheit bestärken, wird Sie ein köstliches Gefühl der Erleichterung überkommen. Jetzt sind Sie von dem Ballast in Ihrem eigenen Unterbewusstsein und von den Menschen frei, die Sie in unglückbringenden Verhaltensmustern bestärkt haben. Jetzt können Sie sich ungehindert und voller Begeisterung in Ihr neues Leben hineinstürzen. Denn jetzt steht Ihnen niemand mehr im Weg – auch Sie selbst nicht.

VERANKERN SIE DIE VERÄNDERUNG IN IHREM GEHIRN

Sie haben es fast geschafft! Inzwischen sind Sie beim letzten Schritt dieses Programms angekommen: Ihr neues Lebensdrehbuch beizubehalten und weiterzuentwickeln, bis es Ihnen zur zweiten Natur geworden ist. Nehmen Sie sich einen Moment Zeit, um sich bewusstzumachen, wie viel Sie inzwischen schon erreicht haben.

Sie haben Ihre Denk- und Verhaltensmuster analysiert und mit Erinnerungen aus Ihrer frühen Kindheit in Verbindung gebracht. Sie haben sich Ihre Reaktionen auf schmerzliche Kindheitserlebnisse bewusstgemacht, die Ihr Identitätsgefühl und Ihre Vorstellung von Ihrem Platz in der Welt geprägt haben.

Sie haben Ihre falsche Wahrheit verarbeitet, haben gelernt, sie objektiv und einfühlsam aus verschiedenen Blickwinkeln zu betrachten, und dadurch den Schmerz gelindert, den sie Ihnen bereitet hat.

Sie haben Ihre Vergangenheit im Licht Ihrer neuen Einsicht betrachtet und sich damit den Weg in ein neues Leben unendlicher

Möglichkeiten erhellt, das Sie bisher noch nicht kannten und das Ihnen deshalb vielleicht ein bisschen beängstigend, aber gleichzeitig auch aufregend und faszinierend vorkommt.

Sie haben angefangen, sich auf dem Fundament Ihrer besonderen Stärken und Talente eine neue Identität aufzubauen, und sich vorgenommen, mithilfe dieser Eigenschaften und Fähigkeiten Ihr volles Potenzial als Individuum zu verwirklichen und gleichzeitig auch den Rest der Welt mit der bestmöglichen Version Ihrer selbst zu bereichern.

Sie haben Ihre neue Identität auf die Probe gestellt, neue Wege eingeschlagen und neue Gefühle erlebt, um sich selbst und den Menschen in Ihrem Leben zu beweisen, dass Sie die Fesseln der falschen Vorstellung aus Ihrer Kindheit überwunden haben. Jetzt sind Sie ein neuer Mensch mit Selbstvertrauen und positiven Vorsätzen.

Um so weit zu kommen, mussten Sie emotionale Schwerstarbeit leisten. Wenn Sie sich für jeden dieser Schritte genügend Zeit genommen haben, sind seit dem Augenblick, in dem Sie dieses Buch zum ersten Mal aufgeschlagen haben, drei bis sechs Monate vergangen. Falls Sie vorab erst einmal das ganze Buch gelesen haben, um sich über den Umfang dieser inneren Arbeit Klarheit zu verschaffen, bevor Sie die einzelnen Schritte absolvierten, so ist dagegen nichts einzuwenden – solange Sie anschließend jedes Kapitel noch einmal genau lesen und durcharbeiten und dieser Arbeit so viel Zeit und Aufmerksamkeit widmen, wie Sie können. Wir leben in einem hektischen Zeitalter, in dem viele Menschen sieben Tage lang rund um die Uhr aktiv sind und sofortige Bedürfnisbefriedigung und schnelle Lösungen erwarten. Wer würde nicht am liebsten über Nacht von seinen Depressionen, Ängsten,

Süchten und anderen selbstzerstörerischen Verhaltensmustern und Gewohnheiten geheilt werden? Wer möchte sein Gefühl der Unsicherheit nicht einfach über Bord werfen, so wie wir unseren Müll entsorgen? Doch Einsicht ist nun mal ein langsamer Prozess. Es dauert Wochen, bis eine Schürfwunde am Knie verheilt, und Monate, eine emotionale Verletzung aus der Kindheit zu überwinden.

Sie können zwar auf der Ebene Ihres Bewusstseins entscheiden, etwas an Ihrem Leben zu ändern, jeden Schritt dieses Programms mit Ihrem logischen Verstand erfassen und erwarten, tagtäglich bestimmte messbare Verbesserungen zu erzielen. Doch Ihr Unterbewusstsein wird seine tiefverwurzelten Glaubenssätze und Verhaltensmuster nicht kampflos aufgeben. Es gehört zu diesem Entwicklungsprozess dazu, dabei immer wieder ins Stolpern zu geraten, hinzufallen, Rückschritte zu machen und sich dann wieder zu korrigieren. Der Weg zu neuem Selbstvertrauen ähnelt eher einem Korkenzieher als einer geraden Linie.

Auch wenn Sie jetzt dieses letzte Stadium erreicht haben, in dem Ihre Einsicht Ihnen endlich dauerhafte Vorteile bringen wird, sollten Sie sich trotzdem immer noch davor hüten, wieder in alte Muster zurückzufallen, und akzeptieren, dass Sie hin und wieder verwirrt sein, sich ein bisschen unsicher fühlen und Zweifel haben werden, während Sie Ihr neues Leben erkunden und erfahren. Jede dieser Emotionen hat ihre Berechtigung. Wenn ein negativer Gedanke oder eine negative Erwartungshaltung in Ihnen aufsteigt, die mit Ihrer falschen Wahrheit zusammenzuhängen scheinen, nehmen Sie diese Gedanken und Erwartungen kritisch unter die Lupe und verarbeiten Sie sie so, wie Sie es auch bisher getan haben.

Dieser letzte Schritt, in dem Sie Ihre innere Wandlung in Ihrem Gehirn verankern und den Prochaska als das »Aufrechterhaltungsstadium« der Veränderung bezeichnet, wird sich für Sie vielleicht so anfühlen, als gingen Sie zwei Schritte vor und einen zurück. Es dauert sechs bis zwölf Monate, eine neue Vorstellung vom Leben in Ihrem Gehirn zu verankern und neue Verhaltensmuster zu entwickeln. Sie haben nun schon jahre-, vielleicht sogar jahrzehntelang auf eine bestimmte Art und Weise gelebt. Da ist es sicherlich nicht zu viel verlangt, wenn Ihre Umstellung auf ein neues Lebensdrehbuch ein paar Monate dauert. Auf diesem Weg werden Sie Ihr Leben von Grund auf verbessern und zum Experten darin werden, wie man sich in einer ganz neuen Welt zurechtfindet. Und im Nu wird Ihnen diese neue Welt genauso vertraut vorkommen wie die alte – nur sehr viel einladender.

Ein Erfolg zieht weitere Erfolge nach sich

Es gibt nichts Ermutigenderes und Motivierenderes als Erfolg. Immer wenn Sie sich in der Richtigkeit Ihres neuen Lebensdrehbuchs bestätigt sehen, werden Sie mehr Mut haben, es noch einmal zu versuchen, und Ihre Messlatte dabei jedes Mal ein bisschen höher hängen. Vielleicht werden Sie nicht immer das Gefühl haben, sich von Tag zu Tag oder von Woche zu Woche zu verändern – und das ist sogar ein gutes Zeichen.

Das lässt sich mit dem Tempo einer Gewichtsabnahme vergleichen: Wenn Sie mithilfe einer extremen Diät zehn Kilo pro Monat abnehmen, wird dieser Abnehmerfolg nicht von Dauer sein. Denn dann werden Sie Ihren neuen Ernährungsplan nicht lange durchhalten können, wieder in alte Essgewohnheiten zurückfallen und infolgedessen auch wieder zunehmen. Das wird in Ihnen ein Gefühl der Machtlosigkeit und Hoffnungslosigkeit wecken, das künftige Veränderungen sehr erschwert. Ihre Lebensgewohnheiten *vorübergehend* zu ändern, ist gar nicht so schwierig. Doch um Ihre emotionalen Muster, die Sie in diesen selbstzerstörerischen Teufelskreis hineinmanövriert haben, *dauerhaft* zu verändern, müssen Sie eine tiefgreifende innere Wandlung durchmachen – und das dauert seine Zeit.

Gelegentliche Rückschläge sind eine Chance,
sich in Ihrem neuen Lebensdrehbuch zu bestärken.

Bevor Sie zur Einsicht kamen, war (um bei diesem Vergleich zu bleiben) Ihre ganze Diät – oder Ihre ganze neue Lebenseinstellung – zum Scheitern verurteilt, sobald Sie auch nur ein einziges Mal »schummelten«. Doch nun können Sie kleine Rückfälle als Chancen betrachten, Ihre neu gewonnene innere Stärke auf die Probe zu stellen und sich zu beweisen, dass Sie sich durch Probleme nicht aus dem Konzept bringen lassen. Ein Held muss Fehler machen, um etwas daraus zu lernen und dieses Wissen später bei seiner großen Bewährungsprobe nutzen zu können. Wenn Sie Ihren allmählichen Entwicklungsprozess grafisch darstellen, werden Sie sehen, dass gelegentliche Rückschläge zum Muster Ihrer allgemeinen Vorwärtsbewegung dazugehören.

Ich halte sehr viel davon, das Vorwärtskommen meiner Patienten regelmäßig zu bewerten. Alle paar Wochen messe ich das

Selbstvertrauen eines Patienten anhand von sechs Gleitskalen, indem ich ihn frage: An welcher Stelle dieser Skalen würden Sie Ihren jetzigen Standpunkt verorten? Befinden Sie sich näher am einen oder anderen Pol oder genau in der Mitte?

Sobald ich anhand dieser Skalen eine ungefähre Vorstellung vom Gemütszustand meines Patienten habe, besprechen wir seine kurzfristigen Ziele. Wenn ein Patient seine Lebensqualität beispielsweise als *passiv/isoliert* einstuft, fordere ich ihn auf, sich in der kommenden Woche um mehr Kontakte mit anderen Menschen zu bemühen. Wenn er dann zu seiner nächsten Therapiesitzung kommt, besprechen wir, ob er dieses Ziel erreicht hat oder nicht. Falls er es erreicht hat, sprechen wir darüber, wie es sich für ihn anfühlt, engagiert und aktiv zu sein. Falls nicht, unterhalten wir uns über die mit seiner falschen Wahrheit zusammenhängenden Ausreden, die ihn davon abgehalten haben, sein Ziel zu erreichen.

Aus meiner Perspektive als Psychotherapeut kann ich das Selbstvertrauen und die Fortschritte eines Patienten aber auch daran ablesen, wie ich mich im Kontext unserer Beziehung zueinander fühle. Wenn der Patient in seiner Therapie Fortschritte macht und zu seiner falschen Wahrheit auf Distanz gehen kann, wirkt seine Präsenz im Therapieraum anders auf mich als vorher: Dann ist er nicht mehr so vorsichtig und zurückhaltend. An die Stelle seiner bisherigen Distanz tritt ein Gefühl der Nähe. Die Patienten verändern sich im Rahmen dieses Programms tatsächlich zusehends. Anfangs sind sie meistens nervös und in sich zurückgezogen. (Sie schlagen die Beine übereinander, verschränken ihre Arme vor der Brust, sitzen in sich zusammengesunken und mit hochgezogenen Schultern da, atmen schnell und flach.) Sobald sie mehr Selbsterkenntnis und neue Einsichten gewonnen haben, entspannt ihr Körper sich sichtlich. Dann legen sie die Arme locker auf die Stuhllehne, atmen leicht und mühelos und zeigen eine offene Körperhaltung. Je wohler sie sich fühlen und je mehr Selbstvertrauen sie gewinnen, umso lockerer und ungezwungener sprechen sie mit mir, und umso eher sind sie bereit, mir ihre Erinnerungen, Gefühle und Wahrheiten anzuvertrauen. Und diese Veränderung ihres Verhaltens und ihrer Körpersprache ist keineswegs auf meine therapeutischen Fähigkeiten zurückzuführen, sondern die Patienten können sich – ihren Körper, ihr Herz, ihre Gedanken und ihre Seele – mit der Zeit einfach besser öffnen, wenn die mit ihrer falschen Wahrheit zusammenhängenden Scham- und Schuldgefühle, ihre Angst und Unsicherheit von ihnen abfallen. Wenn mir auffällt, dass ein Patient sich wieder verkrampft und mir etwas verschweigt, ist das oft ein Hinweis darauf, dass er erneut in die Prämissen und Denk- und Verhaltensmuster seiner alten Geschichte zurückfällt.

AUFRECHTERHALTUNGSSTRATEGIE:
Führen Sie Buch über Reaktionen, die auf Ihre falsche Wahrheit zurückzuführen sind!

Das Ziel der kognitiven Verhaltenstherapie (KVT; nähere Informationen dazu siehe Seite 399) besteht darin, Menschen durch Bewusstwerdung zu einer Verhaltensänderung zu motivieren. Dabei handelt es sich um eine praxisorientierte Strategie, mit deren Hilfe man negatives Verhalten ablegen und sich neue, positive Verhaltensweisen angewöhnen kann. Für eine intensive Auseinandersetzung mit dem eigenen Gefühlsleben ist die KVT nicht geeignet. Wenn Sie jedoch lernen möchten, negative Verhaltensmuster zu durchbrechen, kann sie sehr hilfreich sein. Bei Patienten mit schweren Schlafstörungen und Zwangsstörungen habe ich mit dieser Behandlungsmethode beispielsweise schon gute Erfolge erzielt. Wenn Ihnen bewusst wird, dass Sie in einer bestimmten emotionalen Verfassung, zu einer bestimmten Tageszeit, an einem bestimmten Ort oder in Gesellschaft bestimmter Menschen oder in sonstigen vergleichbaren Situationen immer wieder zwanghaft etwas tun – zum Beispiel eine Zigarette zu rauchen oder sich die Haare herauszureißen (eine ziemlich häufige Zwangsstörung namens Trichotillomanie) –, können Sie diesen Impuls unterdrücken. Sie können lernen, solche Situationen vorauszusehen und sich darauf vorzubereiten. Auf diese Weise können Sie den Zwang allmählich abschwächen und sich das Verhalten letzten Endes ganz abgewöhnen.

Dabei geht es darum, gedankenloses Handeln durch achtsame Vermeidung zu ersetzen. In gewisser Weise war auch Ihre alte Geschichte – Ihre Vorstellung vom Leben, die Ihre Gefühle und Handlungen beeinflusste – eine gedankenlose (oder unbewusste) Angewohnheit. Wenn Sie bewusst mit Ihrem Leben umgehen und achtloses durch achtsames Verhalten ersetzen, können Sie solche Gewohnheiten unter Kontrolle bekommen und ändern. Versuchen Sie es einmal mit folgender Achtsamkeitsübung: Führen Sie Buch darüber, wann Sie Reaktionen an sich beobachten, die auf Ihre falsche Wahrheit zurückzuführen sind. Welche Emotion ist dabei in Ihnen aufgestiegen? Was haben Sie zu diesem Zeitpunkt gerade getan? Wo waren Sie, und wer war noch dabei? Wie hängt diese Reaktion mit Ihrer falschen Wahrheit zusammen? Wie be-

Tagebuch über Reaktionen, die auf Ihre falsche Wahrheit zurückzuführen sind

	Intensive Emotion	Ort; Aktivität; Menschen, die dabei waren	Zusammen-hang mit meiner falschen Wahrheit	Bewusst-heitsgrad (1–5)	Drang, negativ auf diese Situation zu reagieren	Konnte ich dem Drang widerstehen? (Ja oder Nein)	Wie habe ich mich anschließend gefühlt?
Montag							
Dienstag							
Mittwoch							
Donnerstag							
Freitag							
Samstag							
Sonntag							

wusst haben Sie sie wahrgenommen? Wie intensiv war sie? Konnten Sie den Rückfall in Ihr altes Verhaltensmuster noch rechtzeitig verhindern? Wie war Ihnen dabei zumute?

Rückfälle in alte Denk- und Verhaltensmuster

Einsicht allein bringt noch keine Heilung. Erst wenn Sie diese Einsicht in Ihrem täglichen Leben regelmäßig in die Praxis umsetzen, werden Sie sich allmählich an Ihre neue Realität und Erlebenswelt gewöhnen und sich mit der Zeit immer wohler darin fühlen. Das ist der Prozess der Heilung durch Einsicht, um den es in diesem Buch geht. Aber die Welt wird es Ihnen nicht immer leichtmachen. Das Leben hat mit Sicherheit noch einige unangenehme Überraschungen für Sie auf Lager, auch wenn Sie Ihr neues Narrativ noch so tief verinnerlicht haben. Manchmal wird Ihr Selbstvertrauen durch diese Überraschungen ins Wanken geraten.

Alle alten Vorstellungen vom Leben, von denen Sie sich inzwischen längst verabschiedet haben, werden wieder in Ihrem Gehirn Fuß zu fassen und die Regie zu übernehmen versuchen. Ihre falsche Wahrheit ist nicht so feinfühlig, Sie beim ersten ablehnenden Signal gleich in Ruhe zu lassen. Sie müssen ihr immer wieder die kalte Schulter zeigen.

Falsche Wahrheiten sind hartnäckig und heimtückisch und können uns ziemlich leicht überrumpeln. Da Ihre alte Geschichte sich für Sie so vertraut und bequem anfühlt, werden Sie Rückfälle in Ihre falsche Wahrheit vielleicht sogar als »richtig« empfinden. Ihr Unterbewusstsein wird Ihrem Bewusstsein eine Botschaft senden, die besagt, dass das Ich Ihrer falschen Wahrheit Ihr »wahres Ich« und Ihre neue Identität »falsch« ist. In diesem Stadium der Heilung durch Einsicht ist man oft ziemlich verwirrt. Was stimmt denn nun? Was ist real? Eigentlich glaubten Sie das ja bereits zu wissen, kommen aber nun doch wieder aus dem Konzept.

Als Therapeut kenne ich die Anzeichen, die darauf hindeuten, dass das Unterbewusstsein eines Patienten wieder die Kontrolle übernimmt. Wenn ich bestimmte Worte oder Redewendungen zu hören bekomme, weiß ich, dass es höchste Zeit ist, genauer hinzuschauen, um festzustellen, ob und auf welche Weise seine falsche Wahrheit wieder zum Durchbruch gekommen ist.

ANZEICHEN NR. 1:
»ICH HABE JA GEWUSST, DASS DAS QUATSCH IST!«
Wenn ein Patient so etwas sagt, glaubt er vielleicht, damit seine Frustration und seine Zweifel an diesem Entwicklungsprozess zum Ausdruck zu bringen. Doch ich höre aus diesen Worten das Gefühl der Unsicherheit und Unzulänglichkeit heraus, welches seine falsche Wahrheit ihm eingibt: »Ich habe mich getäuscht, als ich glaubte, ich könnte mich selbst und das Leben auf andere Weise wahrnehmen als bisher. Ich bin ein Verlierer, und daran wird sich auch nie etwas ändern.« Indem der Patient darauf beharrt, dass eine Veränderung unmöglich ist, bestätigt er sich in seiner falschen Wahrheit, dass er ein wertloser Mensch ist und kein glückliches, erfülltes Leben führen kann.

Dieser »Ich habe ja gewusst, dass das Quatsch ist«-Satz kann dazu führen, dass der Patient sich völlig von seinem neuen Narrativ abwendet. Er kann aber auch ein letzter Todesschrei seiner falschen Wahrheit sein. Ich erinnere meine Patienten immer wieder daran, dass alte Denk- und Verhaltensmuster sich nicht so leicht ablegen lassen. Schließlich haben Sie sehr lange an Ihr ungesundes Selbstbild geglaubt. Bevor Sie diese Überzeugung endgültig aus Ihrem Kopf verbannen können, wird sie jede Gelegenheit nutzen, wieder Kontrolle über Sie zu gewinnen. Dieses Gefühl, dass das alles »Quatsch« ist, hat eine düstere Vorgeschichte. Versuchen Sie die Frustration und die schwarzseherische Stimmung, die Sie überkommen hat, im Licht Ihrer neuen Einsicht zu analysieren. Ist es Ihre alte falsche Wahrheit, die da aus Ihnen spricht? Wenn ja, wissen Sie, dass Sie nicht hinzuhören brauchen.

Ich ermahne meine Patienten in solchen Fällen auch, sich ihre Zweifel und ihre Unsicherheit zu verzeihen. Wir leben in einer schwierigen Zeit, in der wir alle immer wieder mit plötzlichen, extremen Herausforderungen konfrontiert werden – einer Krankheit, einem Todesfall, finanziellen Schwierigkeiten, Beziehungsproblemen. Im Leben läuft nicht immer alles glatt, und es gibt Zeiten, in denen man sich von seinen Problemen überfordert fühlt. Wenn Sie als Kind Angst hatten und sich verletzlich fühlten, haben Sie auf eine bestimmte Art und Weise reagiert. Denken Sie daran, dass Sie auch als Erwachsener in solchen Situationen besonders anfällig dafür sind, wieder in das Denken Ihrer falschen Wahrheit zurückzufallen – nur mit dem Unterschied, dass Sie jetzt kein Kind mehr sind, sondern ein einsichtiger, erwachsener Mensch, dessen Identität auf innerer Stärke beruht.

Statt zu sagen: »Das ist doch alles Quatsch«, versuchen Sie es lieber einmal mit folgendem Glaubenssatz: »**Zurzeit fühle ich mich von … überwältigt. Trotzdem bin ich immer noch der Held meines eigenen Lebens. Ich werde immer wieder mit Prü-**

fungen und Tests konfrontiert werden. Einige dieser Prüfungen werde ich bestehen, und aus allen werde ich etwas lernen.«

ANZEICHEN NR. 2:
»ICH BIN DURCH EINEN TEST DURCHGEFALLEN. DAMIT HABE ICH ALLES KAPUTTGEMACHT!«
Solange Sie achtsam und engagiert sind, gibt es bei diesem Prozess der Heilung durch Erkenntnis keine Misserfolge, sondern nur Prüfungen, Experimente und Erfahrungen.

Menschen, deren falsche Wahrheit »Ich bin an allem schuld« lautet, befürchten, dass eine einzige falsche Entscheidung oder ein einziger Rückfall in ihre alte Geschichte den ganzen Prozess »kaputtmacht«. Wahrscheinlich werden Sie nicht alle Tests Ihres neuen Lebensdrehbuchs bestehen. Das ist nun einmal so. Vor allem bei Tests, auf die man sich nicht vorbereiten kann, fällt man leicht durch.

Perfektion ist eine negative und unrealistische Erwartungshaltung – gewissermaßen eine »Anti-Einsicht«. Mit einem einzigen Ausrutscher kann man nicht den ganzen Prozess kaputtmachen. Ganz im Gegenteil: Dieser innere Wandlungsprozess *besteht* darin, Fehler zu machen, zu analysieren, was da schiefgelaufen ist, und mithilfe dieses Wissens immer stärker zu werden!

Statt uns durch einen Rückschlag in eine Abwärtsspirale katapultieren zu lassen, setze ich mich mit meinem »Jetzt habe ich alles kaputtgemacht«-Patienten zusammen. Und dann nehmen wir seine Emotionen genau unter die Lupe und versuchen herauszufinden, wie sie mit seiner falschen Wahrheit zusammenhängen. Wir besprechen alternative Reaktionsmöglichkeiten und betrachten sein Leben aus einer realistischen Perspektive. Und dann –

nachdem der Patient vom Baumstamm gefallen ist, wie mein Freund und Mentor Steve Purcell es ausdrücken würde – überlegen wir uns, wie er sich wieder aufrappeln und sein Leben auf die Reihe bekommen kann.

Statt zu sagen »Jetzt ist alles ruiniert!«, versuchen Sie es lieber einmal mit folgendem Glaubenssatz: »**Früher kam ich mir immer total hilflos vor, wenn nicht alles so lief, wie es sollte. Doch jetzt reagiere ich objektiv und verständnisvoll, egal was passiert.«**

ANZEICHEN NR. 3:
»ICH FÜHLE MICH JETZT SO STARK, DASS ICH MIT ALLEM UND JEDEM FERTIGWERDEN KANN.«

Hüten Sie sich bei diesem Prozess der Überwindung Ihrer falschen Wahrheit und Verinnerlichung Ihres neuen Narratives davor, positive Ergebnisse für selbstverständlich zu halten! Machen Sie einen großen Bogen um Menschen und Schauplätze, die Sie wieder in Ihre alte Geschichte und Ihre früheren destruktiven Verhaltensmuster zurückversetzen könnten.

Wenn ein Patient mir erklärt, er habe sein neues Lebensdrehbuch inzwischen so völlig verinnerlicht, dass er sich keine Sorgen mehr über schwierige Lebensereignisse oder Menschen in seinem Umfeld macht, die ihn womöglich in seiner neuen Wahrheit zu untergraben versuchen, denke ich: »Wer weiß, ob das gut geht …« Denn es ist ein Fehler, zu wagemutig und selbstsicher zu sein, wenn man seine Lebenseinstellung ändert.

Ihre Einsicht hat Ihnen ein tiefes Verständnis Ihrer selbst und der Funktionsweise Ihres Gehirns gebracht. Dieses Verständnis gibt Ihnen Kontrolle über Ihr Leben. Doch um wirklich alles meisterhaft im Griff zu haben, müssen Sie sich selbst abzüglich

Ihrer falschen Wahrheit immer wieder neu erleben und auf die Probe stellen. Durch Erfahrung bestätigen Sie sich in Ihrem neuen Identitätsgefühl und gewinnen mehr Selbstvertrauen.

Doch dieses Selbstvertrauen ist erst das Endergebnis der neuen Erfahrungen, die Sie jetzt machen. Übertriebene Selbstsicherheit ist dagegen eher ein Zeichen dafür, dass Ihre falsche Wahrheit in Ihrem Leben immer noch die Fäden in der Hand hält.

Ihre alte Geschichte war wie eine tief in Ihrem Inneren verankerte Sucht. Und die Macht einer Sucht sollte man nicht unterschätzen! Daher lautet das erste Prinzip jeder Suchttherapie, dass der Patient Menschen, Orte und Dinge, die in ihm ein Verlangen nach der Substanz auslösen könnten, nach der er süchtig war, nach Möglichkeit meiden sollte. Ebenso sollten Sie auch bei der Überwindung Ihrer alten Geschichte versuchen Menschen, Schauplätzen und Dingen, die Sie wieder in Ihre falsche Wahrheit zurückkatapultieren könnten, aus dem Weg zu gehen. Halten Sie an Ihrem neuen Identitätsgefühl, Ihrem wertvollen, liebevollen, wohlverdienten neuen Ich fest! Machen Sie es wie Odysseus, der sich am Mast seines Schiffs festbinden ließ, um nicht dem Gesang der Sirenen zu erliegen, die ihn dazu verführen wollten, auf ihre Insel zurückzukehren, wo ihn der sichere Tod erwartet hätte.

Statt zu sagen: »Kein Problem – jetzt ist mir alles klar«, versuchen Sie es lieber mit folgendem Glaubenssatz: »**Ich gehe jetzt einen neuen Weg und bewege mich nicht mehr an meinen alten Schauplätzen.**« Oder nehmen Sie sich den Merksatz der Anonymen Alkoholiker zu Herzen: »**Wenn sich nichts ändert, ändert sich nichts.**« Gehen Sie Ihren Weg weiter und denken Sie daran, dass Sie sich nur darauf zu konzentrieren brauchen, den nächsten richtigen Schritt zu tun.

ANZEICHEN NR. 4:
»ES FUNKTIONIERT EINFACH NICHT, OBWOHL ICH ALLES RICHTIG GEMACHT HABE.«

Wenn jemand sich darüber beklagt, dass er sich an alle Spielregeln gehalten und trotzdem nicht das gewünschte Ergebnis erreicht hat, höre ich aus diesem Satz die falsche Wahrheit »Nie bekomme ich das, was ich will« heraus.

Irvin Yalom hat einmal geschrieben, um gut für das Leben gerüstet zu sein, müsse man akzeptieren, dass es nun einmal nicht fair ist. Selbst wenn Sie dieses Programm durchgearbeitet haben, müssen die Menschen in Ihrem Umfeld deshalb noch lange keine gesunde Lebenseinstellung haben. Oder vielleicht erwischen Sie jemanden mit gesunder Einstellung an einem schlechten Tag. Wenn Sie Ihr neues Narrativ »Den Menschen ist es wichtig, was ich zu sagen habe« an einem Menschen mit ungesunder Lebenseinstellung testen, wird er sich vielleicht abschotten und Ihnen nicht zuhören. Aber das beweist nur, dass dieser andere Mensch unhöflich oder unangenehm ist oder sonst irgendwelche negativen Eigenschaften hat. Wenn jemand Sie scheußlich behandelt, bedeutet das noch lange nicht, dass Sie ein scheußlicher Mensch sind, sondern es sagt eher etwas über *den anderen* aus. Oder wie es in der Suchttherapie heißt: Beurteilen Sie Ihr Inneres nicht nach der äußeren Fassade eines anderen Menschen. Schließlich haben Sie keine Ahnung, worin die falsche Wahrheit Ihres Gesprächspartners besteht und wie sie sich auf sein Verhalten auswirkt. Ihre innere Kraft rührt von Ihrer Erkenntnis *Ihrer eigenen* Identität und von Ihrem Einfühlungsvermögen in die negativen Erlebnisse oder Erfahrungen her, die jemand anders vielleicht gerade durchmacht.

Statt also zu sagen: »Es funktioniert einfach nicht«, versuchen Sie es lieber einmal mit folgender Einstellung: »**Ich betrachte die Welt aus einer realistischen Perspektive. Ich werde immer versuchen, innerlich ausgewogen zu sein, zu verstehen, warum ich bestimmte Dinge tue und empfinde, und mein Verhalten dementsprechend zu steuern.**«

ANZEICHEN NR. 5:
»EIGENTLICH MÜSSTE ICH JETZT SCHON GLÜCKLICHER SEIN.«

Das Wörtchen *sollte* ist eines der wichtigsten Alarmsignale für eine falsche Wahrheit. Es bedeutet, dass Sie mit einem bestimmten Ergebnis rechnen. Das mag ein positives Ergebnis (Glück) sein, doch selbst wenn es negativ (Katastrophe) ist, so bleibt das Endergebnis doch das gleiche. Wenn Sie mit Glück rechnen und in Ihrer Erwartung enttäuscht werden, sind Sie weniger glücklich, als Sie gewesen wären, wenn Sie gar nichts erwartet hätten. Sie können nach Zufriedenheit und Freude streben, darauf hoffen und sich sogar darauf vorbereiten. Doch mit einer *sollte*-Einstellung machen Sie Ihr Glück von bestimmten Voraussetzungen abhängig – von Bedingungen, die unbedingt erfüllt sein müssen. Damit sind Enttäuschung und Entmutigung vorprogrammiert. Bemühen Sie sich stattdessen lieber um eine realistische Lebenseinstellung – sehen Sie nicht das, was sein sollte, sondern das, was *ist*. Außerdem klingt das Wörtchen *sollte* so, als hätten Sie ein Anrecht auf irgendetwas. Doch das Leben schuldet niemandem Glück. Ich bin der Meinung, dass wir alle Glück verdienen und auch in der Lage sind, es zu erleben. Außerdem bin ich überzeugt davon, dass ein Gefühl tiefer Freude entsteht, wenn man mit seinen Talenten und Fähigkeiten einen Beitrag zum Wohl der Welt leistet. Und das ist das Gegenteil von Bitterkeit darüber, dass die Welt einen enttäuscht hat.

Statt sich zu sagen: »Eigentlich sollte ich glücklich sein«, versuchen Sie es lieber mit folgender Einstellung: »**Ich will für alles so offen und präsent wie möglich bleiben.**«

Rückfälle

Die Positive Psychologie und wissenschaftliche Untersuchungen zum Thema Resilienz verraten uns eine ganze Menge darüber, wie wichtig es ist, seine Ziele zu verfolgen, indem man an sich und sein Durchhaltevermögen glaubt. Das ist vielleicht eine der wichtigsten Ideen, an der Sie sich während dieser Reise orientieren sollten.

Aus dem Sport wissen wir, dass man nie aufgeben soll. Und für das Leben gilt natürlich das gleiche Prinzip. Durchhaltevermögen ist ein Nebenprodukt der Entdeckungsreise, auf die Sie sich begeben haben: Auf dieser Reise haben Sie sich diese Eigenschaft erworben. Und Durchhaltevermögen braucht man dringender als alles andere, um zu einer wichtigen Erkenntnis zu kommen und sich diese Einsicht dann auch zu bewahren. Das bedeutet, jedes Mal, wenn man hinfällt, wieder aufzustehen und weiterzumachen.

Es ist wichtig, daran zu denken, dass Resilienz machbar ist. Während meiner medizinischen Ausbildung war das Wörtchen *machbar* unsere tägliche Devise. Egal wie müde wir waren, egal wie große Angst uns etwas einjagte (zum Beispiel, zum ersten Mal

einen Patienten in die Intensivstation aufzunehmen und den ganzen dazu notwendigen Papierkram zu erledigen oder einen pädi-
atrischen Patienten zu betreuen, der nicht verstand, warum er in
die Notaufnahme gekommen war): Das Wissen, dass das alles tatsächlich machbar war, verlieh uns ein unglaubliches Durchhaltevermögen.

Um Ihre Reise zu Ende führen zu können, müssen Sie an diesen Überzeugungen festhalten, die Ihnen Kraft und Durchhaltevermögen verleihen.

»Wenn man siebenmal hingefallen ist, muss man achtmal wieder aufstehen«, heißt es in einem japanischen Sprichwort. Ihre
Fähigkeit, sich nach einem Sturz wieder aufzurappeln, ist der
Schlüssel zu innerem Wachstum und dazu, etwas Neues über sich
zu erfahren und diese neue Erkenntnis in Ihre Weltsicht zu inte-
grieren. Ihre neuen, gesunden, fairen und kompromisslosen Erwartungen an sich selbst in Beziehung zur Welt sind dadurch entstanden, dass Sie Ihre falsche Wahrheit erkannt und sich davon
verabschiedet haben, um mit einer neuen Vision zu leben. Wenn
Sie ins Stolpern geraten, bedeutet das noch lange nicht, dass alles
verloren ist. Atmen Sie einmal tief durch, bleiben Sie präsent, stehen Sie wieder auf und gehen Sie Ihren Weg weiter.

Bauen Sie Ihr Gehirn um

Neuroplastizität bedeutet, dass unser Gehirn sich verändern
kann – und zwar auch bei Menschen jenseits des 40. Lebensjahrs.
Neue Synapsen können entstehen, alte können geschwächt oder
gelöscht werden. Sie können Ihr Gehirn schlicht und einfach da-

durch umbauen, dass Sie Ihre Gedanken und somit auch Ihr Verhalten ändern.

Mithilfe der funktionellen Magnetresonanztomografie (MRT) können Wissenschaftler die Konnektivität des Gehirns im Ruhezustand erkennen. Das ist wie eine 3D-Darstellung der Programmierung Ihres Gehirns, die durch lebenslange Erfahrung entstanden ist. Mithilfe dieser Technologie können Ärzte beispielsweise erkennen, dass die Nervenzellen im Gehirn eines depressiven Menschen anders verschaltet sind als bei jemandem, der nicht unter Depressionen leidet. Meine Kollegin Dr. phil. Susan Whitfield-Gabrieli, die am McGovern Institut für Hirnforschung am MIT tätig ist, beschreibt das folgendermaßen: »Neue Untersuchungen zeigen, dass Menschen, die in ihrer Kindheit Traumata verschiedener Schweregrade erlebt haben, abnormale Ruhenetzwerke aufweisen.«[15] Mit anderen Worten: Unser unbewusstes Narrativ zeigt sich auch in der Geografie unseres Gehirns. »Allerdings«, erklärte sie mir, als wir über ihre Forschungsarbeit sprachen, »geben Erkenntnisse darüber, dass Ruhenetzwerke plastisch sind und sich durch pharmakologische und verhaltenstherapeutische Interventionen verändern lassen, Anlass zu der Hoffnung, dass wirksame Behandlungsmaßnahmen zur Linderung der Symptome solcher Patienten und möglicherweise auch zur Verbesserung ihrer kognitiven Funktion beitragen könnten.«

Das bedeutet, dass tief in unserer Psyche verankerte Erwartungen sich entwurzeln lassen, indem wir etwas an unserer Geschichte ändern und diese Veränderung dann auch *leben*. Sie müssen nicht in der falschen Wahrheit Ihrer Vergangenheit gefangen bleiben. Der wissenschaftliche Fachbegriff für dieses Phänomen, dass Ihr Gehirn sich in Abhängigkeit davon verändert, was Sie tun und empfinden, lautet »erfahrungsabhängige Neuroplastizität«: Wenn Sie neue Wege gehen und neue Gefühle erleben, wird Ihr Gehirn sich umstrukturieren und neu verschalten – es wird Ihre alten Denk- und Verhaltensmuster löschen und neue entstehen lassen. Das ist nicht nur ein psychischer, sondern auch ein physischer Veränderungsprozess.

Ändern Sie Ihre Gedanken → *ändern Sie Ihr Verhalten* →
strukturieren Sie Ihr Gehirn um.

Ändern Sie Ihre Gedanken. Wir neigen von Natur aus zu negativem Denken. Das ist ein Trick der Evolution, der noch aus der Zeit der Höhlenmenschen stammt, als wir zu den »Beutetieren« gehörten und um unserer eigenen Sicherheit willen davon ausgehen mussten, dass das Rascheln im Gebüsch nicht von einem leichten Windstoß, sondern von einem sich anschleichenden Tiger herrührte. Wir sind nicht nur darauf programmiert, die Savanne (oder die Landschaft unseres Lebens) ständig nach möglichen Problemen abzusuchen – nein: Wenn wir dann tatsächlich irgendwo ein Problem entdecken, sehen wir nichts anderes mehr. Wir fixieren uns auf das Negative. Angenommen, Ihr Partner oder Chef sagt Ihnen zehn positive Dinge über Sie und äußert nur einen einzigen Kritikpunkt: Es liegt in der menschlichen Natur, das Lob zu vergessen und stundenlang über die Kritik nachzugrübeln.

Sie haben inzwischen bereits Gegenmaßnahmen gegen dieses negative Denken entwickelt, haben negative Prämissen durch positive Erwartungen und Absichten ersetzt. Angenommen, Ihre falsche Wahrheit hat Ihnen bisher immer eingeredet, dass Sie kein Glück verdienen oder unzulänglich sind: Inzwischen glauben Sie nicht mehr daran. Stattdessen konzentrieren Sie sich darauf, worin Sie gut sind und was Sie der Welt zu bieten haben. Sie entschärfen Kränkungen, indem Sie Situationen entpersönlichen (das heißt, sie aus der Perspektive einer außenstehenden Person und von allen Seiten betrachten und Einfühlungsvermögen entwickeln) und sich eine realistische Lebenseinstellung bewahren. Was passiert in solchen Situationen tatsächlich? Ist es gut, schlecht, hässlich, schön, besitzt es gar keine oder alle diese Eigenschaften? Suchen Sie Ihre Landschaft nach *allem* ab. Tun Sie so, als seien Sie ein menschliches Radargerät, und fokussieren Sie sich auf das Gute an allen Menschen, Schauplätzen und Situationen.

Ändern Sie Ihr Verhalten. Jedes Mal, wenn Sie Ihre alte Geschichte widerlegen und sich in Ihrem neuen Lebensdrehbuch bestätigt sehen, erleben Sie eine Verhaltensänderung in Aktion. Zusätzlich sollten Sie sich jedes Mal, wenn etwas gut gelaufen ist, anerkennend auf die Schulter klopfen. Freuen Sie sich Ihrer Erfolgserlebnisse und Glücksmomente. Seien Sie Ihr eigener Cheerleader – auch wenn es Ihnen komisch vorkommt oder vielleicht sogar peinlich ist, sich selbst zu loben. Denken Sie daran: Dieses Gefühl der Verlegenheit kommt nur daher, dass Sie sich jetzt aus dem Schützengraben Ihrer alten Geschichte herauswagen. Es kommt Ihnen nur deshalb komisch vor, weil es sich anders anfühlt als das, was Sie bisher gekannt haben.

Wenn es Ihnen gelingt, sich nach einem Sturz wieder aufzurappeln (eine neue Verabredung zu treffen, einen neuen Job zu finden, sich von Ihrer Mutter nicht auf die Palme bringen zu lassen, nach einem Ehestreit ein tieferes Gefühl der Wertschätzung füreinander aufzubauen), dann feiern Sie diesen Sieg! Sagen Sie sich: »Das hast du gut gemacht! Du bist fantastisch. Du hast dich nicht unterkriegen lassen! Du hast hart gearbeitet und erreicht, was du wolltest!« Natürlich bedeutet das nicht, dass Sie sich vor anderen Menschen in angeberischer Weise mit Ihrem Erfolg brüsten sollen. Doch in Gedanken sollten Sie sich mindestens 20 Sekunden lang ein Loblied singen, damit Ihr Gehirn das »Belohnungshormon« Dopamin ausschüttet. Denn dann werden Sie Erfolgserlebnisse mit Wohlbefinden assoziieren.

Strukturieren Sie Ihr Gehirn um. Feedbackschlaufen graben sich mit jedem Erlebnis, das Sie in dem jeweiligen Feedback bestätigt, tiefer in Ihr Gehirn ein. Daher schaffen Sie mit einem »Erfolge erzeugen Wohlbefinden«-Erlebnis genau die richtigen Voraussetzungen für das nächste Erfolgserlebnis dieser Art. Denn dabei werden die Nervenverbindungen zwischen Erfolg und Wohlbefinden von Mal zu Mal stärker, während das alte »Ich habe es wieder mal nicht geschafft«-Denkmuster mit der Zeit immer schwächer wird und irgendwann ganz verschwindet. Je stärker diese Nervenbahnen werden, umso schneller können die positiven Nervenimpulse daran entlangwandern, sodass Sie bald gar keine großartigen Erlebnisse mehr brauchen, um sich selbst gut zu finden. Das kostet zwar ein bisschen Zeit, und man muss es immer wieder üben. Sie können Ihre Denkmuster unabhängig von Ihrem Alter jederzeit ändern, sich von Ihren negativen Gedanken und Ihrer Misserfolgserwartungshaltung verabschieden und stattdessen eine realistische Lebenseinstellung entwickeln und sich Ihres Erfolges freuen. Das Phänomen der Neuroplastizität existiert tatsächlich!

Neuronale Schaltkreise, die wir immer wieder nutzen, werden mit der Zeit gestärkt. Das passiert automatisch. Sie können diesen Prozess fördern, indem Sie Ihrem Gehirn Gelegenheit dazu geben. Wissenschaftler bezeichnen diesen Prozess, bei dem alte Synapsen absterben, um Platz für neue, bessere Nervenverbindungen zu schaffen, als »Synapsen-Elimination«. Ich vergleiche das gern mit dem Abriss eines Gebäudes: Wenn Sie bestimmte Synapsen nicht mehr nutzen, zerfallen diese wie ein altes Haus, in dem niemand mehr wohnt. Dann binden sich bestimmte Eiweiße an die geschwächten Synapsen und markieren sie, um anzuzeigen, dass sie vernichtet werden können. Diese Aufgabe wird von den Glia- und Mikrogliazellen – den Abrissbirnen des Gehirns – erledigt. Wie das funktioniert, darüber ist sich die Wissenschaft noch nicht hundertprozentig im Klaren. Man weiß zumindest, *wann* es passiert: nämlich *während des Schlafs*.

In diesem unbewussten Zustand macht Ihr Gehirn eine vollständige Renovation durch: Alte Nervenverbindungen werden dem Erdboden gleichgemacht, und funkelnagelneue Nervenbahnen entstehen. Wenn Sie nicht genügend schlafen, können Sie sich kein neues »Haus« oder Narrativ bauen, da das Gerüst des alten Hauses Ihnen immer noch im Weg steht. Nur wenn Sie sich jede Nacht sieben bis acht Stunden Schlaf gönnen, kann Ihr Gehirn mit dem Tempo Ihres inneren Wandlungsprozesses Schritt halten.

Einsicht durch Meditation

Eine der schnellsten Methoden, sich den Prozess der Heilung durch Einsicht zu erleichtern, ist gleichzeitig auch die einfachste: Begeben Sie sich für ein paar Minuten an ein ruhiges, ungestörtes Plätzchen, sitzen Sie still da und atmen Sie tief durch. Durch Meditation gewinnt man leichter Zugang zu seinem Gedächtnis, entwickelt eine positivere Lebenseinstellung, beschleunigt die Entstehung neuer Nervenbahnen, und die Anzahl der Windungen in den Hirnregionen, die für Emotionskontrolle zuständig sind, nimmt zu. Dazu braucht man weder Drogen noch Medikamente einzunehmen, es kostet nicht viel Zeit, jeder Mensch kann es lernen, und man kann nahezu überall meditieren. Die positiven Auswirkungen der Meditation sind wissenschaftlich erwiesen.

Meditation verändert das Gehirn so, dass wir uns unserer Emotionen bewusster werden und sie besser steuern können. Wissenschaftler der UCLA haben mithilfe von MRT-Geräten die Hirngeometrie – genauer gesagt: die Gyrifikation (also die Windungen und Furchen der grauen Substanz des Gehirns) – von 50 Menschen im Alter von 24 bis 71 Jahren untersucht, die schon seit langem meditierten. Diese Probanden hatten mehr Windungen in der Inselregion der Hirnrinde, die für emotionales Bewusstsein, Entscheidungsprozesse und unser Ichgefühl zuständig ist. Je länger die Probanden bereits meditierten, umso ausgeprägter war ihre Gyrifikation.[16] Durch Meditation verändert sich das Gehirn also im Lauf der Zeit, und Sie bekommen Ihre Emotionen und Ihre Reaktionen auf Stress besser unter Kontrolle.

Meditation verändert das Gehirn so, dass wir ruhiger und mitfühlender werden. Forscher vom Harvard and Massachussetts General Hospital untersuchten mithilfe von MRT-Geräten die Gehirne von 16 nicht meditierenden Probanden vor und nach einem achtwöchigen Stressreduktionsprogramm durch Achtsamkeit. *Schon nach zwei Monaten* stellten die Wissenschaftler eine deutliche Verdichtung der grauen Substanz in Hippocampus, Hirnrinde und Kleinhirn fest – den Gehirnregionen, die für Lernen, Gedächtnis, Emotionskontrolle, Einfühlungsvermögen und Stressregulation zuständig sind.[17]

Meditation überschwemmt das Gehirn mit Glückshormonen. Es gibt vier Glückshormone: Dopamin (das »Belohnungshormon«) wird ausgeschüttet, wenn man etwas erreicht, positives Feedback bekommt oder etwas Neues, Spannendes ausprobiert. Serotonin (das »Beruhigungshormon«) sorgt für Ausgeglichenheit und Entspannung. Oxytocin (das »Liebeshormon«) schüttet Ihr Gehirn aus, wenn Sie zufrieden sind, sich sicher und geborgen fühlen und mit Menschen zusammen sind, die Sie lieben. Endorphine (die für das »Läuferhoch« zuständig sind), lindern Schmerzen und steigern das Wohlbefinden. Alle vier Hormone lindern Stress, Ängste und Depressionen und werden durch Meditation aktiviert.

Warum strukturiert Meditation das Gehirn um und überflutet es mit biochemischen Substanzen, die glücklich machen? Wenn man schweigend dasitzt, seine Atemzüge zählt und sich auf die Stille konzentriert, ist man frei von Schmerzen aus der Vergangenheit und Sorgen um die Zukunft. In diesem entspannten und doch konzentrierten Zustand können Sie sich ausruhen, Ihre Batterien wiederaufladen und sich von Stress und unverarbeiteten Emotionen befreien. Je öfter Sie meditieren, umso leichter wird es Ihnen fallen, sich in diesen Zustand der Ruhe und Stille zu versetzen, auch wenn es in der Welt um Sie herum noch so hektisch zugeht.

STRATEGIE ZUR UMSTRUKTURIERUNG DES GEHIRNS: Meditation

Die Meditationstechnik, die ich praktiziere und empfehle, bezeichnet man als *Quadrat-Atmung*.

1. Suchen Sie sich ein ruhiges Plätzchen und setzen Sie sich bequem auf einen Sessel oder auf den Boden. Falls erforderlich, benutzen Sie Kissen oder eine Decke als Polster.
2. Schließen Sie die Augen und konzentrieren Sie sich auf den Rhythmus Ihrer Atemzüge.
3. Stellen Sie sich ein Quadrat vor. Zählen Sie beim Einatmen bis drei oder vier und sehen Sie dabei vor Ihrem inneren Auge, wie dieses Quadrat sich mit Luft füllt. Dann zählen Sie wieder bis drei oder vier und halten dabei die Luft an. Beim Ausatmen visualisieren Sie, wie die Luft aus dem Quadrat hinausströmt, und zählen dabei wiederum bis drei oder vier. Wiederholen Sie das mehrmals.
4. Wenn Ihre Gedanken dabei abschweifen, lenken Sie Ihre Aufmerksamkeit behutsam wieder auf das Quadrat zurück.

5. Versuchen Sie zwei bis fünf Minuten lang so weiter zu atmen. Ihr Endziel besteht darin, zweimal täglich eine fünfminütige Atemmeditation durchzuführen.

Einsicht: Ihre Mission ist noch nicht zu Ende!

Meine Patienten fragen oft: »Wie merke ich, ob ich geheilt bin?«

Für Alkoholiker und Drogenabhängige gibt es keine Heilung, sondern nur eine ständige wachsame Bewältigung ihrer chronischen Erkrankung, wobei der Patient sich immer wieder in wirksamen Strategien bestärken muss, die ihm dabei helfen, »trocken« oder drogenfrei zu bleiben.

Mithilfe meines Programms »Die Heilung liegt in dir« können Sie sich dagegen von krankhaften falschen Vorstellungen befreien und Ihre Lebenseinstellung ändern. Doch auch diese Heilung erfordert ständige Wachsamkeit und Resilienz, ein permanentes Bemühen um Aufrechterhaltung des positiven Status quo und Weiterentwicklung Ihres neuen Lebensdrehbuchs. Es genügt nicht, Ihren Lebensweg einmal, zweimal oder hundertmal mit dem Licht Ihrer Einsicht zu erhellen. Sie können nur dann richtig von Ihrer falschen Wahrheit geheilt werden, wenn Sie die in diesem Buch beschriebenen Werkzeuge und Strategien so oft einsetzen, dass sie zu Automatismen werden. Das ist das *Abschlussstadium* Ihres Veränderungsprozesses. Man ist erst dann erfolgreich und hat sein Leben im Griff, wenn man gar nicht mehr darüber nachzudenken braucht, wie das funktioniert.

Vielleicht erinnert Sie das ein bisschen an den Zen-Buddhismus. Das Konzept der Meisterschaft kommt einem seltsam vor, solange man diesen Zustand nicht selbst erlebt hat, doch danach ist es eigentlich ziemlich banal. Sie führen jetzt schon so lange ein neues Leben, dass das gar nichts Besonderes mehr für Sie ist – es ist eben einfach Ihr Leben. Sie sind »geheilt«, wenn Selbstvertrauen und Glück nicht mehr Ihr »neuer Normalzustand«, sondern Ihr *gewohnter Zustand* sind.

Die vier Stadien des Lernens

Auf Ihrem Weg des Strebens nach Meisterschaft können Ihnen die vier Stadien des Lernens oder der Kompetenz bei der Beurteilung Ihrer Fortschritte helfen. Hier stelle ich Ihnen die vier Stadien kurz vor:

1. **Unbewusste Inkompetenz.** In diesem Stadium wissen Sie nicht, warum Sie etwas nicht können – weshalb Sie beispielsweise nicht in der Lage sind, Ihre Gedanken und Ihr Verhalten bewusst zu steuern. Vielleicht ahnen Sie nicht einmal, dass es eine andere, bessere Art zu leben gibt. Wenn Ihnen jemand sagen würde, dass Glück und Erfolg machbar sind, würden Sie es nicht glauben und sich deshalb auch gar nicht erst um ein neues Leben bemühen.

2. **Bewusste Inkompetenz.** Sie wissen, dass Sie aus einem bestimmten Grund Probleme mit Ihrem Leben haben, auch wenn Ihnen nicht klar ist, was Sie dagegen tun sollen. Sie möchten Ihr Leben gern in den Griff bekommen und wissen, dass Sie noch viel lernen müssen, bevor Sie den Zustand der Meisterschaft erreichen.

3. **Bewusste Kompetenz.** Sie erlernen neue Fähigkeiten und Strategien, die zu Glück und Erfolg führen, können diese aber noch nicht besonders gut einsetzen. Um damit weiterzukommen, müssen Sie sich konzentrieren, immer weiter üben und sich große Mühe geben.

4. **Unbewusste Kompetenz.** Sie beherrschen eine Fähigkeit so gut, dass sie Ihnen mühelos und automatisch von der Hand geht. Sie brauchen nicht mehr darüber nachzudenken, sich zu konzentrieren oder dauernd zu üben. Die Fähigkeit ist Ihnen zur zweiten Natur geworden.

Wenn Sie beim Stadium der unbewussten Kompetenz angelangt sind, sind Sie wahrscheinlich so sehr mit Ihrem Leben beschäftigt, dass Sie gar keine Zeit oder Lust haben, darüber nachzudenken, wie weit Sie inzwischen schon gekommen sind. Doch irgendwann – nachdem Sie eine Krise souverän gemeistert oder selbstsabotierendes Verhalten bei einem anderen Menschen beobachtet haben – kommt Ihnen vielleicht eine weitere Einsicht, die Sie noch tiefer in Ihrer neuen Identität verankert.

Sie sehen die Welt – Ihre neue außergewöhnliche Welt – als akzeptablen, hoffnungsvollen Ort voller Möglichkeiten, an dem Sie frei atmen und hundertprozentig präsent sein können.

Sie fühlen sich sicher und geborgen.

Ihr Universum sozialer Kontakte wird immer größer.

Sie haben sich darauf trainiert, in allen Menschen – vor allem in sich selbst – das Gute zu sehen.

Sie erlauben Ihren Mitmenschen, sich Ihnen gegenüber so zu zeigen, wie sie wirklich sind.

Sie lassen allmählich eine Vertrauensbasis entstehen.

Es gibt niemanden, der Ihnen im Weg steht. Falls Sie doch jemand an Ihrer Weiterentwicklung zu hindern versucht, ist Ihnen das bewusst, und Sie beschließen, diese Person vorübergehend in Ihrem Leben zu dulden, und zwar aus einem vernünftigen Grund, der Ihnen bewusst ist.

Sie haben das Gefühl, Ihr Leben meistens im Griff zu haben.

Sie trauen sich inzwischen zu, auf alle Situationen intuitiv richtig zu reagieren.

Ihre engsten Freunde tun Ihnen gut, und Sie tun ihnen auch gut.

Sie haben mit Ihren Gefühlen gegenüber Ihrem Elternhaus und Ihrer Familie Frieden geschlossen.

Sie haben sich die aus Ihrer Kindheit herrührenden negativen Assoziationen verziehen.

Sie haben eine hoffnungsvolle und doch realistische Lebenseinstellung, rechnen stets mit dem Besten, sind aber gleichzeitig auf das Schlimmste gefasst.

Sie sind resilient und lassen sich von Rückschlägen und Enttäuschungen nicht unterkriegen.

Sie geben den Menschen und der Welt etwas zurück.

Sie können Ihre Liebe offen zeigen.

Sie haben sich von den Blockaden, die Sie daran hinderten, Ihre wahre Identität zu leben, befreit.

SECHS MONATE SPÄTER

Für mich als Therapeuten gibt es nichts Befriedigenderes, als wenn ein Patient mir sechs Monate, nachdem er zur Einsicht gekommen ist, erklärt: »Seit einiger Zeit geht es mir besser. Ich weiß zwar nicht genau, seit wann das so ist. Doch irgendwie hat sich mein ganzes Leben verändert.« Und so ging es meinen Patienten, die Sie in diesem Buch kennengelernt haben, nachdem Sie sechs Monate lang mit diesem Programm gearbeitet hatten:

Larry

Larry hat inzwischen begriffen, dass ihm in Wirklichkeit gar nicht alles egal ist: Ihm liegt etwas an sich selbst und daran, was er im Leben leistet. Außerdem ist ihm klar geworden, dass er einen Platz in der Welt und eine Rolle für sich finden muss, die er ausfüllen kann – und dass eine eindeutige Chance dazu direkt vor seiner Nase lag. Inzwischen hat er seine Tätigkeit als Unternehmensberater aufgegeben, um seine Frau in ihrem Beruf zu unterstützen. »Ich brauche deshalb keine Ressentiments zu haben«, erklärte er mir. »Schließlich sind wir ein Team.« Dadurch, dass er seine Stärken (Dankbarkeit und Wertschätzung) testete, wurde ihm klar, dass seine Frau ohne seine Hilfe nicht ihr ganzes Erfolgspotenzial verwirklichen konnte. »Sie steht im Rampenlicht – ich erledige die Arbeit im Hintergrund«, so sieht er die Arbeitsteilung zwischen ihnen beiden. So hat Larry zum Beispiel Vortragsreisen für seine Frau geplant, Verhandlungen geführt und sich um die Organisation und Logistik gekümmert. Inzwischen ist er so weit, dass er seine Rolle als Mann hinter den Kulissen positiv sieht. Und was ist mit seinen Affären? »Ich habe keine mehr«, sagt er. Nachdem er sich von seiner falschen Wahrheit befreit und begriffen hatte, was ihn zu diesen Seitensprüngen trieb, war das zwanghafte Bedürfnis, seine Frau zu betrügen, völlig verschwunden.

Daria

Daria arbeitet immer noch in Los Angeles. Inzwischen sind ihre Lebensverhältnisse stabiler, und dadurch hat sie auch mehr Selbstvertrauen entwickelt. Ihr Arbeitsleben hat sich verbessert: Inzwischen bekommt sie bessere Engagements in größeren Filmproduktionen. Ihr ist klar geworden, dass ihre Bedürftigkeit von ihrem Gefühl der Unsicherheit herrührte. Mittlerweile ist sie selbstständiger geworden und führt ein zufriedenes Leben im Kreis der Menschen, die ihr nahestehen: ein paar guten Freunden, die sie in der Filmbranche gefunden hat, und »meiner Wunschfamilie – den Wahlverwandten, die ich mir selbst ausgesucht habe«. Diese wenigen auserwählten Menschen mussten sich erst einmal bewähren und ihr über einen gewissen Zeitraum hinweg beweisen, dass sie anständig, vertrauenswürdig und wirklich für sie da sind. Zurzeit hat Daria gar keinen Kontakt zu ihrer Zwillingsschwester und nur eine oberflächliche Beziehung zu ihren Eltern. »Früher hat mich das wahnsinnig gemacht. Doch das ist nun einmal die einzige Art von Beziehung, mit der meine Eltern etwas anfangen können«, sagt sie. »Eigentlich wollte ich meine Familie nicht aufs Abstellgleis schieben, aber sie ist nun mal nicht in der Lage, sich anders zu verhalten.«

Bobby

Bobby vertiefte seine positiven beruflichen Beziehungen zu Menschen, die ihm beim Neuaufbau seines Geschäfts helfen konnten. Aber das war kein leichter Weg. Er verlor sein Schallplattengeschäft und die kleine Gemeinschaft, die er dort gefunden hatte und die er seiner Meinung nach auch brauchte (»Jetzt bin ich so verdammt einsam.«). Trotz seines fast völligen finanziellen Ruins gelang es Bobby, sich einen Online-Schallplattenhandel aufzubauen, in dem er Platten aufkaufte und verkaufte. Schließlich überzeugte er ein paar Musikliebhaber davon, in ein neues nicht-virtuelles Schallplattengeschäft zu investieren, legte damit das Fundament für eine solidere, realistischere berufliche Zukunft und blieb dabei stets optimistisch. »Mein neues Lebensmotto«, erklärte er mir, »besteht darin, mich nicht mehr zu fragen, was ich für andere Menschen tun kann, sondern was sie für *mich* tun können.« Er ist zu der Erkenntnis gelangt, dass »alles besser funktioniert, wenn wir alle zusammenarbeiten«.

Leo

Nachdem Leo seiner falschen Wahrheit auf die Spur gekommen war, folgte die Einsicht auf dem Fuß und füllte alle Lücken in seinem Leben. Inzwischen hat er ein besseres Verhältnis zu seinen Eltern. Dank seinem neu gewonnenen Einfühlungsvermögen ist ihm klar geworden, dass es für sie eine Art Überlebensinstinkt war, ihre Gefühle nicht zu zeigen. Mittlerweile nimmt er ihnen ihre Zurückhaltung nicht mehr übel, sondern hat Verständnis dafür.

Zwar hätte er lieber eine andere Beziehung zu seinen Eltern. Letzten Endes akzeptiert er ihre Entscheidungen und lässt es dabei bewenden. Inzwischen sucht er das Lob, das er braucht, in sich selbst, und im Rahmen eines neuen Freundeskreises und einer neuen Partnerschaft lernt er gerade, seine Emotionen auf vernünftigere Art zum Ausdruck zu bringen. Im Zweifelsfall übt er sich in »Demut« und sagt sich: »Ich bin nicht besser als andere Menschen – und die anderen sind auch nicht besser als ich. Wir alle tun im Rahmen unserer Einsicht und unserer Fähigkeiten unser Bestes.«

Carrie

Inzwischen sind seit Carries Autounfall und ihrer bahnbrechenden Erkenntnis, dass es kein Zeichen von Schwäche ist, um Hilfe zu bitten, sondern dass sie und ihre Beziehungen im Gegenteil sogar gestärkt daraus hervorgehen, schon ein paar Monate vergangen. Sie hat sich große Mühe gegeben, aus ihrem Zustand der Überforderung herauszukommen und ihrem neuen Leben mit Spannung entgegenzusehen. Eine »schwierige Situation« ist jetzt eine »interessante Herausforderung«. Durch aktives Testen ihres neuen Narratives hat Carrie gelernt, dass Angsthaben nun einmal zum Leben dazugehört, genau wie Glück, Zorn und Traurigkeit. Doch als ihr neuer Freund emotionale Ansprüche an sie stellte, hat sie trotzdem zunächst einmal dichtgemacht. »Ich wusste genau, was dabei in mir vorging, und konnte es ihm auch erklären«, sagte sie. Außerdem hat sie inzwischen ihren ersten richtigen Job gefunden: eine Stellung bei einem Technologieunternehmen, das Logos entwickelt. »Ich fühle mich zwar immer noch wie am Boden zerstört, wenn man mich kritisiert. Doch inzwischen weiß ich, was hinter diesen Gefühlen steckt, kann aus mir selbst heraustreten, das Problem klar erkennen und mich schneller wieder von solchen seelischen Tiefs erholen. Heute schließe ich mich nicht mehr im Badezimmer ein und heule.«

Claudia

Zum Glück ist es Claudia inzwischen gelungen, zwischen dem »leuchtenden« Vorbild ihrer Mutter und ihren eigenen hohen Maßstäben zu differenzieren. »Jetzt habe ich nicht mehr das Gefühl, immer hundertprozentig mein Bestes geben zu müssen. Erstens kann ich das gar nicht, und zweitens endet es immer wieder in zu großen Enttäuschungen«, sagt sie. Außerdem gelingt es ihr inzwischen schon viel besser, von ihren Mitmenschen nur das zu verlangen, wozu sie in der Lage sind, und nicht mehr. »Na ja, vielleicht ein kleines bisschen mehr«, erklärte sie mir mit einem Augenzwinkern. Inzwischen hat sie an mehreren Retreats teilgenommen, um mit ihrer Kunst und ihrer Musik weiterzukommen. Durch Zufall hat sie bei einem dieser Retreats eine Frau kennengelernt, die »sich genauso stark in Beziehungen einbringt wie ich«, wie Claudia mir anvertraute. Nach Bewältigung einiger größerer logistischer Hindernisse schafften die beiden es, ihre Lebenswege unter einen Hut zu bringen, und sind jetzt zusammen. »Ich bin trotzdem immer noch oft viel zu beschäftigt. Es gibt immer so viel zu tun. Die Zeit ist so kostbar. Doch es ist ein schönes Gefühl, nicht mehr allein zu sein und zu wissen, dass meine Partnerin mich nicht enttäuschen wird.«

Steve

Steve bekam juristische Probleme, mit denen er nicht fertigwurde. Irgendwann ist ihm seine oberflächliche Lebenseinstellung zum Verhängnis geworden: Er wurde eines Verbrechens angeklagt und nahm die Sache nicht ernst genug. Er musste eine hohe Geldstrafe zahlen, weil er zu spät zu seiner Gerichtsverhandlung gekommen war, und saß wegen dieses ungebührlichen Verhaltens sogar mehrere Tage lang im Gefängnis. Doch dank seiner Unerschütterlichkeit und mithilfe eines Anwalts überstand er auch diese schwierige, deprimierende Lebensphase. Daraufhin arbeiteten wir noch ein bisschen intensiver daran, »der Realität immer gleich von Anfang an ins Auge zu sehen«, wie er es ausdrückte. Er gab zu, dass er jetzt endlich Vertrauen zu mir hatte: »Ich weiß zwar immer noch nicht, wie man das Leben richtig meistert, Doc. Aber zum Glück wissen *Sie* es.« In Wirklichkeit weiß Steve sehr wohl, wie er sich verhalten muss, um gut mit seinem Leben fertigzuwerden. Er wollte es nur nicht zugeben.

Skylar

Nach ihrem Umzug nach Chicago arbeitete Skylar nicht mehr als Escort-Girl und orientierte sich auch in ihrer Ausbildung völlig neu: Sie schrieb sich für einen renommierten Lehrgang in kreativem Schreiben ein, den sie mit einem Magisterabschluss in bildenden und darstellenden Künsten abschließen wollte. Skylar hat beschlossen, über ihren schweren Weg und die wichtige Rolle, die Einsicht bei ihrer Genesung gespielt hatte, zu schreiben. Mithilfe ihrer Stärken und Fähigkeiten und der Einsicht, die sie gewonnen hatte, schilderte Skylar ihre Erlebnisse in einer Autobiografie, auf die eine hochkarätige literarische Agentur aufmerksam wurde. Inzwischen bewerben sich mehrere Verlage um die Rechte an ihrer Geschichte. So ist es Skylar gelungen, aus ihrer problembeladenen Vergangenheit eine Erfolgsstory zu machen. Ihr neues Leben beginnt gerade erst.

Wie sieht Ihre Zukunft aus?

Und wie ist es mit *Ihnen*? Wo werden *Sie* in sechs Monaten oder einem Jahr, nachdem Sie dieses praxisorientierte Acht-Schritte-Programm absolvierten, das Ihnen so viele neue Erkenntnisse gebracht hat, stehen? Ich hoffe und vertraue darauf, dass Sie dann aktiv mit dem kontinuierlichen Prozess der Verarbeitung Ihrer Einsicht beschäftigt sein werden. Inzwischen ist Ihnen sicherlich bewusst, dass Sie eine schreckliche falsche Wahrheit analysiert, demontiert und durch eine wunderbare, wohltuende, vielversprechende, erstaunliche Erkenntnis Ihres wahren Ichs ersetzt haben. Sie haben Ihre Geschichte und Ihr Leben verändert und können sich gar nicht kräftig genug dafür auf die Schulter klopfen, dass Sie sich auf eine so bahnbrechende Entdeckungsreise begeben haben. Ich bin froh, dass ich Sie auf dieser Reise begleiten durfte.

Diese »Heilung« läuft genau nach dem gleichen Prinzip ab wie ein medizinisches Behandlungsverfahren: Zuerst muss man das Problem lokalisieren. Dann folgt die Beseitigung und Rekonstruktion. Es ist genau wie bei einer Fehlbildung der Hüfte: Einfach nur zu operieren, genügt nicht. Anschließend braucht man eine Reha und muss regelmäßige gymnastische Übungen durchführen. Sie müssen Ihre Hüfte regelmäßig mobilisieren, um beweglich und kräftig zu bleiben und sich auch weiterhin an dem neuen, gesunden Gang erfreuen zu können, den die Operation Ihnen ermöglicht hat. Ebenso wird es Ihnen auch erst dann richtig gut gehen, wenn Sie eine Zeitlang mit Ihrer neuen, von alten Blockaden befreiten Einstellung gelebt haben. Dabei müssen Sie immer wieder darauf achten, dass alles so funktioniert, wie es sollte. Und hin und wieder braucht Ihre neue Lebenseinstellung vielleicht auch einen zusätzlichen bewussten »Energieschub«. Doch irgendwann wird dieser kontinuierliche innere Wandlungsprozess für Sie zur neuen Normalität werden, die sich fest in Ihrem Gehirn verankert hat und völlig automatisch abläuft.

Sie können sich auf diesem Weg zur unbewussten Kompetenz (sprich: Meisterschaft) am besten unterstützen, indem Sie einfach Sie selbst sind – und damit meine ich *Ihr wahres Ich*. Atmen Sie jeden Tag ein paarmal tief durch und halten Sie sich dabei Ihre besonderen Stärken und Fähigkeiten vor Augen. Gehen Sie jede neue Herausforderung, Krise oder Beziehung mit gesundem Selbstvertrauen und einer realistischen Einschätzung Ihrer Fähigkeiten an. Vertrauen Sie darauf, dass Sie die Menschen und Situationen, mit denen Sie in Ihrem Leben konfrontiert werden, genau beurteilen können.

Sie können die Aktionen und Intentionen Ihrer Mitmenschen auf faire und mitfühlende Art und Weise beurteilen, weil Sie durch diesen Entwicklungsprozess eine ausgewogene Sichtweise entwickelt haben. Egal ob Sie über innere Erlebnisse oder äußere Kontakte nachdenken: Sie können jetzt an alles mit mehr Geschick und einer positiveren Einstellung herangehen. Mit der Zeit wird Ihre zweite Natur – die in Wirklichkeit Ihre neu entdeckte *wahre* Natur ist – Ihnen so zur Gewohnheit werden, dass alles wie von selbst geht. Ihre neue Fähigkeit, glücklicher und zufriedener zu sein, wird Sie auf dieser Entdeckungsreise begleiten, bei der Sie herausfinden, was Ihr zukünftiges sinnvolles, erfülltes Leben alles an schönen Erlebnissen und Erfahrungen für Sie bereithält.

Und wissen Sie, was das Beste daran ist? Sie sehen dieser Zukunft mit freudiger Erregung entgegen, haben gelernt, sich bei Ihren Reaktionen auf Alltagssituationen auf Ihre neu entwickelte Intuition zu verlassen, und können es mit wunderbarer Gelassenheit akzeptieren, nicht zu wissen, was als Nächstes kommt.

AUF WELCHEN WISSENSCHAFTLICHEN ERKENNTNISSEN BERUHT DIESES PROGRAMM?

Bei der Entwicklung meines Acht-Schritte-Programms der Heilung durch Einsicht habe ich die besten Konzepte und Strategien aus mehreren verschiedenen Richtungen der angewandten Psychologie zu Rate gezogen – Suchttherapie, Bindungstheorie, kognitive Verhaltenstherapie, Control-Mastery-Theorie, Narrative Therapie, Positive Psychologie, Eriksons psychosoziale Entwicklungstheorie und das transtheoretische Modell – und diese Ansätze auf eine Weise miteinander kombiniert, mit der man meiner klinischen Erfahrung nach möglichst erfolgreich eine anhaltende sinnvolle Verbesserung bewirken kann. Ich bin im Lauf meines Buchs immer wieder auf die Prinzipien dieser psychologischen Denkansätze eingegangen und habe darauf hingewiesen, dass Sie in diesem letzten Kapitel ausführlichere Informationen darüber finden. Nutzen Sie diese Ausführungen als »Spickzettel«, in dem Sie immer wieder nachschauen können, um sich über die wissenschaftlichen Hintergründe des Lebens mit Ihrer neuen Einsicht zu informieren.

Suchttherapie

Das Grundprinzip der Suchttherapie besteht darin, dass man sich bei der Befreiung von einer Substanzabhängigkeit nicht allein auf seine Willenskraft verlassen kann, denn die Willenskraft ist begrenzt. Im Lauf des Tages wird sie zwangsläufig nachlassen, sodass Sie es irgendwann nicht mehr schaffen, sich von dem Objekt Ihrer Sucht fernzuhalten. Irgendwann ist die Quelle Ihrer Willenskraft erschöpft. Ein anderer Grundsatz der traditionellen Suchttherapie lautet, dass man sein Leben ändern muss, um Auslösern seiner Sucht aus dem Weg zu gehen. Man muss sich mit gesunden Menschen umgeben und Wege finden, einen Beitrag zum Wohl der Gesellschaft zu leisten. Warten Sie nicht so lange, bis Ihre Sucht Sie in Schwierigkeiten bringt! Fliehen Sie vor ihr. Wenn Sie mit Ihren Dämonen allein sind, gehen Sie zu Selbsthilfegruppentreffen. Warten Sie nicht, bis Ihr Verlangen zu stark wird oder Sie zu wütend, einsam oder müde sind. Sonst lässt Ihre Wachsamkeit nach. Auch Einsicht ist eine wichtige Strategie. Bei jeder guten Suchttherapie wird der Patient dazu motiviert, sich nach den Hintergründen seiner Sucht zu fragen: Warum hat er überhaupt das Bedürfnis nach Drogen oder Alkohol? Was steckt hinter dieser Sucht? Doch dieses Verständnis der Ursachen ihrer Verletzlichkeit hält die Menschen nicht immer davon ab, irgendwann doch wieder nach der Substanz zu greifen, nach der sie süchtig sind. Denn dabei spielen auch erlernte, gewohnheitsmäßige Reaktionen eine wichtige Rolle: Wir neigen nun einmal dazu, immer wieder das Gleiche zu tun. Sich neue, gesunde Lebensgewohnheiten ohne dieses alte toxische Element zu eigen zu machen, ist schwierig. Im Lauf der Zeit wird es Ihnen immer leichter fallen.

SCHLÜSSELBEGRIFF

Willenskraft: innere Stärke, die im Lauf des Tages nachlässt

Bindungstheorie

In den 1960er Jahren haben Dr. John Bowlby und Dr. phil. Mary Ainsworth die Theorie entwickelt, dass die Bindung eines Kindes an seine Eltern für den Verlauf seiner jetzigen und zukünftigen psychischen Probleme von ausschlaggebender Bedeutung ist. Sie arbeiteten drei Hauptbindungsstile – sicher, unsicher-ambivalent und unsicher-vermeidend – und noch ein paar Unterkategorien heraus. Wenn ein Kind sicher an seinen Elternteil gebunden ist und dieser es (im Rahmen eines »Fremde Situation«-Experiments) in einem Zimmer allein lässt, wird das Kind zwar zunächst bestürzt reagieren, sich aber so lange ablenken können, bis der Elternteil wiederkommt. Sobald dieser das Zimmer betritt, wird das Kind sofort auf ihn zugehen und sich von ihm beruhigen lassen. Nach Bowlbys und Ainsworth' Erkenntnissen ist das Verhalten dieses Kindes ein Zeichen dafür, dass seine Eltern sich ihm gegenüber konsequent und liebevoll verhalten. Einem Kind mit unsicher-vermeidendem Bindungsstil dagegen scheint es gar nichts auszumachen, wenn seine Mutter das Zimmer verlässt. Es gibt sich keine Mühe, sich abzulenken, und ignoriert die Mutter, wenn sie wiederkommt. Das ist ein wichtiger Hinweis darauf, dass die Eltern dieses Kindes einen inkonsequenten, unzuverlässigen Erziehungsstil haben. Ein unsicher-ambivalent gebundenes Kind wiederum weiß gar nicht, wie es auf die Rückkehr seiner Mutter reagieren soll. Später nutzten die Wissenschaftler die Bindungsstile der Kinder, um ihr Beziehungsleben im Erwachsenenalter vorauszusagen und zu analysieren, und fanden heraus, dass die Liebesbeziehungen eines erwachsenen Menschen nach ähnlichen Mustern abzulaufen scheinen wie in seiner Kindheit. Ein sicher gebundenes Kind wird im Erwachsenenalter wahrscheinlich vertrauensvolle, von beiderseitiger Zufriedenheit geprägte Beziehungen führen. Ein unsicher-ambivalent gebundenes Kind wird höchstwahrscheinlich auch in seinen Erwachsenenbeziehungen zu misstrauischem, erdrückendem Verhalten neigen, ständige Bestätigung brauchen und seine Partner dadurch von sich forttreiben. Ein unsicher-vermeidend gebundenes Kind wird im Erwachsenenalter wahrscheinlich nichts von der Idee halten, dass enge emotionale Bindungen wichtig sind, seine Partner auf Distanz halten und in Krisensituationen seine Gefühle unterdrücken.

SCHLÜSSELBEGRIFFE

Kindlicher Bindungsstil: die Art Ihrer Beziehung zu einem Elternteil oder einer Betreuungsperson in Ihrer Kindheit

Erwachsener Bindungsstil: die Art Ihrer Partnerbeziehungen im Erwachsenenalter

Sichere Bindung: vertrauensvoll, offen und zuverlässig

Ängstliche (unsicher-ambivalente) Bindung: misstrauisch, unsicher, klammernd und unberechenbar

Unsicher-vermeidende Bindung: ablehnend, unzuverlässig; sich nicht festlegen wollend

Kognitive Verhaltenstherapie

Die von Aaron Beck in den 1960er Jahren entwickelte kognitive Verhaltenstherapie (KVT) ist eine ergebnisorientierte Behandlungsmethode, die rationales Denken, Emotionen und Verhalten miteinander in Verbindung bringt. Wenn Sie lernen können, Ihre negativen inneren Dialoge zum Schweigen zu bringen, und negative Vorstellungen und Erwartungshaltungen mithilfe der Anregungen Ihres Therapeuten bewusst korrigieren, können Sie Ihre Gefühle ändern. Man muss sich seine Gedanken und Gefühle bewusst machen, indem man Buch darüber führt. Anhand dieser Datensammlung können Sie dann immer schon im Voraus erkennen, wann negative Gedanken und Gefühle in Ihnen aufsteigen werden. Sie können sich bewusst machen, welche Umstände solche Gedanken und Gefühle in Ihnen auslösen, und diese mithilfe eines Verhaltenstrainings überwinden. Die KVT ist eine Kurzzeittherapie, die normalerweise nur sechs bis acht Monate dauert und deren Schwergewicht auf der praktischen Anwendung bestimmter Strategien zur Änderung bestimmter Denk- oder Verhaltensmuster liegt. Mit verschiedenen Formen der KVT kann man psychische Erkrankungen wie beispielsweise Zwangsstörungen (zwanghaftes Händewaschen, Haareausreißen, An-der-Haut-herum-pulen), Panikattacken, Schlaf- und Essstörungen behandeln.

SCHLÜSSELBEGRIFFE

Auslöser: eine Situation oder ein Erlebnis, das (größtenteils unbewusst) negative Gedanken, Gefühle und Verhaltensweisen aktiviert

Habituation (Gewöhnung): der Prozess, durch den ein Verhaltens- oder Reaktionsmuster sich so in Ihnen verfestigt, dass es weitgehend unbewusst abläuft

Control-Mastery-Therapie

Von der in den 1950er und 1960er Jahren von Dr. Joseph Weiss und Dr. phil. Harold Sampson entwickelte Control-Mastery-Theorie (CMT) stammt das Konzept einer *krankhaften (pathogenen) Überzeugung,* die ich als falsche Wahrheit bezeichne. In Ihrer Kindheit (bis zu Ihrem siebten Lebensjahr) haben negative oder beängstigende Ereignisse zu einer falschen Vorstellung davon geführt, wer Sie sind und wie es in der Welt zugeht. Aufgrund dieser krankhaften Überzeugung haben Sie ein unbewusstes Narrativ entwickelt, das ich als »alte Geschichte« bezeichne. Im Grunde handelt es sich bei dieser alten Geschichte um ein Drehbuch, in dem steht, wie Sie sich verhalten sollen, um sich angesichts Ihrer falschen Wahrheit sicher fühlen zu können. Unbewusst haben Sie die Richtigkeit dieser falschen Wahrheit in Ihrem Leben immer wieder »getestet«. Ein vernachlässigtes Kind würde beispielsweise unbewusst die falsche Wahrheit »Niemand macht sich etwas aus mir« testen und sich darin bestätigen, indem es sich in seinem späteren Leben distanzierte, unzuverlässige Partner aussucht – oder diese falsche Wahrheit testen und widerlegen, indem es gesunde, vertrauensvolle Beziehungen aufbaut und aufrechterhält. Dieses Testen ist ein wichtiges Element der CMT: Der Patient testet den Therapeuten in seinen Sitzungen, indem er sein Kindheitstrauma reaktiviert, dabei die Rolle des Kindes übernimmt und den Therapeuten in die Rolle des Elternteils versetzt oder umgekehrt.

SCHLÜSSELBEGRIFFE

Krankhafte (pathogene) Überzeugung: eine in der Kindheit entstandene falsche Vorstellung, die Ihr Verhalten geprägt hat; auch als maladaptive (fehlangepasste) Überzeugung bezeichnet

Unbewusstes Narrativ: die Geschichte über Ihre Identität und Ihren Platz in der Welt, die Sie sich seit Ihrer Kindheit unbewusst immer wieder einreden

Testen: das unbewusste Bestreben, Ihre falsche Wahrheit in der realen Welt oder Therapie zu bestätigen oder zu widerlegen

Narrative Therapie

Die Narrative Therapie (NT) wurde in den 1970er und 1980er Jahren hauptsächlich von dem Australier Michael White und dem Neuseeländer David Epston (beide waren als Sozialarbeiter tätig)

entwickelt. Dabei geht es darum, sich eine starke Identität aufzubauen, indem man seine Vergangenheit genau unter die Lupe
nimmt, um herauszufinden, was man gut kann, und diese besonderen Fähigkeiten und Talente dann in seinem Leben einsetzt. Indem
Sie eine Liste ausschließlich positiver Eigenschaften aufstellen, werden Sie zum *Co-Autor* eines Narratives oder einer Geschichte darüber, wer Sie sind und wie Sie ein glückliches, erfolgreiches Leben
führen können – eines neuen Drehbuchs, in dem Sie selbst die
Hauptfigur sind. Bei der Analyse Ihrer Vergangenheit (die White
als *Re-Membering* bezeichnet) werden Sie möglicherweise auf *besondere Ereignisse* stoßen – Situationen, in denen Sie diesen Charakter auch damals schon verkörpert haben. Indem Sie Ihr Leben
als Geschichte und sich selbst als Figur in dieser Geschichte betrachten, können Sie Probleme entpersönlichen oder *externalisieren*. Das heißt, Sie können sie als etwas betrachten, das außerhalb
Ihrer selbst liegt – als Wende in Ihrer Geschichte, die Ihre Situation
erschwert, aber nichts mit Ihrem eigentlichen Charakter zu tun hat.
Denn dieser Charakter zeichnet sich durch positive Eigenschaften
und solide Wertvorstellungen aus. Oder wie White sagt: »Die Person ist nicht das Problem. Das Problem ist das Problem.«

SCHLÜSSELBEGRIFFE

Co-Autorenschaft: Damit ist gemeint, dass Sie aufgrund Ihrer Stärken und Tugenden einen Charakter und eine Geschichte für sich selbst entwickeln und …
Re-Membering: … mit Einsicht auf Ihr Leben zurückblicken

Neues Narrativ: Die Geschichte Ihres zukünftigen Lebens, in der Sie ein starker, tugendhafter Held sind, wird auch als *neue Geschichte* bezeichnet.

Besondere Ereignisse: frühere Situationen, in denen Sie große Ähnlichkeit mit Ihrem selbstentwickelten neuen Charakter hatten

Außergewöhnliche Erlebnisse: Situationen, in denen Sie nicht von Ihrem unbewussten Narrativ blockiert wurden (normalerweise handelt es sich dabei allerdings nur um vorübergehende Ereignisse)

Externalisierung: aus sich heraustreten, um das Problem aus der Perspektive eines objektiven Beobachters – also vom eigenen Selbstbild getrennt – zu betrachten

Positive Psychologie

Ende der 1990er Jahre begann mein Harvard-Kollege Martin Seligman die Positive Psychologie zu entwickeln. Seligman ging von der Prämisse aus, dass Psychologen nicht nur das Leid und Glück schwer gestörter Patienten behandeln, sondern auch Wege finden sollten, wie normale Menschen ein glücklicheres, erfüllteres Leben führen können. Den Ergebnissen seiner Forschungsarbeit zufolge kann man die Basis für ein glückliches Leben schaffen, indem man seine persönlichen Stärken weiterentwickelt und sich eine positive, zukunftsorientierte Lebenseinstellung zu eigen macht, auf seine Emotionen achtet und seine Energie auf Dinge richtet, die einem ein Gefühl des Stolzes und der Kompetenz vermitteln. In Kooperation mit Christopher Peterson entwickelte Seligman sechs Tugendkategorien und 24 verschiedene Stärken, die diesen Kategorien zugeordnet sind. Wenn Sie sich im Leben an Ihren Stärken orientieren, sind Sie glücklich und zufrieden mit sich, und diese positive Ausstrahlung führt immer wieder zu neuen Erfolgserlebnissen. Wenn Sie positive Emotionen haben, positive Beziehungen führen, sich engagieren, einen Sinn in Ihrem Leben sehen und darin etwas schaffen oder erreichen, bringen Sie die besten Voraussetzungen für Glück und Wohlbefinden mit, die es gibt.

SCHLÜSSELBEGRIFFE

PERMA: Akronym für positive Gefühle, Engagement im Leben, positive Beziehungen (englisch: »relationships«), Sinn (englisch: »meaning«) und Leistung (englisch: »accomplishment«) – die Dinge, die man braucht, um glücklich und erfolgreich zu sein

Tugenden: die sechs Kategorien positiver menschlicher Qualitäten – Weisheit, Mut, Humanität, Transzendenz, Gerechtigkeit und Mäßigung

Stärken: 24 Charaktereigenschaften, die den sechs verschiedenen Tugendkategorien zugeordnet sind (siehe Seite 279–281)

Psychosoziale Entwicklungstherapie

Diese Theorie wurde in den 1950er und 1960er Jahren von dem in Deutschland geborenen amerikanischen Sozialpsychologen Erik Erikson entwickelt. Im Mittelpunkt der psychosozialen Entwicklungstherapie steht das Konzept der *Ich-Identität* oder Ihres Selbstgefühls (Egos) – einer unverwechselbaren Identität, die auf Ihren Interaktionen mit anderen Menschen beruht. Sie ist gewissermaßen der Fingerabdruck Ihrer Psyche. Nach Eriksons Auffassung zerfällt das menschliche Leben in acht Entwicklungsstufen, die jeweils einer bestimmten Altersgruppe zugeordnet sind. Während jeder dieser Entwicklungsstufen interagieren Sie mit anderen Menschen (Eltern, Lehrern, Gleichaltrigen usw.) und lernen Lektionen, die im Idealfall dazu führen, dass Sie bestimmte Fähigkeiten (*Tugenden*) entwickeln, die Sie auf Ihre weitere Entwicklung in der nächsten Stufe vorbereiten. Wenn Sie diese Lektionen nicht lernen, wird Ihre Entwicklung beeinträchtigt oder vereitelt. Sie können zwar nicht zu früheren Entwicklungsstufen zurückkehren und Ihre Ich-Identität verändern, um besser für das Leben gerüstet zu sein. Sie können sich aber mit der Theorie der psychosozialen Entwicklung auseinandersetzen, um eine Vorstellung davon zu bekommen, wann und wo in Ihrem Leben etwas schiefgelaufen ist, und die der betreffenden Entwicklungsstufe zugeordneten Lektionen nachholen, um Ihre Aussichten auf eine glückliche Zukunft zu verbessern.

SCHLÜSSELBEGRIFFE

Ego: Ihr Selbst- oder Ichgefühl
Identität: der unverwechselbare Fingerabdruck Ihrer psychosozialen Entwicklung
Tugenden: das, was man auf jeder Entwicklungsstufe an positiven Dingen lernt

Transtheoretisches Modell

Das transtheoretische Modell (auch als *Stadien der Verhaltensänderung* bezeichnet*)* wurde in den 1970er Jahren von James O. Prochaska (Professor für Psychologie an der University of Rhode Island) und seinem Kollegen Carlo DiClemente entwickelt. Laut Prochaska ist Veränderung ein Prozess, der in sechs aufeinanderfolgenden Stadien abläuft. Um ein neues, gesünderes Verhalten entwickeln zu können, braucht man für jedes dieser sechs Stadien bestimmte Strategien. Die sechs Entwicklungsstadien sind: Absichtslosigkeit, Absichtsbildung, Vorbereitung, Handlung, Aufrechterhaltung und Abschluss.

SCHLÜSSELBEGRIFFE

Absichtslosigkeitsstadium: die Zeit, bevor jemand daran denkt, sich zu verändern

Absichtsbildungsstadium: die Phase, in der man über eine Veränderung nachdenkt

Vorbereitungsstadium: man ist bereit, sich zu verändern, und ergreift vorbereitende Maßnahmen dazu

Handlungsstadium: man legt alte Verhaltensweisen ab und gewöhnt sich neue an

Aufrechterhaltungsstadium: man behält sein neues Verhalten mindestens sechs Monate lang bei

Abschlussstadium: man hat sich völlig verändert

Rückfall: Während des Handlungs- und Aufrechterhaltungsstadiums kann es zu Rückfällen kommen.

ANMERKUNGEN

Schritt eins

1. Siehe R. Aunger und V. Curtis, »The Anatomy of Motivation: An Evolutionary-Ecological Approach«, *Biological Theory* 8, Nr. 1 (Juli 2013): 49–63
2. Jim Taylor, »Motivation: The Drive to Change«, *Huffpost*-Blog, 11. März 2012, http://www.huffingtonpost.com/dr-jim-taylor/motivation_b_1179582.html.

Schritt zwei

3. J. N. Rouder et al., »An Assessment of Fixed-Capacity Models of Visual Working Memory«, *Proceedings of the National Academy of Sciences of the United States of America* 105, Nr. 16 (April 2008): 5975–79
4. Vincent J. Felitti et al., »Relationship of Childhood Abuse and Household Dysfunction to Many of the Leading Causes of Death in Adults: The Adverse hildhood Experiences (ACE) Study«, *American Journal of Preventative Medicine* 14, Nr. 4 (Mai 1998): 245–58
5. Robert Anda, zitiert in David Bornstein, »Putting the Power of Self-Knowledge to Work«, Fixes-Kolumne, *New York Times*, 23. August 2016, www.nytimes.com/2016/08/23/opinion/putting-the-power-of-self-knowledge-towork.html

6. Sue Gerhardt, *Die Kraft der Elternliebe: Wie Zuwendung das kindliche Gehirn prägt* (Ostfildern: Verlagsgruppe Patmos in: Der Schwabenverlag, 2006)

Schritt drei

7. Cindy Hazan und Phillip Shaver, »Romantic Love Conceptualized as an Attachment Process«, *Journal of Personality and Social Psychology* 52, Nr. 3 (März 1987): 511–24
8. Patricia A. Frazier et al., »Adult Attachment Style and Partner Choice: Correlational and Experimental Findings«, *Personal Relationships* 3, Nr. 2 (Juni 1996): 117–36
9. Lee A. Kirkpatrick und Cindy Hazan, »Attachment Styles and Close Relationships: A Four-Year Prospective Study«, *Personal Relationships* 1, Nr. 2 (Juni 1994): 123–42

Schritt vier

10. C. G. Jung, »The Association Method«, übers. A. A. Brill, *American Journal of Psychology* 21 (1910): 219–69
11. M. H. Klein et al., *The Experiencing Scale: A Research and Training Manual* Bd. 1, 56–63 (Madison: Wisconsin Psychiatric Institute, 1969)
12. Els van der Helm et al., »REM Sleep De-potentiates Amygdala Activity to Previous Emotional Experiences«, *Current Biology* 21, Nr. 23 (6. Dezember, 2011), 2029–32

Schritt fünf

13. Joseph Campbell, *The Hero with a Thousand Faces*, 3. Ausgabe
    (Novato, CA: New World Library, 2008), 18

Schritt sieben

14. Die Beispiele stammen aus Steven A. Foremans hervorragen-
    dem Essay »The Significance of Turning Passive into Active in
    Control Mastery Theory«, *Journal of Psychotherapy Practice
    and Research* 5, Nr. 2 (Frühjahr 1996): 106–21

Schritt acht

15. Susan Whitfield-Gabrieli und Judith M. Ford, »Default Mode
    Network Activity and Connectivity in Psychopathology«,
    Annual Review of Clinical Psychology 8 (2012): 49–76
16. Eileen Luders et al., »The Unique Brain Anatomy of Medita-
    tion Practitioners: Alterations in Cortical Gyrification«,
    Frontiers in Human Neuroscience, online erschienen am
    29. Februar 2012, http://journal.frontiersin.org/ article/
    10.3389/fnhum.2012.00034
17. Britta K. Hölzel et al., »Mindfulness Practice Leads to
    Increases in Regional Brain Gray Matter Density«, *Psychiatry
    Research* 19, Nr. 1 (Januar 2011), 6–43

REGISTER

Absichtserklärung 118

Achtsamkeit 268

Achtsamkeitsübung 361

Acht-Schritte-Programm 21, 34

Ainsworth, Mary 134, 397

Angst 37, 43, 128 f.

Angststörung 28, 92, 224

Assoziation 189

– freie 188, 191, 207

– negative 231, 263, 384

Atemmeditation 206

Ausrede 13

Authentizität 268

Beck, Aaron 399

Bedürfnispyramide 42, 45 f.

Bedürfnisse 41

– ästhetische 44

– kognitive 44

– soziale 43

Bequemlichkeit 37

– Vertrautheit und 58

Bewährungsprobe 308, 310, 312

Bewusstsein 73 ff., 80, 356

– Denken und 73

– Unterbewusstsein und 76 f.,
80

Bewusstwerdung 100

– Verhaltensänderung
und 360

Beziehung 23, 28, 57, 107, 135,
164, 183, 185, 239, 251, 267,
283, 351

– Qualität der 200

– Selbstvertrauen und 359

– Veränderung und 255

– Wandlungsprozess und 252

Beziehungsmuster 184

Beziehungsstilprofil 139-142

– ängstlich 140 f.

– vermeidend 141 f.

Bindungsmuster 135

Bindungsstil 135 f., 142

– verborgene Emotion
und 144 f.

Bindungstheorie 397

– falsche Wahrheit und 133

– Schlüsselbegriffe 398

Blixen, Karen 276
Blockade 60, 158, 211, 215, 223, 228, 267, 384
– psychische 22
Bowlby, John 133, 135, 397
Breus, Michael 205
Budddhismus 226

Campbell, Joseph 217, 220, 273, 308
Charakterstärke 278
– Besonnenheit 280
– Dankbarkeit 280
– Demut und Bescheidenheit 280
– Durchhaltevermögen 279
– Fairness 280
– Führungsqualitäten 280
– Güte 280
– Hoffnung 281
– Humor 281
– innere Offenheit 279
– Integrität 279
– Kreativität 279
– Lerneifer 279
– Liebe 279
– Neugier 279
– Selbstbeherrschung 280
– Sinn für Schönheit und gute Leistungen 280
– soziale Intelligenz 280
– Spiritualität 281
– Tapferkeit und Zivilcourage 279
– Teamwork 280
– Verzeihung und Gnade 280
– Vitalität 279
– Weitblick 279
Control-Mastery-Theorie (CMT) 102, 285, 287, 310, 316, 323, 400 f.
– Schlüsselbegriffe 401

Defizitbedürfnis 42
Denken 37, 73
– negatives 374
– Verhalten und 110, 125
Denkmuster 25 ff., 111 f., 182, 203, 224, 245, 349, 354, 374, 376
– selbstzerstörerisches 34
Depression 28, 43, 92, 224
Dialog, negativer innerer 14
DiClemente, Carlo 259, 406
Dopamin 376, 379
Durchhaltevermögen 371

Eigentherapiesitzung 172
Einfühlungsvermögen 263, 268, 369, 375
Einsicht 12, 15, 24, 64, 94, 231, 244, 268

– als Gefühl 15
– Bauchgefühl und 274 f.
– Bewusstwerdung und 117
– Körpersprache und 360
– Prozess der 20 f.
– Verarbeitung und 213
– Vergangenheit und 354
– Wachsamkeit und 269
Einsichtsvermögen 12
– falsche Wahrheit und 284
Eltern 90 f., 114, 126, 231
– Beziehungsmuster und 135
Emotion 123, 171, 230, 356
– Außeinandersetzung mit
  174, 176
– negative 127, 132, 149,
  161
– Selbsterkenntnis und 194
– verborgene 124 f., 127
– Verhaltensweise und 122
– wahre 126
Empathy Map 236 ff.
Endorphin 379
Entwicklungsgold 49 f.
Entwicklungsstufen (Erikson)
  49-56
Entwicklungstherapie, psycho-
  ziale 405
– Schlüsselbegriffe 406
Epston, David 272, 401
Erfahrungshorizont 302

Erfolg 14, 25, 53, 109, 274, 282,
  301, 309, 325, 336, 357
– Instinkt für 337 f.
– Schlüssel zum 230
Erfolgserlebnis 326 f., 332, 375 f.,
  404
Erfolgsrezept 172
Erikson, Erik 48, 405
Erinnerung 70, 72, 354
– Relevanz der 182
– Träume und 191
– verdrängte 73
Erkenntnis 12, 15, 124, 296,
  371
– Heilung durch 28
– Identität und 262
– Imagination und 188
Erkenntnisprozess, Bauchgefühl
  und 83
Erwartung 102
– negative 290
– selbsterfüllende Prophe-
  zeiung und 107
– Selbsttest 104-107
– vorgefasste 107
Erwartungshaltung 108
– negative 356
– neue 166
Erwartungsmuster 22
Evolution 374
Evolutionspsychologie (EP) 36

Experiencing Scale 194, 207, 323

Expertenwissen 27

Externalisierung 95

Fähigkeit 272, 296, 323

Feedbackschlaufe 376

Flussdiagramm (negative Erwartungen) 290 ff.

Flussdiagramm (positive Absichten) 293 f.

Freud, Sigmund 58, 77

Freundschaft 251 f.

Gedanke, bewusster 74

Gefallsucht 37

Gegenwart 210

Gehirn 27, 72 ff., 92, 328, 357, 377, 379
  – Cortisol und 92
  – Entwicklung des 91
  – Evolution und 35
  – Glia- und Mikrogliazellen 377
  – Konnektivität des 373
  – Meditation und 378-380
  – Neuroplastizität des 373
  – präfrontaler Kortex 91
  – soziales 91
  – Verhaltensmuster und 357

Gerechtigkeit 38

Gerhardt, Sue 91 f.

Gewohnheit 27

Glaubenssatz 88, 112, 192 f., 271
  – krankhafter 146, 310
  – pathogener 88

Glück 28, 44, 76, 162, 267, 295, 301, 370, 382, 404
  – fünf Säulen des 295

Grundbedürfnis, physisches 42 f.

Havens, Leston 166 f.

Hegetrieb 38

Heilung 28, 46, 78, 215, 266, 342, 363, 381, 392
  – Bewusstwerdung und 114

Heldenreise 217-223

Herdentrieb 38

Hirnarchitektur 13

Ich-Identität 48, 50

Idee, antizipatorische 102 f.

Identität 25, 262, 266, 272 f., 292, 355, 369, 383
  – neue 269
  – Prüfung und 308 f.
  – Realität und 283
  – Wertvorstellung und 272

Identitätsgefühl 54 f., 292, 307, 354, 368

Integrationssystem, sensomotorisches 72

Jung, C. G. 188

Kampf-oder-Flucht-Modus
  41
Keats, John 322
Kerntugend 278
  – Gerechtigkeit 280
  – Humanität 279 f.
  – Mäßigung 280
  – Mut 279
  – Transzendenz 280 f.
  – Weisheit 279
Kind 23, 92, 365
  – sicher gebundenes 134
  – unsicher-ambivalent
    gebundenes 134
  – unsicher-vermeidend
    gebundenes 134
Kindheit 21, 241
Kindheitserlebnis 88, 104, 135,
  149, 168, 354
  – traumatisierendes 81 f.
Kindheitstrauma 78, 81
Komplex 13
Kompromiss 58 ff.
Kompromissbildung 58
Kreativität 38, 44
Kurzzeitgedächtnis 74

Langzeitgedächtnis 72
Leben, glückliches 295

Lebensdrehbuch 203, 215, 221,
  267, 324, 354, 357, 375
  – Test und 337
Lebenseinstellung 108 ff., 210,
  285, 307, 324, 326, 376
Lebensgewohnheit 26
  – negative 25
Lebensumstände 146-149
Leid 166
Lernen 379
  – bewusste Kompetenz 382 f.
  – Stadien des 382 f.
  – unbewusste Kompetenz
    382 f., 392
Liebe 38, 43
Logik 78
Lüge 11
Lust 37

Makro-Test 336-340, 342
Mangelbedürfnis 42
Mantra (Verarbeitung) 215
Maslow, Abraham 41 f., 45
Matthews, Scott 236
Meditation 378
  – Glückshormone und 379
Mikrotrauma 80, 83, 87, 116,
  119
Mini-Test 329 ff., 327, 337 f.
  – Dankbarkeit 330
  – Kreativität 332

– Neugier 332 f.

– Wertschätzung 330

Minuchin, Salvador 107

Mobbing 11, 81

Modell, transtheoretisches 259, 406

– Schlüsselbegriffe 407

Monolog, innerer 99, 112

Motiv 40, 48

– elementares 39

– evolutionäres 37

Motivation 61

Motivationsmatrix 61

Muster 95

Narrativ 10, 275

– altes 24

– bewusstes 94

– falsches 119

– neues 25, 292

– unbewusstes 10, 22 f., 91, 116

Narrative Therapie (NT) 272-276, 401

– Schlüsselbegriffe 402

– Kernkonzept der 273

– Paartherapie und 273

Neugier 39, 44, 70

Neuroplastizität 376

– erfahrungsabhängige 374

Oxytocin 379

Perfektion 366

Peterson, Christopher 278, 404

Ping-Test 111 f.

Positive Psychologie 295, 371, 403

– Schlüsselbegriffe 404

Problem 56, 202, 273

– auslösende Faktoren 56

– prädisponierende Faktoren 57

Prochaska, James O. 259 f., 357, 406

Prophezeiung, selbsterfüllende 22, 211, 290

Psyche 131 f.

– Erwartungen und 373

Psychotherapeut 27

– Aufgabe des 167

Psychotherapie 90, 167, 210

– Selbstbesinnung und 193

Purcell, Steve 339

Quadrat-Atmung 206

Rationalisierung 13

Reflexionsphase 185

REM-Schlaf 205

Renik, Owen 67

Resilienz 371, 381

Ressentiment 129

Rollenumkehrtest 310, 316 f., 319

Rollenvorbild 18 f.

Rückfall 358, 363
- Alarmsignale 370
- Anzeichen für 364-371
- in Denkmuster 363
- in Verhaltensmuster 363

Sammeltrieb 38

Sampson, Harold 400

Schamgefühl, unbewusstes 129

Scheidung 11, 82

Schizophrenie 28

Schlaf 205, 377

Schlafmangel 205

Schlafstörung 361

Schmerz 166
- seelischer 203

Schuldgefühl, unbewusstes 129

Seelenschmerz 166
- objektive Distanzierung und 226
- Vergebung und 232

Seelentröster 205

Seinsbedürfnis 44

Selbstbefreiung 79

Selbstbesinnung 164 ff., 171, 176, 193
- Angst und 165

- Entschlossenheit und 208
- freudige Erregung und 208
- Frustration und 208
- Nachdenkzeiten der 206
- Nebenwirkungen der 199
- Phasen der 207 ff.
- Scham, Selbstvorwürfe und 207
- Schmerz und 165
- Umfeld der 174
- Zeiten der 173

Selbstbild 9-11, 87, 112 f., 116, 161
- Einsicht und 13
- Erwartungen und 239
- Vorurteile und 102

Selbstdefinition 79

Selbsterkenntnis 13, 26, 34, 94
- Erleichterung und 114
- innere Monolog und 99
- Körpersprache und 360
- Ressentiments und 114
- Verwirrung und 113
- Zweifel und 114

Selbstfürsorge 198, 207

Selbstgefühl 48 f.

Selbsthass 100, 125

Selbstliebe 203, 207

Selbstmordgedanken 28

Selbstmotivationsdialog 63

Selbstobjektivierung, bewusste 225

Selbstsabotage 33, 140

Selbstsicherheit, übertriebene 368

Selbstverbesserung 57

Selbstverletzungsgedanken 28

Selbstvertrauen 67, 268, 283 f., 324, 356
 – Gleitskalen und 359

Selbstverwirklichung 45

Selbstvorwurf 13

Selbstwertgefühl 224

Selbstwirksamkeit 283, 303

Seligman, Martin 278, 295, 403

Serotonin 92, 379

Sicherheitsbedürfnis 43

Soziobiologie 36

Spieltrieb 39

Stärke 268, 271 f., 296, 323

Status 38

Störung, bipolare 28

Streicheleinheit 205

Stress 43
 – Cortisol und 92

Sucht 93, 224

Suchterkrankung 28

Suchttherapie 342, 368 f., 396

Symptome 33

Synapse 13, 25, 328 f., 328 f., 372, 377

Synapsen-Elimination 377

Taylor, Jim 60 f.

Test 324-328, 348
 – emotionale Vorbereitung 325 f.
 – mentale Vorbereitung 325
 – praktische Vorbereitung 324 f.

Testphase 352

Therapeut 311 f., 317 f.

Therapiesitzung 172

Todesfall 11

Transzendenz 45

Traum 264 ff.
 – Ruhenetzwerke und 373

Trauma 80, 82, 87, 113, 116, 119
 – schweres 81

Traurigkeit 128

Übertragung 310, 321

Übertragungstest 310, 319
 – unbewusster 320

Unterbewusstsein 72, 75, 100, 102 f., 116, 168, 188, 256, 307, 313, 328
 – Erinnerung und 181
 – falsche Wahrheit und 79
 – Fantasie und 80
 – Kontrolle durch 364
 – Langzeitgedächtnis und 75

– Veränderung und 118
– Verarbeitungsprozess
  und 213
Unterstützungsperson 241
Urinstinkt 39 f.

Verallgemeinerung 112
Veränderung 35, 57 f.
– Abschlussstadium 261
– Absichtsbildungsstadium
  260
– Absichtslosigkeitsstadium
  260
– Akzeptanz und 227-230
– Aufrechterhaltungsstadium
  260 f., 357
– Besorgnis und 68
– Erstaunen und 263
– freudige Erregung und 69
– Handlungsstadium 260
– innere Distanz und 224-227
– Mut zur 67
– Skepsis und 69 f.
– Ungeduld und 263
– Vergebung 230 ff.
– Vertrauen und 65
– Verwirrung und 68
– Verzagtheit und 263
– Voraussetzungen für 223
– Vorbereitungsstadium 260
– Wunsch nach 35

Veränderungsprozess 247, 257
– Einfühlungsvermögen und
  235
– falsche Wahrheit und 262
– freudige Erregung und 157
– Frustration und 158
– Phasen des 157
– Ungeduld und 158
– Zorn und 157
Veränderungsskala 259, 261,
  323
Verarbeitung 245
– Konzept der 211 f.
Verarbeitungsprozess 214, 216
– Bewusstsein und 213
– Einstellung und 204
Vergangenheit 23 f., 26, 114, 118,
  146
– Analyse der 402
– Einsicht und 240
– Gegenwart und 171, 192 f.,
  215 f.
– Identität und 272
Verhalten, selbstsabotierendes
  58
Verhaltensänderung 118, 375
– Stadien der 259-261
Verhaltensmuster 25 ff., 95,
  111 f., 182, 203, 224, 245, 349,
  354, 374
– Bewusstwerdung und 95

– kontraproduktives 77
– selbstzerstörerisches 34
Verhaltensproblem 93
Verhaltenstherapie, kognitive
    (KVT) 100, 360 f., 399
– Schlüsselbegriffe 400
Vermeidung, achtsame 361
Vertrauensperson 255
Verzeihung 230
Visualisierung 132, 299 ff., 303
– Fantasievorstellung und
    299
Vogler, Christopher 220, 273

Wachstumsbedürfnis 44
Wahrheit 9, 228
– elementare 36
– falsche 9, 11 f., 18, 21 ff., 33,
    71, 88, 113, 203, 212, 228,
    275, 363
– grundlegende 268

– richtige 79
– verborgene 87
Wandlungsprozess 167, 203,
    259
Weiss, Joseph 400
Wertschätzung 376
– Bedürfnis nach 44, 59
Wertvorstellung 268
White, Michael 272, 401
Whitfield-Gabrieli, Susan 373
Willenskraft 78, 95
Wilson, E. O. 36
Winnicott, Donald Woods 78 f.

Yalom, Irvin 270, 369
Yogaübung 206

Zielsetzung 281
Zorn 128
Zwangsstörung 361

DANKSAGUNGEN

Die Entstehung dieses Buches habe ich einer sehr unwahrscheinlichen Verkettung von Umständen und Menschen zu verdanken.

Bereits vor ein paar Jahren hat Sanjiv Chopra mich sanft zum Weiterschreiben ermutigt. Jeanine Pirro bat mich, ihr bei ihrer schriftstellerischen Tätigkeit zu helfen, und machte mich im Rahmen unserer Zusammenarbeit mit der großartigen Autorin Valerie Frankel bekannt, die inzwischen meine beste Freundin ist und deren scharfsichtige Erkenntnisse dieses Buch sehr stark geprägt haben.

Durch Valerie lernte ich wiederum den temperamentvollen, willensstraken Alex Glass kennen, und bald darauf arbeiteten wir mit Unterstützung von Patty Gift und ihrem großartigen Team bei Hay House zusammen. Lisa Cheng und Rachel Shields danke ich für ihre ausgezeichnete Detailarbeit an dem Manuskript, Grace Tobin für ihre Illustrationen und Richelle Fredson für ihre kluge Beratung und ihr PR-Talent.

Und nicht zuletzt möchte ich mich in aller Bescheidenheit bei den wichtigen Rollenvorbildern bedanken, die mir meinen Weg geebnet haben: Ezra Sharp, Bill Bourne, Buddy Bates, Robert Coles, E. O. Wilson, James Hammill, Steve Purcell, Victor Reus und Sanjiv Chopra. Ein ganz herzliches Dankeschön an euch alle!

Ich möchte auch all meinen treuen Patienten danken, von denen ich so viel darüber gelernt habe, wie man die Arbeit eines Psychotherapeuten mit Sensibilität, Genauigkeit und Hingabe erledigt. Ich danke euch dafür, dass ihr mir euer Leben anvertraut habt!

Mein besonderer Dank gilt meine Töchtern Ashley und Else, meiner wunderbaren Frau Elline, und natürlich meiner Mutter – den vier Navigationspunkten auf dem Kompass meines Lebens.

Auch bei dem einzigen nichtmenschlichen Mitglied meines Netzwerks – meinem guten Kumpel, dem Bedlington-Terrier Jesse – möchte ich mich herzlich bedanken.

ÜBER DEN AUTOR DIESES BUCHES

Dr. med. John Sharp ist ein erfahrener Arzt, staatlich geprüfter Psychiater und Medienexperte. Er ist Fakultätsmitglied der Harvard Medical School und der David Geffen School of Medicine an der University of California in San Francisco und behandelt seit 20 Jahren Patienten. Dr. Sharp ist Autor des Buches *The Emotional Calendar* und als Blogger für *Psychology Today* und die *Huffington Post* tätig. Außerdem ist er gewähltes Mitglied des American College of Psychiatrists und war langjähriges Mitglied des Examining Committee of the American Board of Psychiatry Association und der Academy of Psychosomatic Medicine. Dr. Sharp ist abwechselnd in Boston und Los Angeles tätig. Besuchen Sie ihn auf seiner Website johnsharpmd.com.

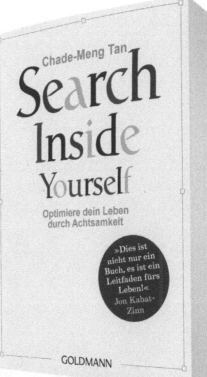

Die verborgenen Schätze
des Unbewussten heben

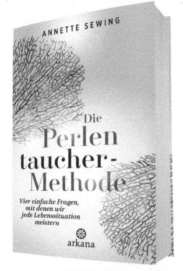

192 Seiten. ISBN 978-3-442-34227-3
Auch als E-Book erhältlich

Tauche nach den Perlen und hebe die Schätze, die in
deinem Unbewussten schlummern! Denn ein riesi-
ges Potenzial existiert in jedem von uns – wir müssen
nur bereit sein es zu finden und ans Licht zu bringen.
In ihrem zauberhaften Buch zeigt uns Ärztin und Coach
Annette Sewing wie das geht. Mit profundem Wissen
über die menschliche Psyche, anhand von eingängigen
Geschichten und in leichtem Ton beschreibt sie, wie
wir das Perlentauchen erlernen können.

arkana

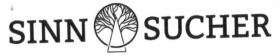

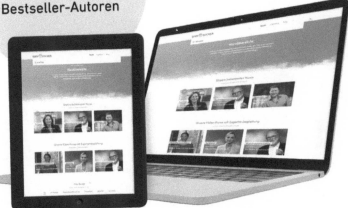
 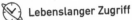